Schrulle
Beratungspraxis
Darmerkrankungen

Beratungspraxis
Darmerkrankungen

Hedwig Schrulle,
Beckum

Mit 29 Abbildungen und 80 Tabellen

Deutscher Apotheker Verlag

Anschrift der Autorin
Dr. Hedwig Schrulle
E-Mail: hschrulle@t-online.de

Bibliografische Information der Deutschen Nationalbibliothek
Die Deutsche Nationalbibliothek verzeichnet diese Publikation in der Deutschen National-
bibliografie; detaillierte bibliografische Daten sind im Internet unter http://dnb.d-nb.de
abrufbar.

1. Auflage 2011
ISBN 978-3-7692-5108-1

© 2011 Deutscher Apotheker Verlag
Birkenwaldstraße 44, 70191 Stuttgart
www.deutscher-apotheker-verlag.de

Printed in Germany

Satz: primustype Hurler GmbH, Notzingen
Druck und Bindung: Beltz Druckpartner, Hemsbach
Umschlaggestaltung: deblik, Berlin

Vorwort

Darmerkrankungen gehören zu den häufigsten Gesundheitsstörungen. Durchfall, Verstopfung, Reizdarmsyndrom, seltener chronisch entzündliche Darmerkrankungen wie Morbus Crohn und Colitis ulcerosa begegnen uns in der alltäglichen Apothekenpraxis.

Bei einem Teil dieser Erkrankungen suchen die Patienten keine ärztliche Hilfe, sondern versuchen mit rezeptfreien Medikamenten sich selbst zu helfen. Umso wichtiger ist eine fachliche Beratung durch das pharmazeutische Personal, das die Grenzen der Selbstmedikation erkennt und kompetent über Arzneimittel und Ernährung informiert. Andere Erkrankungen werden erst beim Arzt diagnostiziert und nach ärztlichem Therapieplan behandelt. In diesen Fällen ist die Therapie aber oft erklärungsbedürftig, nicht nur hinsichtlich der korrekten Handhabung der zahlreichen systemischen und topischen Arzneiformen. Wichtig ist es, den Patienten ein besseres Verständnis ihrer Erkrankung und ihres Krankheitsprozesses zu vermitteln, um sie für die Therapie zu motivieren und die Compliance zu fördern.

Dieses Buch soll eine Beratungshilfe dazu sein. Es hat einen zweiteiligen Aufbau. Auf der linken Seite sind die Krankheitsbilder und die aus den jeweiligen Leitlinien abgeleiteten, optimierten Arzneimitteltherapien dargestellt. Auf der rechten Seite formulieren Beratungssätze beispielhaft, wie die wichtigsten fachlichen Informationen laiengerecht und in leicht verständlicher Form vermittelt werden können. Konkrete Anregungen und Tipps für den Lebensalltag sollen den Patienten den Umgang mit ihrer Krankheit erleichtern und ihnen helfen, ihre Lebensqualität zu verbessern.

Mein besonderer Dank geht an Frau Dr. Milek vom Deutschen Apotheker Verlag, die das Projekt ins Leben gerufen hat, und an die Lektorinnen Frau Keller und Frau Schroeder für ihre Gesprächsbereitschaft und begleitende Unterstützung.

Beckum, im Herbst 2010   Hedwig Schrulle

Inhaltsverzeichnis

9 Obstipation im Kindesalter

10 Beratung bei der Abgabe von OTC-Arzneimitteln

11   Beratung bei der Abgabe von rezeptpflichtigen Arzneimitteln

12   Nichtmedikamentöse Therapiemaßnahmen

13   Therapiebezogene Probleme: Laxanzienfehlgebrauch und -missbrauch

14   Der Kunde mit Verstopfung im HV

24   Ernährung bei CED

25   Chronisch entzündliche Darmerkrankungen in Schwangerschaft und Stillzeit

Anatomie und Physiologie des Darms

1 Anatomie und Physiologie des Darms

1.1 Aufbau und Funktion des Darms

Der Darm ist Teil des Verdauungssystems. Dieses umfasst von der Mundhöhle bis zum Anus die Organe, die der Nahrungsaufnahme, Verdauung und Resorption der Nahrungsbestandteile sowie der Ausscheidung des Stuhles dienen.

Der Verdauungsprozess beginnt in der Mundhöhle mit der Aufnahme und Zerkleinerung der Nahrung. Nach der Durchmischung mit Speichel gelangt die Nahrung in den Magen, wo der Nahrungsbrei mit Magensäure vermengt wird. Im Dünndarm wird die Verdauung fortgesetzt und die Nährstoffe werden zum

Der Darm ist ein wichtiger Bestandteil des Verdauungssystems. Als Verdauung bezeichnet man die Umwandlung der Nahrung in verwertbare Bestandteile, die vom Körper aufgenommen werden und dem Stoffwechsel dienen.

Die Verdauung beginnt im Mund, wo die Nahrung zerkleinert und mit Speichel vermischt wird. Im Magen erfolgt die Durchmischung mit Magensäure. Der angedaute Speisebrei wird anschließend im Dünndarm mit Hilfe von Verdauungsenzymen aufgespalten. Verwertbare Nahrungsbestandteile werden hier ins Blut aufgenommen, unverdauliche Reste nach Eindickung des Darminhalts im Dickdarm ausgeschieden.

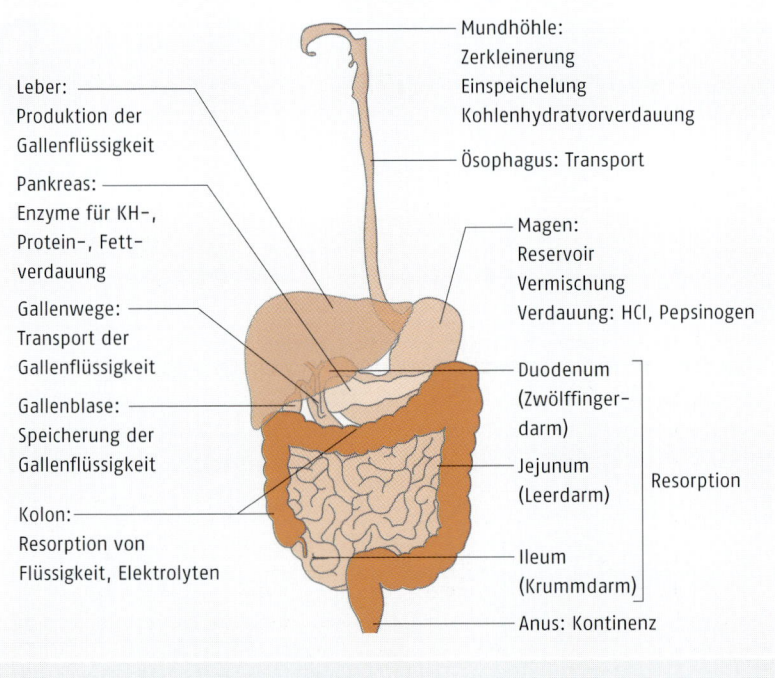

Leber:
Produktion der
Gallenflüssigkeit

Pankreas:
Enzyme für KH-,
Protein-, Fett-
verdauung

Gallenwege:
Transport der
Gallenflüssigkeit

Gallenblase:
Speicherung der
Gallenflüssigkeit

Kolon:
Resorption von
Flüssigkeit, Elektrolyten

Mundhöhle:
Zerkleinerung
Einspeichelung
Kohlenhydratvorverdauung

Ösophagus: Transport

Magen:
Reservoir
Vermischung
Verdauung: HCl, Pepsinogen

Duodenum
(Zwölffinger-
darm)

Jejunum
(Leerdarm)

Resorption

Ileum
(Krummdarm)

Anus: Kontinenz

Abb. 1.1 Funktionen des Verdauungstrakts

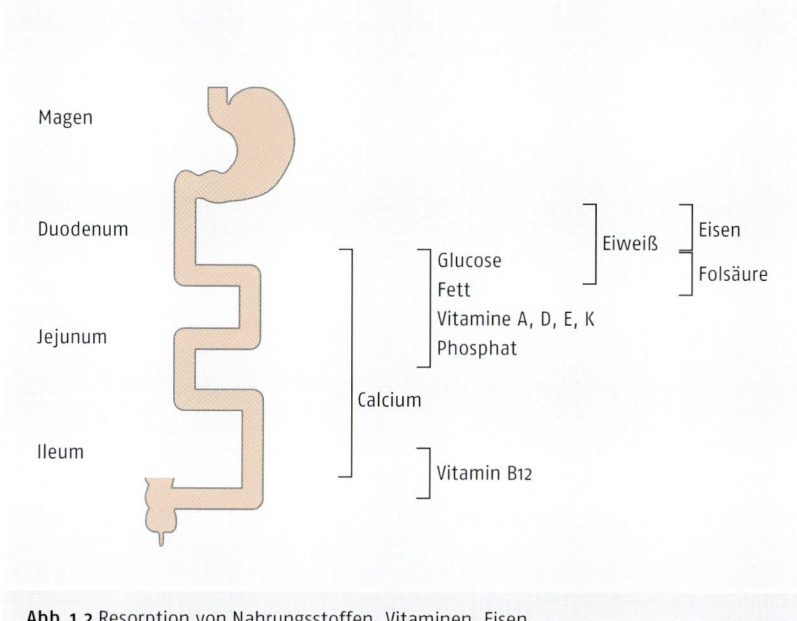

Abb. 1.2 Resorption von Nahrungsstoffen, Vitaminen, Eisen

💬 Der Dünndarm ist der Ort, an dem die zerkleinerte Nahrung vom Körper aufgenommen wird. Die Aufnahme der meisten Nährstoffe, Vitamine und Mineralstoffe erfolgt in den oberen Dünndarmabschnitten.

überwiegenden Teil resorbiert. Im Dickdarm erfolgt durch Flüssigkeitsresorption die Eindickung des Stuhles (siehe Abb. 1.1).

Der menschliche **Dünndarm** gliedert sich in Duodenum (Zwölffingerdarm), Jejunum (Leerdarm) und Ileum (Krummdarm). Er ist ca. 3–4 m lang. Der Dünndarm ist der Ort, an dem die zerkleinerte Nahrung hauptsächlich resorbiert wird. Resorbiert werden Wasser, Elektrolyte, Kohlenhydrate, Aminosäuren, Fettsäuren, Vitamine, Mineralien, Spurenelemente und Gallensäuren (siehe Abb. 1.2).

Um diese Funktion erfüllen zu können, ist die innere Oberfläche der Dünndarmschleimhaut außerordentlich stark vergrößert. Die Oberflächenvergrößerung entsteht durch Schleimhautfalten (Kerckring-Falten), auf denen sich Zotten befinden. Deren Epithelzellen tragen Fortsätze, die sog. Mikrovilli, welche die Darmoberfläche weiter vergrößern. Insgesamt resultiert so eine Resorptionsfläche von ca. 300 m^2. Zwischen den Zotten liegen tubuläre Krypten, die sog. Lieberkühn-Drüsen. An deren Grund befinden sich granulareiche Zellen, die Drüsencharakter haben und einen Teil des Darmsafts bilden (siehe Abb. 1.3).

Im etwa 1,5 m langen **Dickdarm** erfolgt die Eindickung des Darminhalts auf etwa 100–200 g/Tag. Der Dickdarm gliedert sich in drei Abschnitte, das Caecum (Blinddarm) mit dem Wurmfortsatz, das Kolon (Grimmdarm) und das Rektum (Mastdarm). Das Kolon wiederum wird unterteilt in einen aufsteigenden, einen querverlaufenden, einen absteigenden und einen S-förmigen Abschnitt (Colon

💬 Damit der Körper die Nährstoffe und Vitamine gut aufnehmen kann, ist die Oberfläche des Dünndarms außerordentlich stark vergrößert.

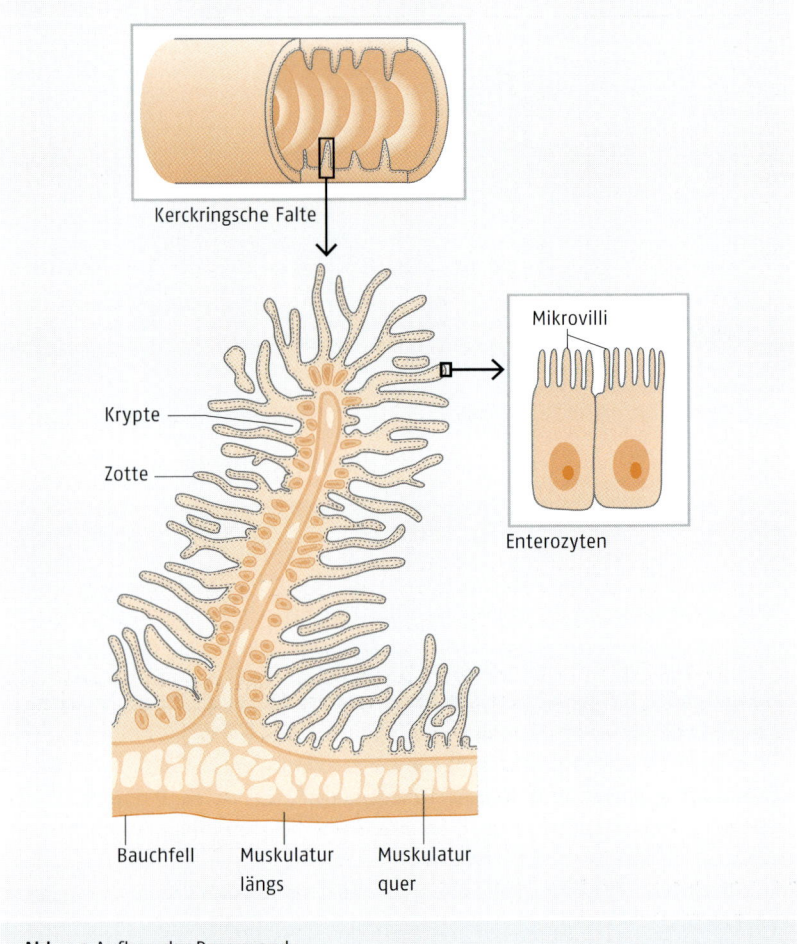

💬 Die Vergrößerung der Resorptionsfläche wird durch Schleimhautfalten erreicht, die von winzigen Ausstülpungen (Zotten) und Einsenkungen (Krypten) überzogen sind. Die Zellen der Dünndarmschleimhaut tragen zudem Millionen stäbchenförmiger Fortsätze (Mikrovilli), durch die sich die Oberfläche noch einmal außerordentlich stark vergrößert. Die Fortsätze bilden eine Art Bürstensaum, der die Nährstoffe aufnimmt und in die Blutbahn befördert.

Abb. 1.3 Aufbau der Darmwand

ascendens, C. transversum, C. descendens und C. sigmoideum) (siehe Abb. 1.4). Charakteristisch für das Kolon sind die Tänien und Haustren. Bei den Tänien handelt es sich um die streifenförmig angeordnete äußere Längsmuskulatur, die der Stabilisierung der Darmwand und der Unterstützung der Darmperistaltik dient. Die Haustrien sind Ausbuchtungen der Dickdarmwand, die durch lokale Kontraktionen der Ringmuskulatur entstehen.

Im Dickdarm werden vor allem Wasser, Natrium und andere Elektrolyte resorbiert und der Darminhalt wird eingedickt. Im Gegensatz zum Dünndarm ist die Dickdarmschleimhaut zottenlos. Die Krypten der Dickdarmschleimhaut sind besonders tief. Das Epithel der Krypten und der Oberfläche besteht vorwiegend aus Becherzellen, die Schleim produzieren und damit die Gleitfähigkeit des Darminhalts fördern.

💬 Der Darminhalt mit den unverdaulichen Nahrungsbestandteilen gelangt in den Dickdarm, wo Wasser und Salze resorbiert werden und der Stuhlinhalt eingedickt wird.

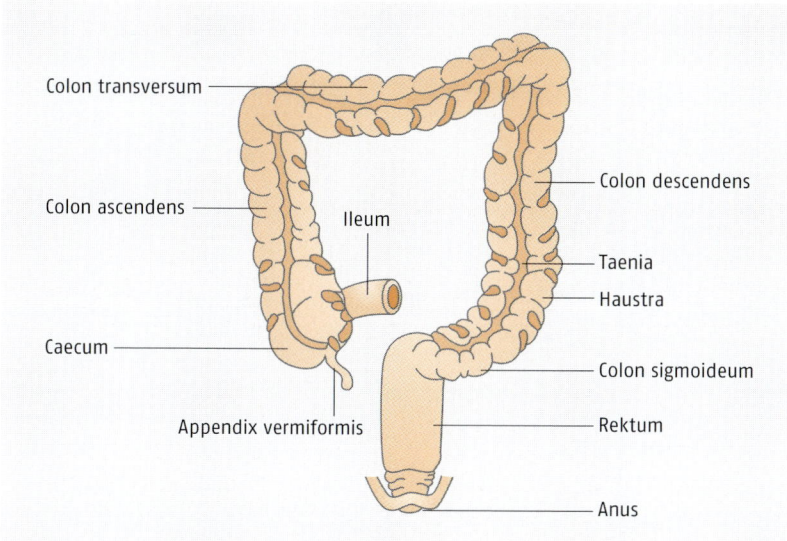

Colon transversum

Colon descendens

Colon ascendens

Ileum

Taenia

Haustra

Caecum

Colon sigmoideum

Appendix vermiformis

Rektum

Anus

Abb.1.4 Kolon und Rektum. Thews, Mutschler, Vaupel 2007

Der Dickdarm wird in drei Abschnitte unterteilt: den Blinddarm mit dem Wurmfortsatz, den Grimmdarm mit dem aufsteigenden, querverlaufenden und absteigenden Ast sowie den Mastdarm. Dieser mündet durch den After nach außen.

Komplexe Regelmechanismen steuern das Gleichgewicht von Flüssigkeitsaufnahme und Flüssigkeitsabsonderung im Gastrointestinaltrakt. So gelangen beim gesunden Erwachsenen täglich 9 Liter Flüssigkeit in den Dünndarm. Aber nur etwa 1,5 bis 2 Liter werden durch Getränke und Nahrung aufgenommen. Ca. 7 Liter gelangen mit den Sekreten von Speicheldrüsen, Magen, Leber, Pankreas und Dünndarm in den Verdauungstrakt. Von dem Gesamtvolumen erreichen nur 1,5 Liter den Dickdarm und letztlich kommen nur ca. 100 ml (d. h. 1% der exogenen und endogenen Zufuhr) mit dem Stuhl zur Ausscheidung (siehe Abb. 1.5).

Die stärkste Wasserresorption findet im oberen Dünndarm statt. Der Transport des Wassers vom Darmlumen durch die Darmwand erfolgt durch passive Diffusion, bedingt durch die entstehenden osmotischen Gradienten für Elektrolyte und Nichtelektrolyte. Dabei hält der Wasserstrom solange an, bis das osmotische Gefälle mit der Umgebung abgebaut ist. Da die Verschiebungen des Wassers grundsätzlich in beide Richtungen möglich sind, erfolgt innerhalb weniger Minuten ein Ausgleich, wenn der Darminhalt nicht isotonisch zum Blutplasma ist: Ist der Darminhalt hyperosmolar, strömt Wasser in das Darmlumen, ist er hypoosmolar, wird Wasser aus dem Darmlumen resorbiert.

Die Wasserresorption in Dünn- und Dickdarm ist an die aktiven Resorptionsvorgänge der Elektrolyte gebunden. Resorption und Sekretion der Elektrolyte (vor allem Natrium, Kalium, Chlorid und Bicarbonat) laufen topografisch

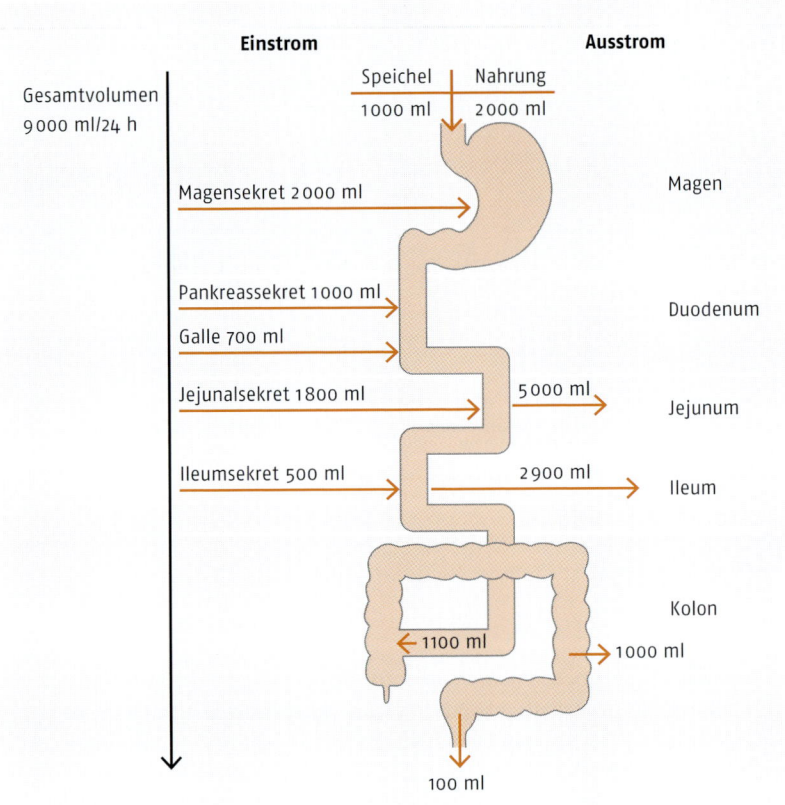

Abb.1.5 Gastrointestinale Flüssigkeitsbilanz. Nach Thews, Mutschler, Vaupel 1991

💬 Im Laufe des Verdauungsprozesses gelangen pro Tag 9 Liter Flüssigkeit in Magen und Darm. Beim Gesunden werden diese großen Flüssigkeitsmengen jedoch über komplexe Regelmechanismen fast vollständig wieder vom Körper aufgenommen, so dass letztlich nur 100 ml über den Stuhl ausgeschieden werden.

💬 Angesichts der großen Mengen Flüssigkeit, die täglich in den Darm einströmen und wieder resorbiert werden, kann man sich gut vorstellen, dass Störungen der Regelmechanismen sehr leicht zu Stuhlveränderungen führen können, sei es zu Durchfall oder auch zu Verstopfung.

💬 Bei den Darmbewegungen unterscheidet man zwei Mechanismen: Ein rhythmisches Zusammenziehen der Ringmuskulatur und pendelartige Bewegungen der Längsmuskulatur sorgen für eine gründliche Durchmischung des Speisebreis mit den Verdauungssäften. Vorwärtsgerichtete, wellenförmige Muskelkontraktionen der gesamten Darmwand sorgen darüber hinaus für den Weitertransport des Darminhalts.

getrennt ab: die Resorption findet an der Oberfläche der Darmzotten statt, während die Sekretionsmechanismen in der Kryptenregion lokalisiert sind.

Darmmotilität: Durch die motorische Aktivität des Dünndarms wird der Nahrungsbrei mit den Verdauungssäften intensiv durchmischt und weiter transportiert. Der Durchmischung dienen nicht-propulsive Wellen mit schwachen Kontraktionen, rhythmische Einschnürungen der Ringmuskulatur sowie Pendelbewegungen. Auch auf Zottenebene erfolgen Bewegungen: die stempelartigen Bewegungen fördern die Durchmischung an der Schleimhaut. All diesen Bewegungen sind propulsive peristaltische Wellen unter Einbeziehung der Längsmuskulatur des Darms überlagert, die den Darminhalt langsam vorantreiben.

Im Dickdarm wird der Darminhalt weiter durchmischt und eingedickt. Die lange Passagezeit von 36–72 Stunden verdeutlicht, dass die Hauptaktivität der Kolons nicht propulsiv ist. Langsame peristaltische Wellen der Ringmuskulatur durchkneten den Darminhalt und schaffen die Voraussetzungen für den hier stattfindenden Flüssigkeitsentzug. Nur zwei- bis dreimal täglich, vor allem nach Nahrungsaufnahme, kommt es zu großen peristaltischen Wellen, die den Darminhalt in das Rektum verschieben.

Auffällige Veränderungen des Stuhles im Sinne einer Diarrhö bzw. Obstipation treten auf, wenn es zu Störungen in der Flüssigkeitsbilanz und/oder der Darmmotilität kommt.

Teil B
Diarrhö

2 Beratung zum Krankheitsbild Diarrhö

Durchfall ist eine der häufigsten gesundheitlichen Beschwerden weltweit. In Deutschland erkrankt jeder Erwachsene durchschnittlich einmal pro Jahr daran.

2.1 Definition und Pathophysiologie

2.1.1 Definition

Diarrhö ist keine eigenständige Erkrankung, sondern ein Symptom. Durchfall kann Haupt- oder Begleitsymptom von Erkrankungen des Gastrointestinaltrakts, aber auch von zahlreichen systemischen, neurologischen und Stoffwechselerkrankungen sein. Meist ist er harmlos und selbstlimitierend. Komplikationen können sich aber aus dem Flüssigkeits- und Elektrolytverlust ergeben, vor allem bei alten Menschen, Multimorbiden oder Kindern. Hält der Durchfall länger an, ist eine umfassende Diagnostik erforderlich, um die zugrunde liegende Erkrankung festzustellen.

Von Durchfall spricht man, wenn die Stuhlfrequenz oder die Stuhlmenge erhöht oder die Stuhlkonsistenz erniedrigt ist. Als normal gelten eine Frequenz von dreimal pro Woche bis zu dreimal pro Tag, ein geformter Stuhl und ein Stuhlgewicht von weniger als 250 g pro Tag.

> **Merke**
>
> Ein Durchfall liegt vor, wenn folgende Kriterien erfüllt sind:
> - Frequenz erhöht: $> 3\,$x/Tag
> - Menge erhöht: $> 250\,$g/Tag
> - Konsistenz erniedrigt: Stuhl weich oder wässrig

2.1.2 Pathophysiologische Mechanismen

Beim Durchfall ist das physiologische Gleichgewicht zwischen Resorption und Sekretion so gestört, dass die im Rektum ankommende Flüssigkeitsmenge erhöht ist. Dieses Ungleichgewicht kann durch eine verminderte intestinale Resorptionsfähigkeit bei normaler Sekretion oder durch eine exzessive Sekretion bei normaler Resorptionskapazität bedingt sein. Daneben kann aber auch eine

---

🗨 Durchfall ist kein eigenständiges Krankheitsbild, sondern ein Symptom zahlreicher Erkrankungen des Magen–Darm–Trakts oder anderer Grunderkrankungen.

🗨 Von Durchfall spricht man, wenn häufiger als dreimal am Tag Stuhl abgegeben wird, der Stuhl weich oder wässrig und die Stuhlmenge erhöht ist.

🗨 Man unterscheidet verschiedene Formen von Durchfall, die mit unterschiedlichen Symptomen einhergehen. Wenn Sie mir Ihre Beschwerden genau schildern, ergeben sich daraus erste Hinweise auf die mögliche Ursache Ihres Durchfalls.

erhöhte Darmmotilität zu Durchfall führen. Die verschiedenen Pathomechanismen können unabhängig voneinander auftreten, sind aber oft komplex miteinander verknüpft. Man unterscheidet vier Formen:
- Osmotische Diarrhö
- Sekretorische Diarrhö
- Exsudativ-entzündliche Diarrhö
- Motilitätsbedingte Diarrhö

Osmotische Diarrhö

Eine osmotische Diarrhö ist durch eine abnorme Resorption gekennzeichnet. Sie wird durch die Aufnahme osmotisch aktiver Substanzen verursacht, die nicht oder nur zu einem geringen Teil resorbiert werden. Aufgrund des unterschiedlichen osmotischen Drucks strömt Wasser in das Darmlumen. Dieser Mechanismus liegt z. B. den Malabsorptionsstörungen wie der Sprue oder der Lactoseintoleranz zugrunde. Bei der Lactoseintoleranz gelangt die nicht resorbierte Lactose in den Dickdarm, wo sie durch bakterielle Enzyme abgebaut wird. Die dabei entstehenden kurzkettigen Fettsäuren erhöhen die Osmolarität im Dickdarm und führen zu osmotisch bedingten Durchfällen.

Bei der einheimischen Sprue des Erwachsenen bzw. der Zöliakie des Kindes handelt es sich um eine autoimmun vermittelte Unverträglichkeit des Darms gegenüber den Getreidebestandteilen Gluten und Gliadin. Über einen komplexen Entzündungsmechanismus kommt es zu einer Schädigung der Darmschleimhaut und zu einer generalisierten Resorptionsstörung.

Auch bei der Einnahme schwer resorbierbarer Substanzen wie Lactulose, Sorbit oder magnesiumhaltigen Antazida kommt es zu einer vorwiegend osmotisch bedingten Diarrhö.

Charakteristisch ist, dass die Durchfälle sistieren, wenn der Patient fastet oder parenteral ernährt wird.

Einer Form von Durchfällen liegen Resorptionsstörungen von Nahrungsbestandteilen zugrunde, wie sie z. B. bei der Lactoseintoleranz auftreten. Da reagiert der Patient mit Durchfällen auf die in Milchprodukten enthaltene Lactose. Charakteristisch für diese Durchfälle ist, dass sie aufhören, wenn man das betreffende Lebensmittel nicht mehr zu sich nimmt. Hört Ihr Durchfall auf, wenn Sie nichts mehr essen?

Sekretorische Diarrhö

Einer sekretorischen Diarrhö liegt eine abnorme Sekretion zugrunde. Sie wird unter anderem durch bakterielle Toxine ausgelöst (typische Erreger: Vibrio cholerae und die nichtinvasiven Stämme von Escherichia coli). Das von den Erregern gebildete Toxin bindet an Rezeptoren der Darmepithelzellen und bewirkt eine Änderung im aktiven Ionentransport. In der Folge wird die Chlorid- und Bicarbonatsekretion in das Darmlumen stark vermehrt, während die Natrium- und Chloridresorption gehemmt wird. Dadurch strömen so große Flüssigkeitsmengen in das Darmlumen, dass die Resorptionsfähigkeit des Dickdarms deutlich überschritten wird.

Weitere Ursachen für eine vermehrte Flüssigkeitssekretion können entzündliche Zellprodukte, Gallensäuren (bei chologener Diarrhö), Fettsäuren (bei Pankreasinsuffizienz) und neurohormonelle Substanzen sein, die von hormonproduzierenden Tumoren sezerniert werden.

Bei anderen Durchfällen führen bakterielle Schadstoffe zu einer übermäßigen Flüssigkeitsausscheidung. Charakteristisch für diese Form sind stark wässrige Durchfälle ohne Blut oder Schleim. Diese Durchfälle halten unvermindert an, auch wenn man keine Nahrung mehr zu sich nimmt.

Charakteristisch für diesen Diarrhötyp sind stark wässrige Durchfälle ohne Blut oder Schleim. Im Unterschied zu den osmotischen halten sekretorische Diarrhöen auch nach Nahrungskarenz unvermindert an.

> **Merke**
>
> Osmotisch bedingte Diarrhöen sistieren bei Nahrungskarenz, sekretorische Diarrhöen halten unvermindert an.

Exsudativ-entzündliche Diarrhö

Exsudativ-entzündliche Diarrhöen liegen bei Infektionen mit invasiven Keimen wie Shigellen (Bakterienruhr) vor. Die Erreger dringen in die Darmwand ein und entfalten dort ihre zytotoxische Wirkung. In der Folge kommt es zu ausgeprägten Entzündungen und Ulzerationen der Darmschleimhaut, die zu einer massiven Absonderung von Schleim, Blut und Proteinen führen. Bei ausgeprägten Schleimhautschäden ist häufig zusätzlich die Resorptionsfähigkeit für Wasser und Elektrolyte vermindert.

Ulzerationen führen auch bei chronisch-entzündlichen Darmerkrankungen (Colitis ulcerosa, Morbus Crohn) oder beim Kolonkarzinom zu exsudativen Diarrhöen.

Motilitätsbedingte Diarrhöen

Motilitätsstörungen des Dünn- und Dickdarms verändern die Passagezeit des Darminhalts und können sowohl eine Obstipation als auch eine Diarrhö bedingen. Bei motilitätsbedingten Diarrhöen dominiert meist eine erhöhte Stuhlfrequenz, während die Stuhlkonsistenz nur mäßig vermindert und das Stuhlvolumen allenfalls gering vermehrt ist. Infolge der überschnellen Entleerung des Darms kommt es nicht zu einer ausreichenden Eindickung des Stuhls. Häufigste Ursache ist das Reizdarmsyndrom, bei dem psychische Auslöser wie emotionale Belastungen die Fehlsteuerung und Fehlfunktion des vegetativen Nervensystems hervorrufen (vgl. Kap. 16). Organische Ursachen können unter anderem eine Hyperthyreose oder eine diabetische Polyneuropathie sein.

Störungen der Motilität können mit einer Malabsorption oder einer Sekretionssteigerung einhergehen. Ebenso gehen die anderen pathophysiologischen Diarrhötypen insbesondere in schweren Fällen mit einer gesteigerten Peristaltik einher.

Finden sich Schleim und Blut im Stuhl, so deutet dies auf eine Schädigung der Darmschleimhaut hin. Eine solche Schädigung kann verschiedene Ursachen haben, die aber nur durch weitere Untersuchungen geklärt werden können. Sie sollten auf jeden Fall zum Arzt gehen, wenn Sie Schleim oder Blut im Stuhl haben.

Störungen der Darmmotorik mit einer beschleunigten Passagezeit des Darminhalts treten sehr oft bei stressbedingten Durchfällen auf, wie z. B. beim Reizdarmsyndrom. Bei diesen Durchfällen ist die Häufigkeit der Stühle deutlich erhöht, während die Beschaffenheit des Stuhles nur mäßig vermindert ist.

2.2 Ursachen, Diagnostik

Aufgrund der Dauer unterscheidet man zwischen akuter und chronischer Diarrhö. Eine akute Diarrhö dauert einige Tage bis maximal zwei Wochen. Von einem chronischen Verlauf spricht man, wenn der Durchfall länger als zwei Wochen anhält bzw. in Intervallen rezidiviert.

2.2.1 Akute Diarrhöen

Infektiöse Diarrhöen

Akute Diarrhöen sind durch das spontane Auftreten häufiger flüssiger Stühle gekennzeichnet. Sie treten am häufigsten im Rahmen einer akuten viralen oder bakteriellen Gastroenteritis (umgangssprachlich Magen-Darm-Grippe oder Brechdurchfall) auf und gehen mit Erbrechen, Bauchkrämpfen und Fieber einher. Ein erhöhtes Risiko besteht bei Reisen ins tropische Ausland und in Mittelmeerländer. Bis zu 50 % der Reisenden erleiden Durchfallerkrankungen während des Auslandsaufenthalts oder danach.

Infektiöse Diarrhöen entstehen als Folge einer Besiedlung der Darmschleimhaut mit pathogenen Erregern. Das Erregerspektrum umfasst Bakterien wie Salmonellen, Shigellen, Yersinien, Campylobacter und Escherichia-coli-Spezies, vor allem enterotoxinbildende Escherichia coli (ETEC). Daneben kommen auch Viren (vor allem Norwalk-, Rota- und Adenoviren), seltener Parasiten (Amöben, Giardia lamblia, Cryptosporidien) als Erreger in Frage. Die mittlere Häufigkeit nachgewiesener Erreger von Reisediarrhöen zeigt Abbildung 2.1.

💬 Ein akuter Durchfall hält nur wenige Tage an. Von einem chronischen Durchfall spricht man, wenn er länger als zwei Wochen anhält oder in Intervallen wiederkehrt.

💬 Die häufigste Ursache einer akuten Diarrhö ist eine bakterielle oder virale Infektion, die meistens harmlos ist und nach zwei bis drei Tagen von selbst aufhört. Ein besonderes Risiko für eine Infektion besteht bei Reisen ins tropische oder subtropische Ausland. Die Aufnahme der Keime erfolgt meist über verunreinigte Nahrung oder das Trinkwasser.

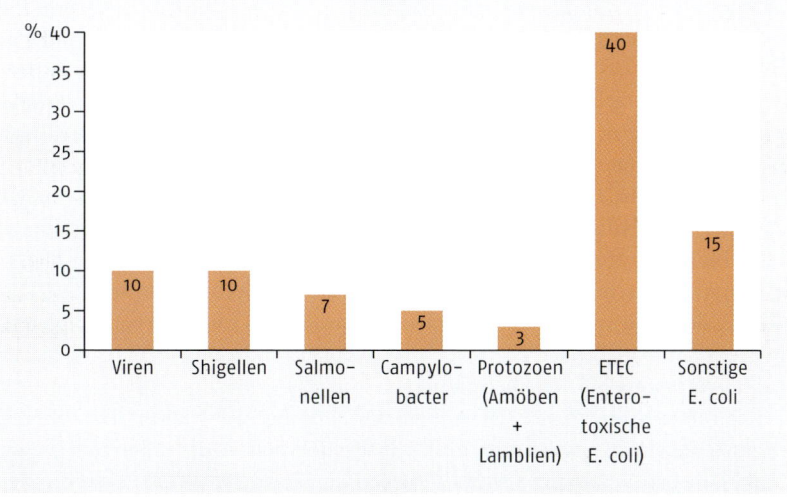

Abb. 2.1 Mittlere Häufigkeitsverteilung nachgewiesener Erreger von Reisediarrhöen

Tab. 2.1 Charakteristika der infektiösen Diarrhö (n. Classen)

Keimart	Erreger	Symptome
Invasiv	Salmonellen, Shigellen, Invasive Escherichia-coli-Bakterien, Clostridium difficile	Kleine Stuhlvolumina, Stuhl oft blutig, Tenesmen, Fieber, Kolon, Ileum
Nichtinvasiv	Viren, Kryptosporidien, Enterotoxinbildende Escherichia-coli-Bakterien, Giardia lamblia, Bacillus cereus	Große Volumina, Stuhl wässrig, Selten Schmerzen, Kein Fieber, Dünndarm

Die Übertragung der Keime erfolgt meist fäkal-oral über die Nahrung und das Trinkwasser. Die Pathogenität der Keime hängt zum einen von der Menge und der Virulenz der Keime ab, zum anderen von der Abwehrkraft des infizierten Organismus, von der Immunlage und der Beschaffenheit der physiologischen Darmflora. Besonders leicht werden abwehrgeschwächte Personen infiziert. Aber auch Personen unter der Therapie mit Antazida, Protonenpumpenhemmern (PPI) oder nach einer Magenresektion erleiden häufiger infektiöse Diarrhöen, da die verminderte Magensäure nur eine unzureichende Barriere bildet.

Bei den Erregern ist zwischen invasiven und nichtinvasiven Keimen zu unterscheiden. Bei nichtinvasiven Erregern stimulieren deren Enterotoxine die Schleimhautzellen, sodass eine sekretorische Diarrhö resultiert. Dadurch kommt es zu stark wässrigen Durchfällen (bis zu 20 Liter täglich) ohne Blut- und Schleimbeimengungen. Bedrohliche Folgen können Austrocknung, Schock und Azidose sein. Die betroffenen Schleimhautzellen werden nicht geschädigt.

Dagegen schädigen die Zytotoxine einiger Erreger die Enterozyten nachhaltig bis hin zum Zelltod. Invasive Keime können die Epithelzellen der Darmschleimhaut durchdringen und führen ebenfalls zu deren Untergang. Die Zerstörung der Schleimhaut wird in beiden Fällen an Blut- und Eiterbeimengungen im Stuhl sichtbar. Tabelle 2.1 stellt die wichtigsten Charakteristika der invasiven und nichtinvasiven Keime gegenüber.

Die meisten infektiösen Diarrhöen verlaufen bei sonst gesunden, immunkompetenten Patienten leicht und selbstlimitierend. Durch die zahlreichen Durchfälle befreit sich der Organismus von den Erregern und die Beschwerden klingen auch ohne Therapie innerhalb von zwei bis drei Tagen ab. Eine Diagnostik des Erregerspektrums ist in diesen Fällen weder medizinisch noch ökonomisch sinnvoll.

Man unterscheidet zwei Arten von Keimen: nichtinvasive, die nur den Darm befallen, und invasive, die aus dem Darm in den Körper eindringen. Nichtinvasive Keime führen zu stark wässrigen Durchfällen ohne Blut- und Schleimbeimengungen. Invasive Keime dagegen zerstören die Schleimhaut, was an Blut- und Eiterbeimengungen im Stuhl erkennbar ist.

Merke

Das Hauptproblem bei akuten Durchfällen ist der Flüssigkeits- und Elektrolytverlust.

Eine beginnende Austrocknung (Exsikkose) macht sich zuerst an einem trockenen Mund bemerkbar. Der Urin ist außergewöhnlich dunkel gefärbt. Mit zunehmendem Flüssigkeitsverlust steigt das Durstgefühl und die Haut verliert ihre Spannkraft. Kneift man in die Haut, bleiben Hautfalten stehen. Bei schwerer Austrocknung werden die Patienten lethargisch und benommen. Es kann zu einer Azidose, einer Herz-Kreislaufinsuffizienz bis hin zu lebensbedrohlichen Komplikationen wie akutem Nierenversagen oder Volumenmangelschock kommen. Besonders gefährdet sind Säuglinge und Kleinkinder sowie multimorbide und alte Menschen.

🗨 Das Hauptproblem akuter Diarrhöen ist der Elektrolyt- und Wasserverlust, denn bei starken Flüssigkeitsverlusten kann es zu schweren Komplikationen wie Herz-Kreislauf-Versagen und Schock kommen. Besonders gefährdet sind Säuglinge und Kleinkinder sowie alte Menschen.

Lebensmittelvergiftungen

Eine Sonderform infektiös bedingter Diarrhöen stellen Lebensmittelvergiftungen dar. Ausgelöst werden die Symptome hier nicht durch Erreger, die den Darm befallen, sondern durch die Aufnahme von Enterotoxinen. Diese Toxine werden in verdorbenen Lebensmitteln gebildet, vor allem von Stämmen der Bakterien Staphylococcus aureus, Bacillus cereus und Clostridium perfringens. Sie lassen sich auch durch normales Kochen nicht sicher inaktivieren. Mit der Nahrung gelangen die Toxine in den Dünndarm und bereits nach wenigen Stunden treten heftigste Durchfälle mit Bauchkrämpfen und Erbrechen auf. Da mit den Durchfällen die Toxine eliminiert werden, tritt innerhalb von ein bis zwei Tagen eine rasche Besserung ein. Trotz der heftigen Symptomatik reicht daher in der Regel eine Flüssigkeitssubstitution zur Behandlung aus.

Lebensgefährlich sind dagegen Lebensmittelvergiftungen mit dem Toxin von Clostridium botulinum. Nach anfänglichem Erbrechen und Durchfall kommt es infolge der Nervenschädigung zu neurologischen Ausfällen wie Sehstörungen (Doppeltsehen) und Schluckbeschwerden. Die Vergiftung kann unbehandelt zu Atemlähmung und zum Tod führen, eine Therapie ist durch die Gabe von Antitoxin möglich.

🗨 Bei Lebensmittelvergiftungen nimmt man giftige Stoffwechselprodukte von Bakterien auf. Innerhalb weniger Stunden treten heftigste Durchfälle auf, die mit Bauchkrämpfen und Erbrechen einhergehen. Da sich der Körper aber durch die starken Durchfälle von den Giftstoffen befreit, genügt in der Regel trotz der dramatischen Symptome die Zufuhr von Flüssigkeit und Salzen.

Arzneimittelbedingte Diarrhöen

Die zweithäufigste Ursache von akuten Durchfällen sind Arzneimittelnebenwirkungen, die nach erstmaliger Einnahme oder Dosisänderung bei zahlreichen Arzneimitteln auftreten. Eine Auswahl an Medikamenten, die Durchfall verursachen können, zeigt Tabelle 2.2.

Vor allem bei älteren, multimorbiden Patienten, die eine umfangreiche Dauermedikation zu verschiedenen Erkrankungen erhalten, ist zu beachten, dass sich die durchfallauslösenden Nebenwirkungen addieren können.

🗨 Auch zahlreiche Medikamente können Durchfälle auslösen. Welche anderen Medikamente nehmen Sie denn noch ein?

Tab. 2.2 Diarrhöen verursachende Medikamente (Auswahl)

Substanzgruppe	Wirkstoff
Antibiotika	Alle Wirkstoffe, besonders häufig: Aminopenicilline, Cephalosporine, Clindamycin
Laxanzien	Lactulose
Magnesiumhaltige Salze	Mg-Citrat, -Hydrogenaspartat, -Oxid
Herzglykoside	Digoxin, Digitoxin
Methylxanthine	Theophyllin
Diuretika	Furosemid
Antidiabetika	Acarbose, Miglitol, Metformin
Schilddrüsenhormone	Thyroxin
Zytostatika	Cisplatin, Methotrexat
Immuntherapeutika	Interferone

Arzneimittel wie z.B. Antibiotika, magnesiumhaltige Salze, aber auch Mittel gegen Bluthochdruck oder Diabetes können Durchfall verursachen. Muss man mehrere dieser Mittel einnehmen, können sich die durchfallauslösenden Nebenwirkungen addieren.

Antibiotikaassoziierte Diarrhöen

Im Zusammenhang mit einer antibiotischen Therapie sind oftmals dünne Stühle zu beobachten. Sie beruhen auf einer Störung der physiologischen Darmflora. Die Durchfälle verlaufen meistens mild und verschwinden wenige Tage nach Absetzen der Antibiotika, sodass in der Regel keine besonderen Konsequenzen gezogen werden müssen.

Die meisten Durchfälle, die nach der Einnahme von Antibiotika auftreten, verlaufen mild und harmlos. Manchmal kann sich jedoch ein lebensbedrohliches Krankheitsbild entwickeln, das mit Fieber, Bauchkrämpfen und blutigem Stuhl einhergeht.

Bei einem Teil der Patienten kommt es jedoch unter Behandlung mit Antibiotika (auch unter Zytostatika) zu einer Überwucherung des Darms mit dem fakultativ pathogenen Keim Clostridium difficile. Dieser bildet Toxine, die die Darmschleimhaut schädigen. Es kommt zu Entzündungen der Mukosa, die mit Fieber, Bauchkrämpfen und wässrigen Durchfällen, die vermehrt blutig werden, einhergehen. Die pseudomembranöse Kolitis stellt ein lebensbedrohliches Krankheitsbild dar, denn unbehandelt führt sie in 10 bis 15% der Fälle zum Tod. Nach Absetzen der auslösenden Antibiotika sollte eine Behandlung mit Metronidazol oder Vancomycin erfolgen.

Weitere Ursachen

Daneben gibt es weitere nichtinfektiöse Ursachen von Durchfällen, wie z. B. Opioid-Entzugssyndrom, Schwermetallintoxikationen (Hg, As, Tl, Cd), »Marathonläufer-Diarrhö«, emotionale Belastung. Ferner kann es sich um die Erstmanifestation akuter oder chronischer Grunderkrankungen handeln, die ohne spezifische Maßnahmen im Regelfall länger andauern. Die Ursache muss dann diagnostisch abgeklärt werden.

2.2.2 Chronische Diarrhöen

Chronische Diarrhöen liegen vor, wenn die Durchfälle länger als zwei Wochen anhalten oder über längere Zeiträume rezidivierend auftreten. Ursachen können sowohl funktionelle Störungen als auch organische Erkrankungen sein.

📢 Wenn ein Durchfall länger als zwei Wochen anhält oder häufig wiederkehrt, kann das ein Zeichen für einen Reizdarm sein. Der Durchfall kann aber auch Folge einer organischen Erkrankung sein, die gezielt behandelt werden muss.

Funktionelle Ursachen

Bei funktionellen Störungen des Darms liegt ein charakteristisches Symptommuster vor, ohne dass Organveränderungen sichtbar sind. Die häufigste funktionelle Darmstörung ist das Reizdarmsyndrom (»Irritable Bowel Syndrom«, IBS), das mit einer Häufigkeit von bis zu 20 % in der Bevölkerung auftritt. Es ist gekennzeichnet durch eine verstärkte viszerale Schmerzempfindlichkeit und Störungen der neuralen Regulation zwischen zentralem und enteralem Nervensystem. Insbesondere unter Stress treten eine erhöhte Darmmotilität und verkürzte Darmpassagezeiten auf. Die Patienten klagen über Schmerzen und Krämpfe im Unterbauch, begleitet von starken Blähungen und Stuhlunregelmäßigkeiten wie Verstopfung und Durchfall (vgl. Kap. 16).

Organische Ursachen

Das Spektrum organisch bedingter chronischer Durchfälle ist außerordentlich umfangreich. Für eine organische Ursache sprechen verschiedene Merkmale:
- Gewichtsverlust
- Blut im Stuhl
- Durchfälle auch nachts, gleichmäßige Verteilung über 24 Stunden
- Durchfälle auch nüchtern
- Keine Verschlimmerung unter Stress, keine Besserung in Entlastungssituationen
- Kein Wechsel zwischen Durchfällen und Phasen mit normalem Stuhl oder Obstipation

Chronische Durchfälle treten als Leitsymptom u. a. bei folgenden gastrointestinalen Erkrankungen auf:
- Chronisch-entzündliche Darmerkrankungen (vgl. Kap. 22):
  Morbus Crohn
  Colitis ulcerosa
  Mikroskopische Kolitis

📢 Wenn die Durchfälle auch nachts auftreten oder wenn Sie fasten, deutet dies auf eine organische Ursache hin. Ebenso wenn Sie Blut im Stuhl haben oder stark an Gewicht verloren haben. Sie sollen sich dann unbedingt vom Arzt untersuchen lassen.

- Malabsorptions- und Maldigestionsstörungen (Störungen der Nahrungsaufnahme aus dem Darm bzw. der Nahrungsverdauung innerhalb des Darmlumens):
  Zöliakie/Sprue
  Lactoseintoleranz
  Fructoseintoleranz
  Exokrine Pankreasinsuffizienz
- Erkrankungen des Dickdarms:
  Divertikulose/Divertikulitis
  Polypen
  Karzinome (paradoxe Diarrhö)
- Chronische Darminfektionen:
  Yersinien
  Amöben
  Lamblien
- Folgen medizinischer Behandlung:
  Vagotomie
  Gastrektomie
  Darmresektion (Kurzdarmsyndrom)
  Chronische Strahlenenteritis/-kolitis

Daneben können chronische Durchfälle aber auch Begleitsymptome anderer Grunderkrankungen wie z. B. Hyperthyreose oder Diabetes mellitus sein.

Zur Abklärung der vielfältigen Ursachen ist eine umfassende Diagnostik erforderlich. Die erweiterte Basisdiagnostik umfasst neben dem Labor-Screening (Blutbild, Blutsenkung, Elektrolyte, Leber- und Pankreasenzyme etc.) Stuhluntersuchungen (auf okkultes Blut, kulturell auf pathogene Bakterien, mikroskopisch auf Parasiten) sowie eine endoskopische Untersuchung mit Biopsienahme. Weitere differenzialdiagnostische Untersuchungen sind je nach vermuteter Krankheitsursache zusätzlich erforderlich.

2.3   Therapieoptionen

2.3.1   Symptomatische Therapie

Nicht jede Diarrhö ist behandlungsbedürftig. Da insbesondere unkomplizierte Gastroenteritiden in der Regel leicht und selbstlimitierend verlaufen, genügen oftmals nichtmedikamentöse Maßnahmen wie eine Erhöhung der Trinkmenge auf 3–4 Liter pro Tag und eine leichte Schonkost (vgl. Kap. 5).

Orale Rehydrationslösungen (ORL)

Liegen größere Flüssigkeits- und Elektrolytverluste vor, stellt der Ausgleich dieser Verluste die wichtigste therapeutische Maßnahme beim Durchfall dar.

Da Durchfall ein Symptom vieler Erkrankungen ist, kann nur der Arzt abklären, welche Krankheitsursache vorliegt. Wird die zugrundeliegende Krankheit gezielt behandelt, hören auch die Durchfälle auf.

Der Flüssigkeits- und Elektrolytersatz ist die wichtigste Maßnahme zur Behandlung größerer Flüssigkeitsverluste beim Durchfall. Mit Glucose-Elektrolyt-Lösungen können Sie die Salz- und Wasserverluste optimal ausgleichen.

Für die Substitution empfiehlt die WHO weltweit eine hypotone orale Rehydrationslösung mit folgender Elektrolytkonzentration:

Na^+ 75 mmol/l, K^+ 20 mmol/l, Cl^- 65 mmol/l, Citrat 10 mmol/l, Glucose 75 mmol/l, gesamt: 245 mmol/l.

Die Wirkung oraler Rehydrationslösungen hängt von einem definierten Verhältnis zwischen Natriumionen und Glucose ab, denn die intestinale Wasserresorption erfolgt über einen Natrium-Glucose-gekoppelten Transportmechanismus. Dieser Mechanismus ist auch bei schweren Durchfällen intakt, sodass ein Ausgleich des Flüssigkeitsdefizits möglich ist.

> 💬 Damit die Salze vom Körper gut aufgenommen werden können, muss gleichzeitig Traubenzucker vorhanden sein. In den Lösungen liegen die Natriumsalze und Traubenzucker in einer genau aufeinander abgestimmten Konzentration vor, die eine optimale Aufnahme sicherstellt.

Merke

Die wichtigste therapeutische Maßnahme bei größeren Flüssigkeitsverlusten ist die Rehydration mit Glucose-Elektrolyt-Lösungen.

In Anlehnung an die WHO-Lösung stehen zahlreiche orale Rehydrationslösungen als Fertigpräparate, die nur noch in Wasser gelöst werden müssen, zur Verfügung.

Wer auf Reisen keine Möglichkeit hat, Arzneimittel gegen den Flüssigkeitsverlust zu kaufen, kann eine derartige Lösung auch vereinfacht selbst herstellen. Dazu gibt man auf einen Liter abgekochtes Trinkwasser einen Teelöffel Kochsalz und acht Teelöffel Zucker. Der Kaliumbedarf kann über eine Banane gedeckt werden.

Praxistipp

Zur Rehydration nicht geeignet sind Cola und unverdünnte Säfte. Sie enthalten zu viel Zucker ($\geq$ 110 g/l), kaum Natrium, zum Teil kein Kalium und haben eine zu hohe Osmolarität. Über den osmotischen Effekt können sie den Durchfall verstärken.

> 💬 Cola und unverdünnte Säfte sind als Trinklösung nicht geeignet, da sie zu viel Zucker enthalten, der den Durchfall verstärken kann.

Falls eine ausreichende orale Rehydration wegen anhaltenden Erbrechens nicht möglich ist oder bereits ausgeprägte klinische Anzeichen von Hypovolämie und Exsikkose vorliegen, müssen Flüssigkeit und Elektrolyte intravenös substitutiert werden. Die intravenöse Therapie erfolgt mit 0,9% Kochsalz- oder Ringer-Lactat-Lösung, eventuell mit Zusatz von Kalium.

Die orale Rehydration ist zwar Therapie der Wahl, allerdings ist sie bei Patienten nicht sehr beliebt, da durch sie weder die Häufigkeit der Stühle abnimmt noch die Stuhlkonsistenz zunimmt. Sie verkürzt auch nicht die Dauer der Erkrankung. Viele Patienten bevorzugen daher motilitätshemmende Antidiarrhoika mit raschem Wirkungseintritt, um die lästigen Toilettenbesuche rasch zu beenden.

> 💬 Ist die Flüssigkeitszufuhr über Trinklösungen wegen anhaltenden Erbrechens nicht oder nicht ausreichend möglich, müssen Wasser und Salze intravenös verabreicht werden.

Motilitätshemmer

Sie können einen Motilitätshemmer wie Loperamid bei einem starken Durchfall mit großen Flüssigkeitsverlusten einnehmen, da er rasch die Stuhlhäufigkeit senkt. Sie sollten Loperamid jedoch nicht bei blutigen Durchfällen anwenden, da dann mögliche Krankheitskeime im Darm bleiben und sich vermehren können.

Motilitätshemmende Substanzen wie Opiumtinktur und das Opioid Loperamid reduzieren sowohl die Darmperistaltik als auch die Flüssigkeitssekretion. Dadurch sinken Stuhlfrequenz und Diarrhödauer signifikant. Indiziert sind Motilitätshemmer bei Verlaufsformen mit ausgeprägten Flüssigkeits- und Elektrolytverlusten, die auf eine unterstützende Therapie nur unzureichend ansprechen. Vertretbar ist ihr Einsatz auch bei chronischen Durchfällen mit hohem Leidensdruck durch häufige Stuhlentleerungen, wenn eine kausale Therapie nicht zur Verfügung steht oder die Symptomatik nicht ausreichend lindern kann.

Dagegen sollten Motilitätshemmer bei infektiös bedingten blutigen Diarrhöen und schweren Verlaufsformen nicht angewendet werden, da sie die Erregerausscheidung einschränken und das Eindringen invasiver Keime begünstigen können.

In der Selbstmedikation ist die Anwendung von Loperamid sicherheitshalber auf zwei Tage begrenzt.

Sekretionshemmer Racecadotril

Racecadotril ist ein verschreibungspflichtiges Medikament. Es stellt den Darm im Unterschied zu Loperamid nicht ruhig, sondern unterbindet nur die übermäßige Flüssigkeitsausscheidung. Racecadotril senkt nachweislich die Durchfalldauer und die Stuhlmenge.

Im Unterschied zu den Motilitätshemmern, die am Opioidrezeptor angreifen und die Darmperistaltik hemmen, beeinflusst der Sekretionshemmer Racecadotril die Darmmotilität nicht. Der intestinale Transit wird nicht verändert.

Racecadotril ist ein Enkephalinase-Hemmstoff, der innerhalb weniger Stunden die pathologisch erhöhte Sekretion von Wasser und Elektrolyten hemmt. Er wirkt im Darm antisekretorisch und beeinflusst nur die durch Toxine oder Entzündungen bedingte übermäßige Absonderung von Flüssigkeit und Salzen. Die basale, also notwendige Sekretion wird dagegen nicht unterbunden. Damit besteht kein Risiko einer Verstopfung oder einer bakteriellen Fehlbesiedlung wie bei den Motilitätshemmern.

Probiotika

Probiotika sind lebende Keime, die das Wachstum von Krankheitskeimen im Darm hemmen und den Wiederaufbau der natürlichen Darmflora, also der »guten« Keime im Darm, fördern.

Zur Prophylaxe und Therapie des Durchfalls sind Probiotika zugelassen. Nach der WHO-Definition sind Probiotika lebende Mikroorganismen, die – in ausreichender Menge aufgenommen – einen Gesundheitseffekt auf den Wirt haben. Sie sind apathogene Keime der intestinalen bakteriellen Flora. Im distalen Ileum und Dickdarm finden sich mehr als 500 verschiedene aerobe und anaerobe Bakterienarten, die zum Teil protektive, zum Teil pathogene Eigenschaften besitzen. Im gesunden Darm befinden sich die potenziell pathogenen und apathogenen Keime im Gleichgewicht.

Die Funktionen der Darmflora sind zwar erst ansatzweise bekannt, doch konnte gezeigt werden, dass die Darmflora für die Barrierefunktion des Darmepithels gegenüber pathogenen Fremdkeimen und Toxinen von essentieller Bedeutung ist. Darüber hinaus reguliert das Epithel zusammen mit dem intestinalen Immunsystem die Immunantwort. Die Darmflora stimuliert auch die

Darmperistaltik und trägt als wichtiges Stoffwechselkompartiment des Organismus zur Energieversorgung der Darmmukosa bei.

Positive Effekte konnten für Probiotika bei bestimmten Erkrankungen des Magen-Darm-Traktes aufgezeigt werden, so bei verschiedenen akuten Durchfallerkrankungen, beim Reizdarmsyndrom, bei chronisch entzündlichen Darmerkrankungen oder auch bei Heliobacter-pylori-Infektionen. Zum Einsatz kommen vor allem Lactobazillen, Bifidobakterien, Enterokokken, Escherichia coli Nissle 1917 und Saccharomyces boulardii. Allerdings unterscheiden sich die verschiedenen Stämme und Präparate erheblich in ihrer Fähigkeit zur Ansiedlung und Vermehrung im Darm. Daher dürfen keine Analogieschlüsse von einem Probiotikum auf ein anderes gezogen werden.

Die vorliegenden Studien sind von sehr unterschiedlicher Qualität, viele von den Herstellern gesponsert. Ein klinischer Nutzen bei der Behandlung infektiöser Diarrhöen konnte in randomisierten, kontrollierten Studien für Lactobacillus rhamnosus GG (LGG) und die Hefe Saccharomyces boulardii (SAB) aufgezeigt werden. Drei Metaanalysen aus den Jahren 2001 und 2002 zeigten, dass Lactobazillen bzw. speziell LGG zur Behandlung von akuten infektiösen Diarrhöen bei Kindern wirksam sind. Sie verkürzen die Dauer akuter Durchfälle um etwa einen Tag. Zwei weitere Metaanalysen belegen die Effektivität von LGG und SAB zur Prävention von antibiotikaassoziierten Diarrhöen. Eine ausführliche Übersicht über Studien, die einen klinischen Nutzen von Probiotika bei der Behandlung und Prävention akuter infektiöser Durchfälle zeigen, findet sich in den Übersichtsartikeln von Bischoff, Manns (2005) und Meier (2007).

Adsorbenzien

Weitere zur symptomatischen Therapie der akuten Diarrhö eingesetzte Stoffklassen wie Adsorbenzien und Adstringenzien werden zwar in der Selbstmedikation häufig angewendet, doch konnte die Wirksamkeit noch nicht überzeugend in unabhängigen Studien nachgewiesen werden. Adsorbenzien wie Kohle sollen Toxine binden und damit das Darmepithel schützen. Allerdings entfaltet Kohle ihre Wirkung erst bei der Einnahme großer Mengen. Zudem werden die Toxine nur relativ schwach gebunden, sodass ein bereits gebundenes Toxin gegen eine noch adhäsivere Substanz ausgetauscht werden kann. Es ist also keine kontinuierliche Toxinbindung gewährleistet. Insgesamt ist die Wirksamkeit von Kohle für die Behandlung des Durchfalls nicht gesichert.

Kohle wird heute nicht mehr bei Durchfallerkrankungen empfohlen, denn es liegen keine überzeugenden Daten vor, dass mit Kohle Durchfallerkrankungen wirksam behandelt werden können.

Adstringenzien

Die Wirkung von Adstringenzien wie Tanninalbuminat oder gerbstoffhaltigen Phytopharmaka wird auf deren eiweißfällende Eigenschaften zurückgeführt. Die Gerbstoffe sollen ein Präzipitat als Schutzschicht auf der entzündlichen Darmschleimhaut bilden und damit sowohl den Flüssigkeitsverlust als auch die Toxinresorption reduzieren. Als Phytopharmaka kommen vor allem Eichen-

Gerbstoffhaltige Präparate sollen die entzündliche Darmschleimhaut abdichten und damit sowohl die Flüssigkeitsausscheidung als auch die Aufnahme von bakteriellen Giftstoffen vermindern.

rinde und Tormentillwurzel zum Einsatz, für die positive Aufbereitungsmonographien der E-Kommission des BGA/BfArM vorliegen.

Uzarawurzel

Auch die Uzarawurzel hat eine positive Bewertung und Aufnahme in die Monographien der E-Kommission erfahren. Die Wurzel der Uzarastaude (Xysmalobium undualtum Linné) enthält Glykoside mit Cardenolidgrundgerüst, die bei unspezifischen akuten Durchfallerkrankungen motilitätshemmend und krampflösend wirken.

Darmdesinfizienzien

🗨 Darmdesinfizienzien werden in Kombination mit Tannin sowohl zur Vorbeugung als auch zur Behandlung eines Durchfalls eingesetzt.

Als Darmdesinfizienz wird Ethacridinlactat eingesetzt. Für die Kombination mit Tanninalbuminat liegen positive Studienergebnisse zur Reisediarrhö vor. Das Kombinationspräparat wird sowohl zur Prophylaxe als auch zur Therapie eingesetzt. Zur Wirkung sollen direkte antiseptisch-bakteriostatische Eigenschaften des Ethacridins und adstringierende Effekte des Tannins beitragen.

2.3.2   Kausale Therapie

Eine kausale Therapie richtet sich nach der jeweiligen Grunderkrankung. Zur Behandlung chronisch-entzündlicher Darmerkrankungen siehe Kapitel 22. Bei Malabsorptionsstörungen wie Sprue/Zöliakie oder Lactoseintoleranz sind die unverträglichen Nahrungsstoffe konsequent zu meiden. Bei Maldigestionsstörungen wie der Pankreasinsuffizienz müssen Pankreasenzyme in hoher Dosierung substituiert werden.

🗨 Durchfall ist ja nur ein Symptom, das bei vielen Erkrankungen auftreten kann. Um die Ursache eines Durchfalls behandeln zu können, muss der Arzt bei schweren oder länger anhaltenden Durchfällen zunächst die Grunderkrankung feststellen.

Bei infektiösen Diarrhöen kann nach dem Nachweis des Erregers mit einer gezielten antibiotischen Therapie begonnen werden. Da jedoch einfache unkomplizierte, bakterielle Durchfallerkrankungen beim immunkompetenten Erwachsenen in der Regel selbstlimitierend verlaufen, muss meist nicht mit Antibiotika behandelt werden. Im Gegenteil, eine antibiotische Therapie kann in diesen Fällen sogar zu einer verlängerten Keimausscheidung führen, ohne die Diarrhödauer wesentlich zu verkürzen. Mögliche Nebenwirkungen und antibiotikainduzierte Zweitinfektionen wie die pseudomembranöse Enterokolitis sowie die Zunahme von Resistenzen sind weitere Gründe, Antibiotika nur zurückhaltend einzusetzen.

🗨 Bei bakteriell bedingten Durchfällen erfolgt eine Therapie mit Antibiotika nur in Ausnahmefällen, also nur in lebensbedrohlichen Fällen, beim Nachweis von Problemkeimen oder bei Risikopatienten.

In lebensbedrohlichen Fällen jedoch, also bei gravierender klinischer Symptomatik (blutige Durchfälle, anhaltend hohes Fieber, beginnende Somnolenz trotz Flüssigkeitsgabe), beim Nachweis von Problemkeimen oder bei Risikopatienten (Säuglinge und Kleinkinder unter zwei Jahren, ältere Patienten über 65 Jahren, schwere Grunderkrankung, Immunschwäche oder -suppression) ist eine antibiotische Therapie indiziert. Problemkeime liegen vor allem bei Typhus und Paratyphus (Therapie mit Ciprofloxacin), schwer verlaufenden Shigellosen (Ciprofloxacin, alternativ Cotrimoxazol, Azithromycin), Cholera (Cotrimoxazol,

Tetracycline) und Clostridium-difficile-Infektionen (Metronidazol, alternativ Vancomycin) vor.

2.3.3 Akute infektiöse Gastroenteritis bei Kindern

Für die akute infektiöse Gastroenteritis bei Kindern hat die Gesellschaft für Pädiatrische Gastroenterologie (GPGE) Leitlinien vorgelegt. Akute Gastroenteritiden werden bei Kindern in den ersten fünf Lebensjahren zu 40% durch Rotaviren hervorgerufen, seltener durch Adeno- und Noroviren. Bei 20% der Kinder liegen bakterielle Erreger vor, bei 25–30% sind keine Erreger nachzuweisen.

Rotavirus-Infektionen beginnen akut mit wässrigen Durchfällen und Erbrechen. Im Stuhl finden sich oft Schleimbeimengungen. Außerdem können Fieber und Bauchschmerzen auftreten. Die Viren werden fäkal-oral vor allem durch Schmierinfektion übertragen. Bereits 10 Viruspartikel reichen aus, um ein Kind zu infizieren. Rotavirus-Infektionen verlaufen bei Säuglingen und Kleinkindern meist schwerer als Durchfallerkrankungen durch andere Erreger.

Bei Kindern bildet wie bei Erwachsenen der rasche **Ausgleich von Flüssigkeits- und Elektrolytverlusten** mit schneller Realimentation die wichtigste Maßnahme zur Behandlung akuter Gastroenteritiden. Eine Diät ist nicht erforderlich. Vielmehr verbessert die Nahrungsaufnahme, selbst lactosehaltige Nahrung, die Normalisierung des Gewichts, ohne die Dauer der Diarrhö oder die Flüssigkeitsausscheidung negativ zu beeinflussen. Liegt keine Dehydration (Gewichtsverlust < 3%) vor, muss die Nahrungszufuhr daher nicht unterbrochen werden. Die Kinder erhalten zwischen den Mahlzeiten die orale Rehydrationslösung. Liegt bereits eine leichte bis mittelschwere Dehydration (3–8% Gewichtsverlust) vor, sollte innerhalb von 3–4 Stunden rehydriert werden. Anschließend sollten die Kinder ihre gewohnte Nahrung erhalten.

> **Merke**
>
> Eine orale Rehydration ist bei Kindern mit akuten Gastroenteritiden Therapie der Wahl. Eine Diät ist nicht erforderlich.

Zur Rehydration ist zunächst der Flüssigkeitsverlust zu berechnen, z. B. bei einer geschätzten Dehydration von 5% bei einem 10 kg schweren Kind ca. 500 ml. Die Flüssigkeit sollte in kleinen Portionen zugeführt werden (1 Teelöffel alle 1–2 Minuten). Erst wenn diese kleinen Mengen ohne Erbrechen toleriert werden, können größere Mengen in größeren Zeitabständen (z. B. 30–50 ml alle 15 Minuten) gegeben werden.

Lösungen mit reduzierter Osmolarität sind vorzuziehen, da die Kinder weniger erbrechen, geringere Stuhlverluste haben und seltener eine intravenöse Therapie benötigen. In Europa wird daher von der Euopean Society for Pae-

🗨 Am häufigsten werden akute Brechdurchfälle im Kindesalter durch Viren, v. a. Rotaviren, hervorgerufen.

🗨 Die wichtigste Maßnahme bei Durchfallerkrankungen im Kindesalter ist der Ersatz von Flüssigkeits- und Elektrolytverlusten mit Trinklösungen. Eine Diät ist in der Regel nicht erforderlich. Vielmehr sollten die Kinder spätestens nach 3–4 Stunden ihre gewohnte Nahrung erhalten.

🗨 Die Menge an benötigter Trinklösung richtet sich nach dem Flüssigkeitsverlust. Hat ein 10 kg schweres Kind ca. 5 % Gewicht verloren, sollten Sie 500 ml Trinklösung geben. Zunächst geben Sie die Lösung am besten löffelweise, 1 TL alle 1–2 Min. Verträgt das Kind diese Mengen ohne Erbrechen, können Sie größere Mengen in größeren Zeitabständen geben, also etwa 30–50 ml alle 15 Min.

diatric Gastroenterology, Hepatology and Nutrition (ESPGHAN) ein Natriumgehalt von 60 mmol/l empfohlen. Diese Menge enthalten z. B. die Produkte GES 60®, Infectodiarrstop ORL®, Oralpädon 240®, Santalyt® und Humana Elektrolyt®.

> **Merke**
>
> Die oralen Rehydrationslösungen für Kinder sollten nicht mehr als 60 mmol/l Natrium enthalten, da diese Konzentration von Kindern besser vertragen wird.

Eine Gabe von oralen Rehydrationslösungen mit komplexen Kohlenhydraten auf Reis- oder Karottenbasis (z. B. Reisschleim-Elektrolyt-Diät®) sollte nur erfolgen, wenn der Säugling bereits Beikost erhält, also nicht vor dem fünften Lebensmonat.

Eine orale Rehydration ist wie bei Erwachsenen Therapie der Wahl. Erst wenn sie scheitert oder Schock und Nierenversagen drohen (bei > 9 % Gewichtsverlust), ist ein intravenöser Flüssigkeits- und Elektrolytausgleich erforderlich.

Metaanalysen zufolge verkürzen **Probiotika** die Durchfalldauer signifikant um etwa einen Tag. Allerdings sind die Studien von unterschiedlicher Qualität. Ein gesicherter günstiger Effekt ist bislang für Lactobacillus rhamnosus GG bei Rotavireninfektionen nachgewiesen, ein geringer bis fehlender Effekt bei bakteriellen Infektionen (AWMF, Guandalini 2000, Szajewska 2001). Andere Probiotika (andere Lactobacillus-Stämme, S. boulardii) zeigen ebenfalls positive Effekte (Hauer 2009).

> **Praxistipp**
>
> Trotz der erwiesenen Wirksamkeit werden orale Rehydrationslösungen häufig zu selten eingesetzt, da sie weder die Durchfalldauer verkürzen noch die Flüssigkeitsverluste reduzieren. Lactobacillen und S. boulardii verkürzen die Diarrhödauer und die Häufigkeit flüssiger Stühle bei Kindern signifikant. Eine kombinierte Gabe von ORL und Probiotika ist daher empfehlenswert.

Der **Sekretionshemmer Racecadotril** verkürzte in drei randomisierten kontrollierten Studien die Durchfalldauer signifikant um durchschnittlich 28 Stunden. Gleichzeitig verringerte sich das Stuhlvolumen um fast 50 %. Racecadotril ist in Deutschland für Säuglinge ab drei Monaten zur ergänzenden symptomatischen Behandlung des akuten Durchfalls zugelassen, wenn orale Rehydrationslösungen nicht ausreichen. Die Wirksamkeit ist bei frühem Einsatz besser und bei

---

Marginalien:

Die Trinklösungen für Kinder sollten einen bestimmten Salzgehalt nicht überschreiten, damit die Kinder sie besser vertragen können. Optimal für Kinder ist z. B. ...

Es liegen gesicherte Studien vor, dass Lactobacillus-rhamnosus-Präparate bei Rotavireninfektionen die Durchfalldauer um knapp einen Tag verkürzen.

Der Sekretionshemmer Racecadotril kann bereits Säuglingen ab drei Monaten verordnet werden. Er wird zusätzlich zu der oralen Trinklösung gegeben und verringert deutlich die Durchfalldauer und die Stuhlmenge.

viralen und bakteriellen Infektionen gleich gut. Ernste Nebenwirkungen sind nicht bekannt.

Motilitätshemmer sind bei Säuglingen und Kleinkindern kontraindiziert. Die Leitlinien lehnen ebenfalls den Einsatz nicht spezifischer Adsorbenzien wie Kohle oder Kaolin-Pektin ab, da keine Studien zur Wirksamkeit vorliegen und diese Substanzen andererseits Flüssigkeitsverluste verschleiern können.

Eine **antibiotische Therapie** ist nur selten indiziert, da die meisten akuten Gastroenteritiden bei Kindern viral bedingt sind. Unkomplizierte bakterielle Darminfektionen sollten nicht antibiotisch behandelt werden, ebenso Infektionen mit Salmonellen (außer Salmonella typhi) und EHEC nicht bei immungesunden Kindern.

> 📣 Eine Therapie mit einem Antibiotikum ist nur in seltenen Ausnahmefällen erforderlich, nicht jedoch bei Kindern mit einer intakten Immunabwehr.

Eine antibiotische Therapie wird dagegen empfohlen beim Nachweis von Problemkeimen wie Salmonella typhi, Vibrio cholerae, Clostridium difficile (bei Kindern > 1 Jahr) und bei Parasiten. Darüber hinaus ist eine antibiotische Therapie abhängig von der individuellen Situation des Kindes. Sie wird empfohlen für Säuglinge im ersten Trimenon, Frühgeborene, immunsupprimierte Kinder und Kinder mit schwerem septischen oder verlängerten Krankheitsverlauf.

2.4 Prophylaxe

2.4.1 Hygienemaßnahmen

Die meisten Durchfallerkrankungen sind infektiös bedingt und werden auf fäkal-oralem Weg durch kontaminierte Hände und Lebensmittel oder kontaminiertes Trinkwasser übertragen. Zum Schutz vor Infektionen sollte man bei der Nahrungszubereitung und -lagerung auf sorgfältige Hygiene achten. Die Hände sollten häufiger, besonders vor den Mahlzeiten, mit Wasser und Seife gewaschen werden. Lebensmittel wie Fleisch, Geflügel und Eier, die Salmonellen enthalten könnten, sollten im Kühlschrank gelagert und ausreichend lange und bei hohen Temperaturen gegart werden. Tiefkühlgeflügel und -fleisch sollte vor der Zubereitung sorgfältig abgespült werden, ebenso alle Flächen und Gegenstände, die damit in Berührung gekommen sind. Rohmilch stellt eine weitere Infektionsquelle dar, besonders für EHEC-Infektionen, ferner der direkte Kontakt mit infizierten Kühen.

> 📣 Häufiges Händewaschen und sorgfältige Hygiene beim Umgang mit Lebensmitteln sind die wichtigsten Maßnahmen zur Vermeidung einer infektiösen Durchfallerkrankung.

Für (Tropen-)Reisende gelten darüber hinaus folgende Empfehlungen:
- Trinkwasser entkeimen (durch 5-minütiges Abkochen oder durch Entkeimungstabletten wie Micropur®)
- Mineralwasser benutzen (auch zum Zähneputzen)
- Eiswürfel vermeiden
- Auf Speiseeis, kalte Vorspeisen, Salate und Desserts verzichten
- Rohe Esswaren (Fisch, Meeresfrüchte) meiden
- Nicht durchgebratenes Fleisch meiden
- Obst nur (eigenhändig) geschält verzehren

> 📣 Wenn Sie Urlaub in den Tropen machen, sollten Sie nur Mineralwasser oder entkeimtes Trinkwasser verwenden sowie auf alle Lebensmittel verzichten, die nicht ausreichend gekocht wurden bzw. die Sie nicht selbst geschält haben. Auch Eiswürfel in Getränken sollten Sie vermeiden.

Merke

Nach wie vor gilt für Tropenreisen die klassische Regel: »Boil it, peel it, cook it – or forget it!«

2.4.2 Impfprophylaxe

Gegen **Rotaviren**, die häufigsten Erreger infektiöser Darmerkrankungen bei Säuglingen und Kleinkindern, stehen in Deutschland seit Sommer 2006 zwei Lebendimpfstoffe zur Verfügung (Rotarix®, RotaTeq®). Die beiden Impfstoffe werden in zwei (Rotarix®) bzw. drei (RotaTeq®) Dosen ab der sechsten Lebenswoche oral verabreicht. Die letzte Dosis sollte je nach zugelassenem Impfschema vor Vollendung der 24. bis 26. Lebenswoche verabreicht werden. Bei diesem Vorgehen gibt es bislang keinen Hinweis auf ein vermehrtes Auftreten von Darmeinstülpungen. Wegen dieser schweren Komplikationen wurde die 1998 in den USA eingeführte Impfung gegen Rotaviren bereits nach neun Monaten widerrufen. Für die in Deutschland zugelassenen Impfstoffe konnten eine hohe Wirksamkeit und geringe Nebenwirkungen nachgewiesen werden. In den Zulassungsstudien betrug der Schutz gegen eine schwere Rotaviruserkrankung 96 bis 98 %. Derzeit kann nicht abschließend gesagt werden, wie lange der Schutz anhält. Doch es gibt Hinweise, dass der Impfschutz zwei bis drei Jahre besteht.

Die Impfstoffe können mit anderen Impfstoffen verabreicht werden. Die STIKO empfiehlt derzeit nicht generell eine Impfung gegen Rotaviren im Säuglingsalter, betont aber, dass eine Impfung entsprechend einer individuellen Nutzen-Risiko-Abwägung sinnvoll sein kann.

Zur Prophylaxe gegen bakterielle Reisediarrhöen stehen bislang zwei Impfungen zur Verfügung: gegen **Typhus und Cholera**. Bei beiden handelt es sich um seltene, aber lebensbedrohliche Erkrankungen.

Gegen Typhus gibt einen oralen Lebendimpfstoff (Typhoral®), der dreimal in zweitägigem Abstand eingenommen wird. Der Schutz hält ein Jahr an, danach ist ggf. eine Auffrischimpfung indiziert. Der parenteral zu verabreichende Totimpfstoff (Typhim Vi®, Typherix®) bietet bis zu drei Jahren Schutz.

Der orale Totimpfstoff Dukoral® bewirkt durch die Produktion von Antikörpern gegen die Cholera-Vibrionen und deren Toxine einen effektiven Schutz gegen diese Erreger. Da die Toxine von Vibrio cholerae und von Enterotoxinbildenden Escherichia-coli-Bakterien (ETEC) strukturell nahezu identisch sind, bietet die Impfung zugleich einen Schutz vor ETEC, den häufigsten Erregern von Reisedurchfällen. Zur ETEC-Prophylaxe ist der Impfstoff allerdings bislang nicht zugelassen.

Die Impfungen werden vor allem für Reisen unter einfachen Bedingungen oder bei engem Kontakt zur einheimischen Bevölkerung empfohlen, also besonders für Rucksackreisende, Entwicklungshelfer in Endemiegebieten und Helfer in Katastrophengebieten.

Zur Vorbeugung gegen Rotaviren, die häufigsten Erreger infektiöser Durchfallerkrankungen im Säuglings- und Kleinkindalter, stehen in Deutschland zwei hochwirksame und gut verträgliche Schluckimpfungen zur Verfügung. Die Impfung wird bisher noch nicht für alle Kinder empfohlen. Fragen Sie Ihren Kinderarzt, ob er eine Impfung Ihres Kindes für erforderlich hält.

Gegen zwei bakterielle Reisedurchfälle, die zwar selten, aber sehr gefährlich sind, nämlich Typhus und Cholera, gibt es Impfstoffe. Eine Impfung ist zu empfehlen, wenn Sie in Länder reisen, wo diese Krankheiten gehäuft auftreten, vor allem wenn Sie als Rucksacktourist unter einfachen hygienischen Bedingungen reisen.

2.4.3 Medikamentöse Prophylaxe

Eine medikamentöse Prophylaxe kommt vor allem bei Auslandsreisen in Betracht. Da die meisten Durchfälle aber gut behandelbar sind und nur selten einen lebensbedrohlichen Verlauf nehmen, sollte zunächst überlegt werden, ob eine vorbeugende Einnahme überhaupt in Frage kommt. Auf keinen Fall sollten die Reisenden, verleitet durch ein trügerisches Gefühl der Sicherheit, die erforderlichen Hygienemaßnahmen vernachlässigen. Dies ist ein Grund, warum eine Prophylaxe mit Antibiotika nicht empfohlen wird. Darüber hinaus ist sie wegen der beschleunigten Resistenzentwicklung bei massenhaftem Antibiotikagebrauch abzulehnen. Nur in begründeten Einzelfällen kann sie bei Hochrisikogruppen wie AIDS-Patienten oder Immunsupprimierten indiziert sein.

Probiotika scheinen die Häufigkeit von Reisedurchfällen zu senken. Zwar gibt es einige randomisierte, doppelblinde Studien, in denen sich keine Unterschiede gegenüber Placebo zeigten. Doch für Lactobacillus rhamnosus GG, Saccharomyces boulardii und eine Kombination aus Lactobacillus acidophilus, Bifidobacterium bifidum, Lactobacillus bulgaricus und Streptococcus thermophilus liegen Studien vor, in denen die Durchfallhäufigkeit gegenüber Placebo signifikant gesenkt werden konnte (Unger, Viernstein 2004). Da die Probiotika gut verträglich sind, können sie Reisenden, die eine medikamentöse Prophylaxe wünschen, empfohlen werden.

Andere Probiotika erlauben keine eindeutige Empfehlung, da die Studienlage noch uneinheitlich ist. Es gibt erhebliche Unterschiede zwischen den in Studien eingesetzten Dosen und Bakterienstämmen.

Positive Studienergebnisse liegen auch für die Prophylaxe mit dem **Kombinationspräparat Tanninalbuminat/Ethacridinlactat** vor. So konnte eine signifikante Reduktion von Durchfallepisoden im Vergleich zu Placebo-Gruppen nachgewiesen werden (vgl. die Übersicht bei Ziegenhagen 2002).

Den wirksamsten Schutz gegen einen Reisedurchfall bietet das Einhalten der Hygieneregeln: nur Mineralwasser oder entkeimtes Trinkwasser verwenden, kein rohes oder ungeschältes Obst essen, kein Eis verwenden usw. Zusätzlich können Sie zur Vorbeugung Probiotika einnehmen. Sie sind gut verträglich und senken die Durchfallhäufigkeit erwiesenermaßen deutlich ab.

3 Beratung bei der Abgabe von OTC-Arzneimitteln

3.1 Abgrenzung zum Arztbesuch

📣 Wenn die Durchfälle mit heftigen Krämpfen und Fieber oder mit Blut oder Schleim im Stuhl einhergehen, sollten Sie unbedingt zum Arzt gehen und sich untersuchen lassen.

Da die meisten akuten Diarrhöen leicht und selbstlimitierend verlaufen, erscheint eine Selbstmedikation vertretbar, sofern die Patienten keine besonderen Risikomerkmale aufweisen. An den Arzt ist jedoch zu verweisen, wenn mindestens einer der folgenden Risikofaktoren vorliegt:

— Säuglinge, Kleinkinder unter zwei Jahren, Senioren über 65 Jahre, Schwangere, Stillende
— Zeichen von Dysenterie oder chronischer Entzündung (Fieber > 39 Grad, Blut- oder Schleimbeimengungen, heftige Krämpfe)
— Starke Flüssigkeitsverluste (mehr als 5 % des Körpergewichts)
— Länger als zwei, drei Tage andauernder Durchfall
— Vorerkrankungen (z. B. immungeschwächte Patienten)
— Verdacht auf Arzneimittelnebenwirkung (z. B. Antibiotika, Laxanzien-Missbrauch)
— Kollektive Durchfallerkrankungen
— Angestellte in der Lebensmittelindustrie bzw. im Gesundheitswesen
— Kürzliche Auslandsaufenthalte in Risikoländern

Darüber hinaus sollte die Selbstmedikation immer zeitlich begrenzt sein. Tritt nicht innerhalb von drei Tagen eine deutliche Besserung der Beschwerden ein, ist der Patient ebenfalls an den Arzt zu verweisen, damit die Ursache der Durchfälle sorgfältig diagnostisch abgeklärt werden kann.

3.2 BAK-Leitlinie: fünf Fragen

Ausgehend von der BAK-Leitlinie zur Information und Beratung des Patienten bei der Abgabe von Arzneimitteln im Rahmen der Selbstmedikation und der dazugehörigen Arbeitshilfe für die Beratung bei Durchfallerkrankungen muss sich der pharmazeutische Mitarbeiter zunächst ein umfassendes Bild über den Patienten und seine Beschwerden machen. Für diese Informationssammlung ist die Beachtung von fünf Fragenkomplexen hilfreich, um die Eigendiagnose des Patienten zu hinterfragen und einen Arztbesuch abzugrenzen.

3.2.1   Fragen zur Person des Anwenders

Hier sollte abgeklärt werden, ob das Arzneimittel für den Patienten selbst oder eine andere Person bestimmt ist. Zu berücksichtigen sind das Alter des Patienten (z. B. Kinder, ältere Patienten) oder besondere Lebensumstände (Schwangerschaft, Stillzeit).

💬 Für wen soll das Arzneimittel sein?

3.2.2   Fragen zum Beschwerdebild

Hier sollte abgeklärt werden, welche Beschwerden genau vorliegen. Wie ist der Stuhl beschaffen, wie häufig tritt ein Stuhlgang auf, liegen Bauschschmerzen und stärkere Krämpfe vor? In diesem Zusammenhang muss weiter abgeklärt werden, wann die Beschwerden auftreten, z. B. nach Nahrungsmitteln oder in Stresssituationen. Um die Eigendiagnose Durchfall zu anderen Erkrankungen wie z. B. dem Reizdarmsyndrom abzuklären, sollte gefragt werden, ob eventuell ein Wechsel zwischen Durchfall und Obstipation vorliegt.

Bei Fieber, stärkeren Krämpfen, blutigem oder schleimigem Stuhl sollte an einen Arzt verwiesen werden. Sofern bereits ein größerer Gewichtsverlust eingetreten ist, sollte nachgefragt werden, ob der Betroffene in der Lage ist, die verlorene Flüssigkeit zu ersetzen und ob zusätzliches Erbrechen besteht.

💬 Welche Beschwerden liegen genau vor? Wie oft am Tag müssen Sie zur Toilette? Wie ist der Stuhl beschaffen? Haben Sie Durchfall nach bestimmtem Essen oder in Stresssituationen? Welche weiteren Beschwerden treten auf: starke Krämpfe, Fieber oder gar Schleim oder Blut im Stuhl?

3.2.3   Fragen zur Dauer der Beschwerden

Um die Grenzen der Selbstmedikation weiter zu hinterfragen, ist die Frage nach der Dauer der Beschwerden erforderlich. Daraus ergibt sich, ob die Beschwerden akut oder bereits chronisch sind.

💬 Seit wann haben Sie schon Durchfall?

3.2.4   Fragen zu anderen Erkrankungen bzw. zur Einnahme anderer Medikamente

Liegen andere Grunderkrankungen wie Diabetes, Hyperthyreose, Ulkus oder Malabsorption vor, so beeinflussen diese die Arzneimittelauswahl. Es sollte gefragt werden, welche anderen Arzneimittel/Nahrungsergänzungsmittel der Patient zurzeit oder regelmäßig einnimmt, auch um mögliche Nebenwirkungen z. B. von Laxanzien, Antibiotika oder Zytostatika zu erkennen.

💬 Haben Sie bestimmte Erkrankungen und welche Arzneimittel nehmen Sie gerade ein?

3.2.5   Fragen zu den bisherigen Behandlungsversuchen

Es sollte auch abgeklärt werden, was der Patient bereits gegen seine Beschwerden unternommen hat.

💬 Was haben Sie schon gegen Ihre Beschwerden unternommen?

3.3 Fließschema Auswahlkriterien

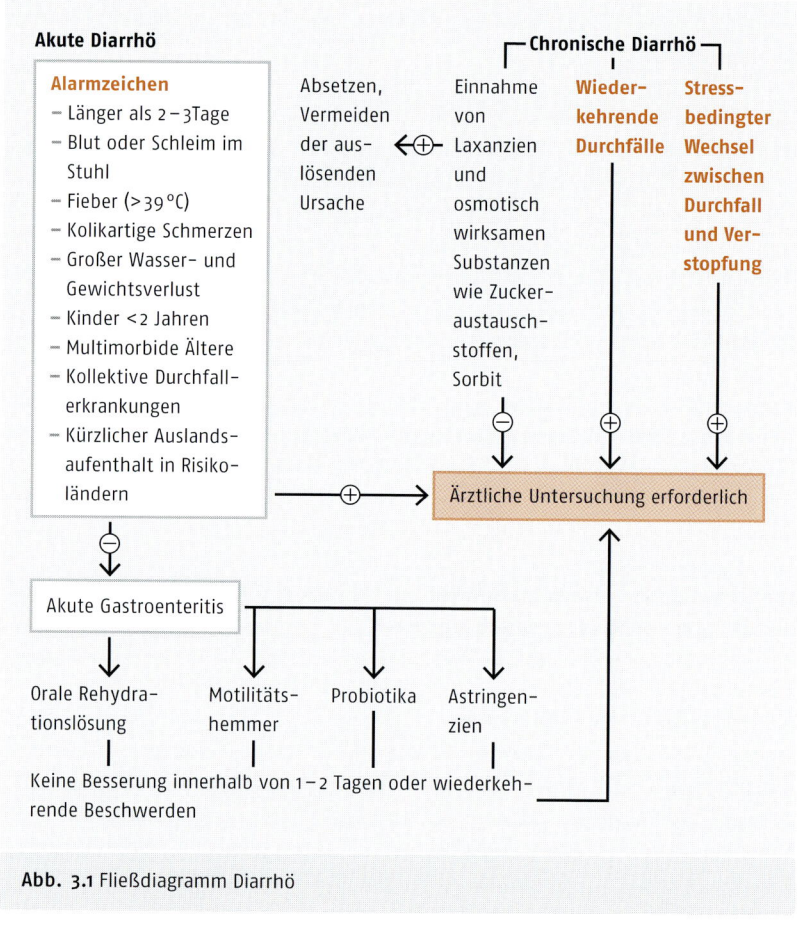

Abb. 3.1 Fließdiagramm Diarrhö

3.4 Beratungen bei der Abgabe von Lösungen zur Flüssigkeits- und Elektrolytsubstitution

💬 Zum Ausgleich der starken Flüssigkeitsverluste empfehle ich Ihnen eine vorgefertigte Glucose-Salz-Mischung, die nur noch in Wasser aufgelöst werden muss. Sie enthält Glucose und Salze in einem genau aufeinander abgestimmten Verhältnis, sodass diese Stoffe optimal vom Körper aufgenommen werden.

3.4.1 Wirkungsweise

Bei akuten Diarrhöen ist die Sekretion der Darmschleimhaut vielfach gestört, während die Resorptionsmechanismen weitgehend intakt bleiben. Orale Rehydrationslösungen (ORL) entfalten ihre Wirkung über den in den Enterozyten vorliegenden Natrium-Glucose-gekoppelten Transportmechanismus (SGLT-1 = Sodium [Natrium]-Glucose-Transporter 1). Natrium und Glucose werden gemeinsam über den SGLT-1-Transporter aus dem Darmlumen resorbiert.

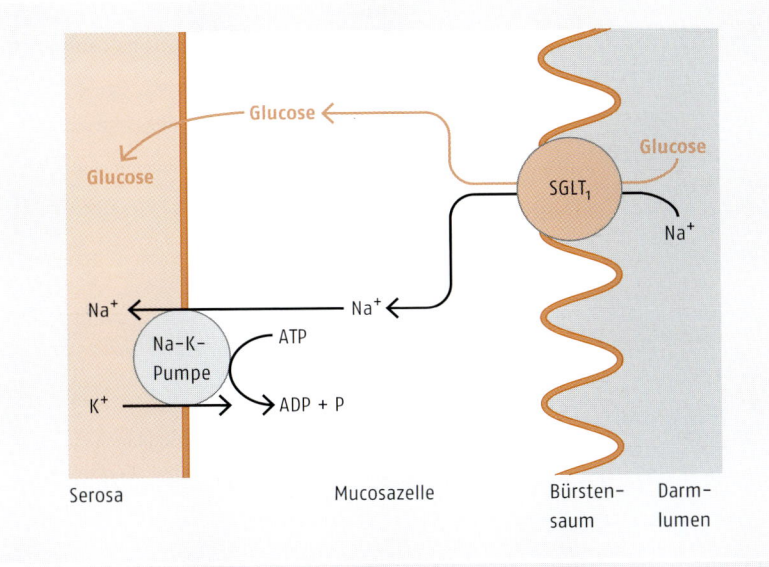

Abb. 3.2 Glucoseresorption im Dünndarm über den SGLT-1 Transporter

Daher läuft die Natriumresorption effektiver ab, wenn gleichzeitig Glucose vorliegt. Wasser folgt dann dem Natriumstrom passiv nach (Abb. 3.2).

Die WHO empfiehlt seit Mai 2002 eine ORL mit einem maximalen Natriumgehalt von 75 mmol/l und einer Osmolarität von 245 mmol/l. Die früher empfohlene Lösung mit 311 mmol/l ist vor allem bei dehydrierten Kindern leicht hyperosmolar. Sie kann dadurch eine osmotische Diarrhö sowie eine gefährliche Hypernatriämie begünstigen. In Industrieländern kommen Glucose-Elektrolyt-Lösungen mit einem Natriumgehalt von 45–60 mmol/l zum Einsatz, da hier Diarrhöen häufiger durch Virusinfektionen bedingt sind, vor allem bei Kindern. Viral bedingte Diarrhöen gehen im Unterschied etwa zu Cholerainfektionen mit einem geringeren Salzverlust einher. Von den in Tabelle 3.1 aufgeführten Fertigarzneimittel haben Oralpädon® und Santalyt® einen Natriumgehalt von 60 mmol/l bei einer theoretischen Osmolarität von 240 mosmol/l, Elotrans® und Saltadol® dagegen mit 90 mmol/l einen deutlich höheren Natriumanteil und einer theoretischen Osmolarität von 311 bzw. 331 mosmol/l.

Das den ORL zugesetzte Kalium soll durchfallbedingte Kaliumverluste ausgleichen. Der Zusatz von Citrat bzw. Bicarbonat soll einer metabolischen Azidose vorbeugen, die häufig einen Durchfall begleitet.

💬 Die Aufnahme von Natriumionen aus dem Darm in den Körper ist an das Vorhandensein von Glucose gekoppelt, denn beide werden über ein gemeinsames Transportsystem vom Körper aufgenommen.

💬 Die verschiedenen Glucose-Salz-Trinklösungen enthalten unterschiedliche Mengen an Natriumionen. Für Kinder ist die Menge optimal, die z.B. in Oralpädon® oder Santalyt® enthalten ist.

3.4.2 Handelspräparate und Indikationen

Die Fertigarzneimittel in Tabelle 3.1 sind alle als orale Rehydrationslösungen für die symptomatische Behandlung von Diarrhöen zugelassen.

Tab. 3.1 Fertigarzneimittel zur Flüssigkeits- und Elektrolytsubstitution

Handelspräparat®	Wirkstoff
Elotrans®	D-Glucose, Natriumchlorid, Natriumcitrat, Kaliumchlorid
Oralpädon® 240, Santalyt®	D-Glucose, Natriumchlorid, Dinatriumhydrogencitrat, Kaliumchlorid
Saltadol®	D-Glucose, Natriumchlorid, Natriumhydrogencarbonat, Kaliumchlorid

3.4.3 Dosierung und Einnahmehinweise

💬 Lösen Sie den Inhalt eines Beutels in 200 ml Trinkwasser auf und nehmen Sie nach jedem ungeformten Stuhlgang 1–2 Beutel zu sich. Die vorgeschriebene Menge Wasser sollten Sie genau einhalten, denn sonst enthält Ihre Lösung nicht die optimale Glucose-Salz-Konzentration.

💬 Geben Sie Ihrem Säugling 3 bis 5 Beutel in 24 Stunden. Falls Ihr Kind gleichzeitig erbricht, sollten Sie die Lösung in kleinen Mengen verabreichen, z. B. einen Teelöffel alle 1 bis 2 Minuten. Wenn Ihr Kind diese kleinen Mengen ohne Erbrechen toleriert, können Sie die Mengen steigern und den Abstand zwischen den Gaben vergrößern.

Die Dosierung richtet sich nach dem Schweregrad der Erkrankung des einzelnen Patienten. Bei Patienten ohne wesentliche Dehydration, die also weniger als 5% Gewicht verloren haben und die unter leichten bis mittelschweren Durchfällen leiden, empfiehlt sich eine Flüssigkeitszufuhr von 20–40 ml/kg KG über 24 Stunden. Vereinfachend kann den Patienten empfohlen werden, nach jedem Stuhlgang 1–2 Beutel in Wasser aufzulösen und zu sich zu nehmen. Der Beutelinhalt sollte in 200 ml Trinkwasser gelöst werden. Die vorgeschriebene Wassermenge sollte genau eingehalten werden, da eine zu stark verdünnte Lösung nicht die optimale Elektrolyt-Glucose-Konzentration enthält. Eine zu stark konzentrierte Lösung kann dagegen ein Elektrolyt-Ungleichgewicht im Körper verursachen.

Bei Säuglingen und Kleinkindern empfiehlt sich eine Trinkmenge von 120–150 ml/kg KG über 24 Stunden verteilt. Vereinfachend können 3–5 Beutel (ggf. mehr) in 24 Stunden empfohlen werden.

Die Lösung sollte unmittelbar vor Gebrauch frisch hergestellt werden. Nicht verbrauchte Lösung sollte nach einer Stunde nicht mehr verwendet werden. Im Kühlschrank ist die Lösung maximal 24 Stunden haltbar.

Glucose-Elektrolyt-Lösungen sollten bis zum Abklingen des Durchfalls eingenommen werden. Hält der Durchfall nach 36 Stunden immer noch an, ist (nochmals) der Arzt aufzusuchen.

Tab. 3.2 Dosierungen oraler Rehydrationslösungen

Handelspräparat®	Dosis Erwachsene	Dosis Kinder
Elotrans®, Saltadol®	Mehrmals tgl. 1 Btl.	Sgl.: max. 6 Btl. am Tag Klein- u. Schulkdr.: mehrmals tgl. 1 Btl.
Oralpädon® 240, Santalyt®	1–2 Btl. nach jedem Stuhlgang	Sgl. u. Kleinkdr.: 3–5 Btl. in 24h, Kdr.: 1 Btl. nach jedem Stuhlgang

💬 Nicht verbrauchte Lösungen sollten Sie nach einer Stunde nicht mehr verwenden.

3.4.4 Neben-, Wechselwirkungen und Kontraindikationen

Nebenwirkungen
Übelkeit und Erbrechen als Folge einer durch Kalium bedingten Magenreizung.

💬 Nebenwirkungen sind selten.

Wechselwirkungen
Herzwirksame Glykoside, die Serumkaliumspiegel sollten kontrolliert werden.

💬 Falls Sie gleichzeitig herzwirksame Glykoside einnehmen, sollten Sie Ihren Kaliumspiegel im Blut kontrollieren lassen.

Kontraindikationen
- Akute und chronische Niereninsuffizienz
- Metabolische Alkalose
- Unstillbares Erbrechen
- Bewusstseinstrübung bzw. Schock bei schwerer Dehydration
- Kohlenhydrat-Resorptionsstörungen (Monosaccharid-Malabsorption)
- Akuter Darmverschluss
Besondere Warnhinweise:
- Diabetiker sollten wegen des hohen Glucosegehalts ORL nur nach Rücksprache mit ihrem Arzt einnehmen.
- Bei Patienten mit Herzinsuffizienz und erhöhtem Blutdruck ist wegen der zugeführten Flüssigkeits- und Natriummengen vor Beginn der Behandlung zu prüfen, ob die intra- und extravasale Volumensteigerung toleriert werden kann.

💬 Bei starker Austrocknung, wenn das Bewusstsein schon getrübt ist, oder bei unstillbarem Erbrechen, wenn Sie auch eine teelöffelweise Zufuhr der Glucose-Salz-Lösung nicht vertragen, sollten Sie sich an den Arzt wenden. Dann müssen Flüssigkeit und Salze über eine Magensonde oder über eine Infusion zugeführt werden.

3.5 Beratung bei der Abgabe von Probiotika

3.5.1 Wirkungsweise
Probiotika sind lebende Mikroorganismen, die den Darm in aktiver Form erreichen und dort positive gesundheitliche Effekte ausüben. Durch die Bildung saurer Stoffwechselprodukte wie Milchsäure senken sie den pH-Wert im Darm soweit, dass pathogene Keime sich nicht mehr vermehren können. Die Funktionsfähigkeit der intestinalen Darmbarriere modulieren sie sowohl auf epithe-

💬 Probiotika helfen Ihnen gegen Ihren Durchfall, indem sie den Wiederaufbau der natürlichen Darmflora, also der »guten« Keime im Darm, fördern.

lialer und mechanischer Ebene als auch auf immunologischer Ebene. Probiotika reduzieren durch kompetitive Hemmung die Anhaftung pathogener Bakterien ans Darmepithel bzw. inhibieren die Toxin-Rezeptorbindung. Die durch pathogene Keime zerstörten intrazellulären Bindungsstellen können sie reparieren. Durch die Hemmung von proinflammatorischen Zytokinen (z. B. TNF-α, IL-1, IL-6) und die Stimulation von antiinflammatorischen Zytokinen (z. B. IL-10) beeinflussen sie zudem die intestinale Immunantwort.

3.5.2   Handelspräparate und Indikationen

Die nachfolgenden Präparate (siehe Tab. 3.3) sind alle zur symptomatischen Behandlung akuter Diarrhöen zugelassen. Die Präparate, die Saccharomyces boulardii enthalten, können zusätzlich zur Vorbeugung und Behandlung von Reisedurchfällen sowie von Durchfällen unter Sondenernährung angewendet werden.

🗨 Sie können Probiotika zur Behandlung eines akuten Durchfalls einnehmen, aber auch zur Vorbeugung gegen einen Reisedurchfall. Die Wahrscheinlichkeit, im Urlaub an einer Darminfektion zu erkranken, ist deutlich geringer, wenn Sie Probiotika einnehmen. Die üblichen Hygienemaßnahmen sollten Sie allerdings trotzdem beachten.

Tab. 3.3 Fertigarzneimittel Probiotika

Handelspräparat®	Wirkstoff
Perenterol®, Perocur® forte, Omniflora® Akut, Hefekapseln–ratiopharm®	Saccharomyces cerevisiae Hansen CBS 5926 (auch Saccharomyces boulardii genannt)
Infectodiarrstop® LGG Mono	Lactobacillus rhamnosus GG (LGG)
Lacteol®	Lactobacillus fermentum und Lactobacillus delbrueckii

🗨 Der Arzt hat Ihrer Tochter ein Pulver mit Probiotika verordnet. Sie sollten davon 1- bis 2-mal täglich einen Beutel nehmen und den Inhalt in Wasser lösen. Falls Ihre Tochter es lieber mag, können Sie den Inhalt auch in anderer Flüssigkeit lösen oder mit Speisen vermischen. Die Temperatur darf aber weder zu warm noch eisgekühlt sein. Nach dem Abklingen des Durchfalls sollten Sie die Behandlung noch einige Tage weiter fortführen, damit die gestörte Darmflora vollständig wieder aufgebaut werden kann.

3.5.3   Dosierung und Einnahmehinweise

Von den Präparaten mit dem Hefepilz Saccharomyces boulardii sind die höher dosierten (250 mg) vorzuziehen, da diese nur ein- bis zweimal täglich eingenommen werden müssen. Die Saccharomyces-boulardii-Präparate werden vor den Mahlzeiten eingenommen, die Lactobazillen während der Mahlzeiten. Die Kapseln werden mit Flüssigkeit geschluckt, die Pulver in Flüssigkeiten oder Speisen eingerührt. Für Kinder unter sechs Jahren können die Kapseln geöffnet und ebenfalls in Speisen oder Getränke eingerührt werden. Man sollte allerdings keinen Tee, keine Fruchtsäfte oder heiße bzw. alkoholische Getränke verwenden, da hierdurch die Lebensfähigkeit der Mikroorganismen vermindert werden kann.

Nach Abklingen der Beschwerden sollte die Behandlung noch einige Tage fortgesetzt werden, damit sich die gestörte Darmflora vollständig regenerieren kann.

Ein Hinweis auf mögliche Störungen mikrobiologischer Untersuchungen: Werden während oder kurz nach einer Therapie mit Saccharomyces boulardii mikrobiologische Stuhluntersuchungen durchgeführt, sollte dem Untersuchungslabor die Einnahme mitgeteilt werden, da sonst falsch-positive Befunde erstellt werden könnten.

Tab. 3.4 Dosierungen Probiotika

Handelspräparat®	Dosis Erw. u. Kdr. ab 2 J. zur Therapie	Dosis Erw. u. Kdr. ab 2 J. zur Prophylaxe
Perenterol® 50 mg Kps.	3x tgl. 2–3	3x tgl. 2–3, beginnend 5 Tage vor der Abreise
Perenterol® Junior 250 Pulver, Perenterol® forte 250 Kps, Perocur® forte 250 mg Kps, Omniflora® Akut, Hefekapseln-ratiopharm®	1–2x tgl. 1 Btl. bzw. 1 Kps.	1–2x tgl. 1 Btl. bzw. 1 Kps., beginnend 5 Tage vor der Abreise
InfectoDiarrstop® LGG Mono	2x tgl. 1 Btl.	
Lacteol® Kps/Pulver	1. Tag: 3 x 1 Kps. oder 1 Btl., dann tgl. 2 x 1	

💬 Zur Prophylaxe nehmen Sie als Erwachsener 3 x tgl. 2–3 Kapseln. Beginnen Sie 5 Tage vor der Abreise.

3.5.4 Neben-, Wechselwirkungen und Kontraindikationen

Nebenwirkungen
- Blähungen
- Überempfindlichkeitsreaktionen (Juckreiz, Urtikaria, Exanthem bis hin zum anaphylaktischen Schock)

💬 Das Mittel ist gut verträglich. Eventuell kann es Blähungen oder Überempfindlichkeitsreaktionen verursachen.

Wechselwirkungen
- Die Probiotika dürfen nicht zusammen mit Alkohol eingenommen werden.
- Im Magen-Darm-Trakt wirksame Antimykotika beeinträchtigen die Wirksamkeit der Hefepräparate, Antibiotika die Wirksamkeit der Lactobazillen.
- Bei gleichzeitiger Einnahme von Monoaminoxidasehemmern ist eine Blutdruckerhöhung möglich.

💬 Falls Sie gleichzeitig ein Mittel gegen eine Pilzinfektion einnehmen, wird die Wirkung von probiotisch wirksamen Hefen beeinträchtigt.

Kontraindikationen
- Patienten mit geschwächter Immunabwehr und Patienten mit liegendem Zentralvenenkatheter wegen des bisher nicht einschätzbaren Risikos einer generalisierten Besiedlung mit Saccharomyces boulardii

💬 Da experimentelle Studien fehlen, sollte das Arzneimittel in Schwangerschaft und Stillzeit nicht eingenommen werden.

— Kohlenhydrat-Resorptionsstörungen (Monosaccharid-Malabsorption)
— Schwangerschaft und Stillzeit

3.6 Beratung bei der Abgabe von Motilitätshemmern

3.6.1 Wirkungsweise

💬 Loperamid ist ein Mittel, das den Darm sehr rasch ruhig stellt. Sie werden sich sehr schnell besser fühlen, denn die Durchfälle und die damit einhergehenden Krämpfe nehmen deutlich ab.

Zu den motilitätshemmenden Substanzen gehören vor allem Opiate und Opioide. Sie hemmen sowohl die Vorwärtsbewegung des flüssigen Darminhalts als auch die Flüssigkeitssekretion. Da sie aufgrund ihres raschen Wirkungseintritts und ihrer hohen Ansprechrate zu einer raschen Beseitigung der lästigen und schmerzhaften Diarrhösymptome führen, gehören sie zu den bevorzugt eingesetzten Substanzen. Das synthetische Piperidin-Derivat Loperamid ist der gebräuchlichste Wirkstoff unter den Motilitätshemmern. Er bindet mit hoher Affinität an periphere Opioid-Rezeptoren des Dünndarms. Die Kontraktionen der glatten Darmmuskulatur und die propulsive Peristaltik werden reduziert, hingegen die segmentale Aktivität des Darmes erhöht und damit die beim Durchfall pathologisch verkürzte Transitzeit verlängert. Daneben werden der Schließmuskeltonus erhöht und die Hypersekretion von Wasser und Elektrolyten gesenkt.

💬 Loperamid ist ein Abkömmling von Opiaten. Da es im Unterschied zu diesen aber nicht im Gehirn wirken kann, entfallen die typischen Nebenwirkungen dieser Stoffe. Bei Kindern ist die Blut-Hirn-Schranke aber noch nicht vollständig ausgebildet, so dass Loperamid bei Kindern unter 2 Jahren (in der Selbstmedikation unter 12 Jahren) nicht angewendet werden darf.

Loperamid unterliegt einem hohen First-pass-Metabolismus in der Darmwand und in der Leber, sodass die Bioverfügbarkeit von oral aufgenommenem Wirkstoff sehr gering ist. Maximale Plasmaspiegel werden nach drei bis sechs Stunden erreicht. Die im Unterschied zu den Opiaten fehlenden zentralnervösen Wirkungen des Loperamid erklären sich aus der geringen Überwindung der Blut-Hirn-Schranke. Loperamid dringt zwar ins ZNS ein, wird jedoch über Effluxpumpen (ABC-Transporter) vom Para-Glykoprotein (p-GP)-Typ sofort wieder herausgeschleust. Da bei Säuglingen und Kleinkindern die Blut-Hirn-Schranke noch nicht vollständig ausgebildet ist, soll der Wirkstoff nicht bei Kindern unter zwei Jahren (in der Selbstmedikation unter zwölf Jahren) angewendet werden.

Aus dem Wirkmechanismus erklärt sich auch die missbräuchliche Anwendung des Loperamid, über die 2006 in der Fachpresse berichtet wurde. Es gab Hinweise, dass Drogenabhängige Imodium®-Plättchen in selbstgedrehten Zigaretten rauchten oder sublingual einnahmen, z. T. mit Verapamil oder Chinin (Limptar®) kombiniert. Durch die inhalative und sublinguale Applikation wird der hohe First-pass-Effekt umgangen. Verapamil und Chinin sind potente Hemmstoffe des P-Glykoproteins, sodass Loperamid sich im ZNS anreichern und durch Bindung an die Opioid-Rezeptoren seine zentrale Wirksamkeit entfalten kann. Allerdings maß das um eine Stellungnahme gebetene Bundesinstitut für Arzneimittel und Medizinprodukte (BfArM) dem Loperamid-Missbrauch keine klinische Relevanz bei und stufte das Missbrauchspotenzial als lediglich theoretisch ein.

3.6.2 Handelspräparate und Indikationen

Loperamid ist als verschreibungspflichtiges Medikament zugelassen zur symptomatischen Behandlung von Diarrhöen, auch chronischer, sofern keine kausale Therapie zur Verfügung steht. Daneben wurde Loperamid für die Anwendung bei Erwachsenen und Jugendlichen ab 12 Jahren aus der Verschreibungspflicht entlassen. Die Freistellung gilt für feste Zubereitungen zur oralen Anwendung in Tagesdosen bis zu 12 mg und in Packungsgrößen bis zu 24 mg. Die Angaben in den Tabellen 3.5 und 3.6 beziehen sich auf die zur Selbstmedikation zugelassenen Fertigarzneimittel.

💬 Mit Loperamid können Sie Ihren akuten Durchfall behandeln und den Darm ruhig stellen. Bei einem Durchfall stellt der Wasser- und Salzverlust jedoch das größte Problem dar. Falls Sie viel Wasser verloren haben, sollten Sie auf jeden Fall zusätzlich auf einen ausreichenden Ersatz von Flüssigkeit und Salzen achten.

Tab. 3.5 Fertigarzneimittel Motilitätshemmer

Handelspräparat®	Wirkstoff
Imodium® akut, Lopedium®, Loperamid-ratiopharm® akut	Loperamid

3.6.3 Dosierung und Einnahmehinweise

Loperamid-Fertigarzneimittel werden als Kapseln oder Sublingualtabletten angeboten. Erwachsene sollten zur Behandlung eines akuten Durchfalls sofort 2 Kapseln à 2 mg Loperamid einnehmen. Nach jedem weiteren ungeformten Stuhl sollten sie eine weitere Kapsel einnehmen, doch nicht mehr als 6 Stück (12 mg) am Tag. Für Jugendliche ist die Selbstmedikation mit Loperamid erst ab 12 Jahren zugelassen. Sie sollten mit einer Kapsel beginnen und eine tägliche Dosis von 8 mg nicht überschreiten.

Die Kapseln sollten unzerkaut mit etwas Flüssigkeit eingenommen werden. Die Schmelztabletten sollten mit trockenen Fingern unter die Zunge gelegt werden, wo sie sofort zerfallen und über die Mundschleimhaut aufgenommen werden. Eine weitere Flüssigkeitszufuhr ist nicht erforderlich. Die Selbstmedikation ist auf zwei Tage zu begrenzen. Falls der Durchfall nach dieser Zeit noch anhält, sollte der Patient einen Arzt aufsuchen, um die Ursache der Diarrhö diagnostisch abklären zu lassen.

💬 Bei stärkerem Durchfall nehmen Sie sofort zwei Loperamid-Kapseln. Nach jedem weiteren ungeformten Stuhl nehmen Sie eine weitere Kapsel, doch insgesamt nicht mehr als sechs am Tag. Falls der Durchfall nach zwei Tagen nicht deutlich besser geworden ist, sollten Sie zum Arzt gehen, damit dieser die Ursache Ihres Durchfalls abklären kann.

Tab. 3.6. Dosierungen Loperamid

Handelspräparat®	Dosis Erwachsene	Dosis Jugendliche ab 12 Jahren
Imodium® akut, Lopedium®, Loperamid-ratiopharm® akut	Zu Beginn 2, nach jedem weiteren ungeformten Stuhl 1, nicht mehr als 6 am Tag	Zu Beginn 1 und nach jedem ungeformten Stuhl 1, aber nicht mehr als 4 am Tag

3.6.4 Neben-, Wechselwirkungen und Kontraindikationen

Nebenwirkungen

🗨 Die Nebenwirkungen des Loperamid sind bei richtiger Anwendung gering. Am ehesten kann eine Verstopfung auftreten, die in der Regel ein Zeichen einer Überdosierung ist.

— Obstipation (bis zu 5 %), oft eine Folge von Überdosierung
— Magen-Darm-Beschwerden wie Blähungen, Krämpfe, Koliken, Übelkeit, Erbrechen und Bauchschmerzen ($\geq 1\,\%$)

Bei den anderen Nebenwirkungen ist die Häufigkeit nicht bekannt:
— Müdigkeit, Schläfrigkeit
— Allergische Reaktion
— Ileus, Megacolon
— Harnretention

Wechselwirkungen

🗨 Sie sollten Loperamid nicht nehmen, wenn Sie gleichzeitig morphinhaltige Schmerzmittel einnehmen, da diese die Wirkung des Loperamid verstärken können.

— Morphinhaltige Schmerzmittel können die Wirkung von Loperamid verstärken
— P-Glykoproteinhemmstoffe, wie Chinidin oder Ritonavir, sowie Itraconazol und Gemfibrozil erhöhen die Plasmaspiegel von Loperamid

Kontraindikationen

🗨 Wenn Ihr Stuhl blutig oder schleimig ist und Sie Fieber haben, dürfen Sie Loperamid nicht einnehmen. Durch die Ruhigstellung des Darmes bleiben krankmachende Keime länger im Darm und werden nur verzögert ausgeschieden.

— Kinder unter 12 Jahren in der Selbstmedikation, Kinder unter 2 Jahren bei verschreibungspflichtigen Präparaten
— Zustände, bei denen eine Verlangsamung der Darmtätigkeit zu vermeiden ist, z. B. aufgetriebener Leib, Obstipation, Ileus
— Durchfälle, die mit Fieber und/oder blutigem Stuhl einhergehen
— Durchfälle, die durch invasive Keime hervorgerufen werden, um die Gefahr einer vermehrten Toxinproduktion und einer verzögerten Toxinausscheidung zu vermeiden
— Durchfälle, die während oder nach der Einnahme von Antibiotika auftreten wegen der Gefahr einer pseudomembranösen Colitis
— Chronische Durchfallerkrankungen
— Akuter Schub einer Colitis ulcerosa
— Schwangerschaft
— Stillzeit, da Loperamid in geringen Mengen in die Muttermilch übergeht

Bei einer schweren Lebererkrankung kann der Abbau von Loperamid verzögert sein. Falls eine Lebererkrankung besteht oder durchgemacht wurde, sollte Loperamid nur nach ärztlicher Verordnung angewendet werden.

3.7 Beratung bei der Abgabe von Adsorbenzien

3.7.1 Wirkungsweise

Als Adsorbenzien wirken Kohle, hochdisperses Siliciumdioxid und aluminiumhaltige Silikate wie Kaolin oder Smektit. Sie werden nicht resorbiert und besitzen die Fähigkeit, schädliche Substanzen wie Bakterien, Viren oder Toxine durch Adsorption an ihre Oberfläche zu binden und auszuscheiden.

Medizinische Kohle ist ein kohlenstoffreiches, durch thermische Zersetzung hergestelltes Material mit einer großen inneren adsorptiven Oberfläche. Die Wirksamkeit von Kohle für die Behandlung von Durchfällen ist umstritten. Zum einen ist Kohle ein wenig kalkulierbarer Toxinträger. Ein bereits gebundenes Toxin kann gegen eine adhäsivere Substanz ausgetauscht werden. Um eine sicherere Toxinbindung zu erreichen, werden daher bei akuten oralen Vergiftungen deutlich größere Mengen verabreicht. Erwachsene erhalten zwei bis vier Tabletten pro Kilogramm Körpergewicht, also 120 bis 240 Tabletten, um die Resorption der Giftstoffe zu vermeiden. In der Durchfalltherapie werden deutlich geringere Mengen eingesetzt, nur 6 bis 16 Tabletten pro Tag. Eine sichere Toxinbindung ist daher zweifelhaft.

Hochdisperses Siliciumdioxid besitzt über seine Siloxan- und Silanol-Gruppen ein hohes unspezifisches Adsorptionsvermögen. Es soll die Giftstoffe binden und diese über die Faeces ausscheiden.

Für das natürliche Mineral **dioktaedrischer Smektit,** ein dreischichtiges Aluminium-Magnesium-Schichtsilikat, wird eine Bindung von Giftstoffen in die Hohlräume dieses Stoffes postuliert. Sie wurde jedoch noch nicht quantitativ nachgewiesen. Smektit soll aufgrund seiner hohen plastischen Viskosität eine Schutzschicht über der gastrointestinalen Schleimhaut bilden und diese gegenüber aggressiven Substanzen widerstandsfähiger machen. Allerdings ist die Wirksamkeit nicht erwiesen und der therapeutische Wert dieser Substanz umstritten.

Kohle-Tabletten kann ich Ihnen gegen Ihren Durchfall nicht empfehlen. Kohle wird zwar seit langem gegen leichte Durchfälle genommen, aber die Wirksamkeit konnte bislang nicht nachgewiesen werden. Es gibt heute Arzneimittel, die effektiver gegen Durchfall helfen.

3.7.2　Handelspräparate und Indikationen

Die Präparate in Tabelle 3.7 sind alle für die symptomatische Behandlung eines akuten Durchfalls zugelassen.

🗩 Kohle-Tabletten sollen schädliche Stoffe im Darm binden, aber sie bewirken nichts gegen den Salz- und Wasserverlust. Sie sollten daher zusätzlich eine Glucose-Salz-Lösung einnehmen, um diese Verluste auszugleichen.

Tab. 3.7 Fertigarzneimittel Adsorbenzien

Handelspräparat®	Wirkstoff
Kohle-Compretten®	Medizinische Kohle
Colina®	Dioktaedrischer Smektit
Entero-Teknosal®	Hochdisperses Siliciumdioxid

3.7.3　Dosierung und Einnahmehinweise

Adsorbenzien werden je nach individuellem Bedarf mehrmals täglich in den in Tabelle 3.8 genannten Dosierungen eingenommen. Kohle-Compretten® sollte der Patient in Wasser zerfallen lassen und trinken. Entero-Teknosal® Kautabletten sollten gut gekaut werden. Die Pulver suspendiert man in Wasser, bei Kindern kann man sie auch halbflüssiger Nahrung untermischen. Alle Adsorbenzien sollten nüchtern bzw. zwischen den Mahlzeiten eingenommen werden.

🗩 Damit die Kohle-Tabletten wirken können, müssen Sie sie hoch genug dosieren, also 3–4mal täglich 4 Tabletten. Lassen Sie die Kohle-Tabletten in Wasser zerfallen und trinken Sie die Mischung. Noch ein Hinweis: die Kohle wird unverändert mit dem Stuhl ausgeschieden. Machen Sie sich also keine Sorgen, wenn Ihr Stuhl plötzlich schwarz ist.

Tab. 3.8 Dosierung Adsorbenzien

Handelspräparat®	Dosis Erwachsene	Dosis Kinder
Kohle-Compretten®	3–4x tgl. 2–4 Tbl.	3–4x tgl. 1–2 Tbl.
Colina® Pulver	3x tgl. 1 Btl., bei Bedarf auch mehr	Kleinkdr. < 2 J.: 1–2 Btl. tgl., Kdr. > 2 J.: 2–3 Btl. tgl.
Entero-Teknosal® KauTbl.	2–5x tgl. 1–2 Tbl.	Kdr. 6–12 J.: 2–5x tgl. ½–1 Tbl.
Entero-Teknosal® Pulver, Saft	2–5x tgl. 1–2 ML	2–5x tgl. ½–1 ML

> **Praxistipp**
>
> Bei der Abgabe von Kohle-Compretten® ist auf eine Schwarzfärbung des Stuhles hinzuweisen, da Kohle unverändert ausgeschieden wird.

3.7.4 Neben-, Wechselwirkungen und Kontraindikationen

Nebenwirkungen

Nebenwirkungen sind selten. Gelegentlich kann es unter Colina® als Folge einer zu hohen Dosierung zur Obstipation kommen.

💬 Nebenwirkungen sind bei Kohle-Tabletten in der üblichen Dosierung nicht bekannt.

Wechselwirkungen

Adsorbenzien binden unspezifisch Substanzen. Sie sollten daher nicht gleichzeitig mit anderen Arzneimitteln eingenommen werden, da sie deren Wirkung vermindern.

💬 Nehmen Sie die Kohle-Tabletten nicht zusammen mit anderen Arzneimitteln ein, denn die Kohle kann deren Wirkung vermindern. Halten Sie einen Abstand von mindestens zwei Stunden ein.

Kontraindikationen

Fieberhafte Durchfälle.

3.8 Beratung bei der Abgabe von Adstringenzien

3.8.1 Wirkungsweise

Die (schwach) antidiarrhoische Wirkung der Adstringenzien beruht auf den eiweißfällenden Eigenschaften der enthaltenen Gerbstoffe. Tanninalbuminat ist eine durch Hitzewirkung gehärtete Verbindung von Eiweiß mit Tannin (Gerbsäure). Tanninalbuminat mit 50% Tannin wird anstelle des reinen Tannins eingesetzt, da es die Magenschleimhaut nicht reizt und erst allmählich während der Darmpassage im neutralen bis schwach alkalischen Milieu freigesetzt wird. Durch Eiweißfällung verdichtet das Tannin die obersten Zellschichten der Darmschleimhaut. Dadurch sollen die Resorption toxischer Stoffe und die Hypersekretion reduziert werden. Die durch das Präzipitat gebildete Schutzschicht soll zudem die entzündlich veränderte Darmschleimhaut vor weiteren Reizen abschirmen.

💬 Tanninalbuminat enthält Gerbstoffe, die die Oberfläche der Darmschleimhaut abdichten. Dadurch können schädliche Stoffe die Darmschleimhaut nicht mehr reizen oder sie durchdringen. Gleichzeitig nimmt die Wasserausscheidung ab.

3.8.2 Handelspräparate und Indikationen

Tanninalbuminat liegt als Monopräparat in Tannalbin®, in Kombination mit Ethacridinlactat in Tannacomp® vor (siehe Tab. 3.9). Diese Arzneimittel sind zur unterstützenden symptomatischen Therapie akuter unspezifischer Diarrhöen zugelassen. Tannacomp® ist darüber hinaus für Erwachsene auch für die Prophylaxe von Reisediarrhöen zugelassen.

💬 Mit Tanninalbuminat können Sie leichtere Durchfallerkrankungen, wie z. B. eine akute Magen-Darm-Grippe, behandeln.

Tab. 3.9 Fertigarzneimittel Adstringenzien

Handelspräparat®	Wirkstoff
Tannalbin®	Tanninalbuminat
Tannacomp®	Tanninalbuminat, Ethacridinlactat

3.8.3 Dosierung und Einnahmehinweise

Tannalbin® und Tannacomp® sind mehrmals täglich in den in Tabelle 3.10 angegebenen Dosierungen vor oder zu den Mahlzeiten mit ausreichend Flüssigkeit einzunehmen. Bei Tannacomp® sollte der Patient auf eine harmlose Gelbfärbung des Darminhalts hingewiesen werden, die durch das enthaltene Ethacridinlactat bedingt ist.

Tanninalbuminat-Tabletten müssen ausreichend hoch dosiert werden. Nehmen Sie also 4–6mal täglich 1–2 Tabletten mit viel Flüssigkeit ein. Sie können die Tabletten vor oder während einer Mahlzeit einnehmen.

Tab. 3.10 Dosierung Adstringenzien

Handelspräparat®	Dosis Erwachsene	Dosis Kinder
Tannalbin® Kps. (250 mg)	Erw. und Jugendl. ab 13 J.: 4–6x tgl. 2–4 Kps.	Kdr. 5–12 J.: 4–6x tgl. 2 Kps.
Tannalbin® Tbl. (500 mg)	Erw. und Jugendl. ab 12 J.: 4–6x tgl. 1–2 Tbl.	Kdr. 5–12 J.: 4–6x tgl. 1 Tbl.
Tannacomp®	4x tgl. 1–2 Tbl., zur Prophylaxe 2x tgl. 1 Tbl.	Kdr. 5–14 J.: 3–4x tgl. 1 Tbl.

3.8.4 Neben-, Wechselwirkungen und Kontraindikationen

Nebenwirkungen

Allergische Reaktionen (selten)

Nebenwirkungen sind selten. Eventuell können Sie mit Unverträglichkeitsreaktionen auf das enthaltene Eiweiß reagieren.

Wenn Sie zurzeit ein Eisenpräparat einnehmen müssen, sollten Sie dieses mit einigen Stunden Abstand einnehmen.

Bei bestehender Schwangerschaft sollten Sie Tanninalbuminat nur nach Rücksprache mit dem Arzt einnehmen.

Wechselwirkungen

Da Eisensalze mit den OH-Gruppen des Tannins in Wechselwirkung treten können, sollten Eisenpräparate nicht gleichzeitig, sondern um einige Stunden zeitversetzt eingenommen werden.

Kontraindikationen

- In Schwangerschaft und Stillzeit nur nach strenger Indikationsstellung durch den Arzt.
- Tannacomp® bei Kindern unter 5 Jahren nur nach Rücksprache mit dem Arzt.

3.9 Beratung bei der Abgabe von Darmdesinfizienzien

3.9.1 Wirkungsweise

Als Darmdesinfizienz wird Ethacridinlactat eingesetzt. Ethacridin hat vor allem als Antiseptikum zur äußerlichen Behandlung infizierter Haut und Schleimhaut (z. B. Rivanol®) Bedeutung gefunden. Bei oraler Einnahme soll es durch antiseptisch-bakteriostatische Effekte eine antidiarrhoische Wirkung entfalten. Das antibakterielle Wirkungsspektrum umfasst zahlreiche obligat und fakultativ pathogene Keime, deren Wachstum gehemmt wird. Daneben sollen adstringierende Effekte die erhöhte Permeabilität der Darmschleimhaut herabsetzen und zu einer Hemmung der exsudativ-entzündlichen Vorgänge beitragen. Als Antagonist des Acetylcholins soll Ethacridin zudem spasmolytisch wirken, die Darmpassage verlängern und dadurch die Rückresorption von Wasser fördern. Für die Kombination mit Tanninalbuminat liegen positive Studienergebnisse zur Reisediarrhö vor.

💬 Darmdesinfizienzien haben eine hemmende Wirkung auf das Wachstum von schädlichen Keimen im Darm.

3.9.2 Handelspräparate und Indikationen

Ethacridinlactat ist als Fertigarzneimittel Metifex® zugelassen zur Prophylaxe und Therapie der unspezifischen Diarrhö, wie etwa der Sommer- oder Reisediarrhö.

💬 Ethacridinlactat können Sie sowohl zur Behandlung eines akuten Durchfalls als auch zur Vorbeugung gegen einen Reisedurchfall einnehmen.

Tab. 3.11 Fertigarzneimittel Darmdesinfizienzien

Handelspräparat®	Wirkstoff
Metifex®	Ethacridinlactat

3.9.3 Dosierung und Einnahmehinweise

Metifex® Filmtabletten sind unzerkaut mit Flüssigkeit nach dem Essen einzunehmen. Der Patient sollte darauf hingewiesen werden, dass Ethacridin eine harmlose Gelbfärbung des Stuhles bewirken kann.

💬 Vorbeugend gegen einen Reisedurchfall nehmen Sie Ethacridinlactat 1-mal tgl. Sie sollten bereits einige Tage vor dem Beginn der Reise mit der Einnahme beginnen. Tritt im Urlaub doch ein Durchfall auf, nehmen Sie an den beiden ersten Krankheitstagen jeweils 3-mal tgl. 1 Tablette. Ab dem 3. Krankheitstag können Sie im Allgemeinen die Dosis auf 2-mal 1 Tablette reduzieren. Noch ein Hinweis: Ethacridinlactat führt zu einer harmlosen Gelbfärbung des Stuhles. Erschrecken Sie also nicht, wenn Ihr Stuhl plötzlich eine andere Farbe hat.

Tab. 3.12 Dosierung Darmdesinfizienzien

Handelspräparat®	Dosis Erwachsene	Dosis Kinder
Metifex® 200 mg	3× tgl. 1, ab dem 3. Tag 2×1; Zur Prophylaxe: 1× tgl. 1, einige Tage vor der Abreise beginnend	Kdr 10–14 J.: 2× tgl. 1

3.9.4 Neben-, Wechselwirkungen und Kontraindikationen

Nebenwirkungen

Nebenwirkungen sind sehr selten, da Ethacridin nur zu einem geringen Teil resorbiert wird. Es kann zu gastrointestinalen Beschwerden wie Druckgefühl im Oberbauch, Übelkeit und Erbrechen sowie Überempfindlichkeitsreaktionen kommen.

Wechselwirkungen

Bisher nicht bekannt

Kontraindikationen

- Säuglinge und Kinder unter 10 Jahren
- Schwangerschaft und Stillzeit

3.10 Beratung bei der Abgabe von Quellstoffen

3.10.1 Wirkungsweise

Quellstoffe werden aufgrund ihrer Fähigkeit, durch Quellen Flüssigkeit im Darm zu binden, zur unterstützenden Therapie bei Durchfallerkrankungen eingesetzt. Als altes Hausmittel werden seit langem geriebene Äpfel verwendet, die Pektine enthalten. In den in Tabelle 3.13 genannten Fertigarzneimitteln sind die Pektine allerdings deutlich höher dosiert. Pektine sind hochmolekulare Kohlenhydrate, die mit Wasser kolloidale Lösungen mit großer Oberfläche bilden. An dieser großen Oberfläche werden durch Adsorption Toxine gebunden und ausgeschieden. Daneben kleiden Pektine die gereizte Darmwand mit einer protektiven Schleimschicht aus und vermindern die Adhäsion von Erregern an der Schleimhaut.

Neben den Pektinen kommen Indische Flohsamenschalen zum Einsatz. Sie werden vorzugsweise bei habitueller Obstipation und beim Reizdarmsyndrom eingesetzt, da sie das 40-fache ihres Gewichts an Wasser aufnehmen können, den Stuhl voluminöser und weicher machen und die Peristaltik anregen. Aufgrund dieses außerordentlichen Quellvermögens finden sie aber auch Verwendung zur unterstützenden Therapie bei Durchfällen. Beim Quellen binden sie Flüssigkeit im Darm, verfestigen dadurch den Stuhl und verlängern die Passagezeit des Darminhalts.

Mit Nebenwirkungen müssen Sie bei Einhaltung der vorgegebenen Dosierung im Allgemeinen nicht rechnen.

Kindern unter 10 Jahren sollten Sie Ethacridinlactat nicht geben.

Quellstoffe besitzen die Fähigkeit, sehr große Flüssigkeitsmengen im Darm zu binden und dadurch den Stuhl zu festigen.

3.10.2 Handelspräparate und Indikationen

Die in Tabelle 3.13 aufgeführten Fertigarzneimittel sind alle zur unterstützenden Therapie bei Durchfällen zugelassen.

> Quellstoffe sind milde, schonende Mittel, die Sie unterstützend zur Behandlung eines Durchfalls anwenden können.

Tab. 3.13 Fertigarzneimittel Quellstoffe

Handelspräparat®	Wirkstoff
Aplona®	Getrocknetes Apfelpulver
Diarrhoesan®	Pektin
Metamucil®, Mucofalk®	Indische Flohsamenschalen

3.10.3 Dosierung und Einnahmehinweise

Quellstoffe werden mehrmals täglich in Flüssigkeit eingenommen. Die Dosierungsempfehlungen zur Behandlung eines Durchfalls können für die einzelnen Präparate Tabelle 3.14 entnommen werden. Beim Indischen Flohsamen, also bei Metamucil® und Mucofalk®, unterscheiden sie sich von den Dosierungsempfehlungen zur Behandlung einer habituellen Obstipation (vgl. Tab. 10.3).

> Nehmen Sie mehrmals täglich einen Beutel von dem Granulat und lösen Sie es in einem großen Glas Wasser auf. Das Glas sollte mindestens 150 ml fassen. Am besten trinken Sie noch ein Glas Flüssigkeit nach. Eine ausreichende Flüssigkeitszufuhr ist sehr wichtig, damit das Mittel rasch in den Magen rutscht und nicht in der Speiseröhre kleben bleibt. Aus diesem Grund sollten Sie das Mittel auch nicht im Liegen einnehmen, sondern nur mit aufrechtem Oberkörper.

Tab. 3.14 Dosierung Quellstoffe

Handelspräparat®	Dosis Erwachsene	Dosis Kinder
Aplona® Pulver	5–8 Btl. tgl.	Kleinkdr.: 4–7 Btl. tgl.
Diarrhoesan® Flüssigkeit	Erw. u. Schulkdr.: Anfangs 2 Essl., anschließend stündl. 1 Essl., nach Abklingen der akuten Beschwerden 2–4x tgl. 1 Essl.	Kleinkdr.: Anfangs 2 Teel., dann stündl. 1 Teel., nach Abklingen der akuten Beschwerden 2–4x tgl. 1 Teel.; Säugl.: Die Hälfte der angegebenen Dosis
Metamucil® Pulver	Erw. u. Jugendl. ab 12 J.: 2–3x tgl. 2 Btl.	
Mucofalk® Granulat	Erw. u. Jugendl. ab 12 J.: 2–6x tgl. 1 gestrichenen ML oder 1 Btl.	

Bei der Abgabe von Quellstoffen muss der Patient stets auf eine ausreichende Flüssigkeitszufuhr (mindestens 150 ml) hingewiesen werden, da andernfalls die Gefahr einer Pfropfbildung besteht. Es könnte zu Schluckbeschwerden und Erstickungsanfällen oder zu einer Darmverstopfung bis hin zum Darmverschluss kommen.

3.10.4 Neben-, Wechselwirkungen und Kontraindikationen

Pektine
Nebenwirkungen

Nebenwirkungen sind in der Regel nicht zu erwarten.

Nebenwirkungen sind in der Regel nicht zu erwarten.

Wechselwirkungen

Keine Wechselwirkungen

Kontraindikationen

Keine bekannt

Indische Flohsamenschalen
Nebenwirkungen

- Eventuell bestehende Beschwerden wie Blähungen können verstärkt werden.
- Bei ungenügender Flüssigkeitszufuhr besteht die Gefahr eines Ileus, einer Ösophagusobstruktion sowie eines Stuhlverhalts.

Wechselwirkungen

Sie sollten Quellstoffe nur in einem Abstand von einer halben bis einer Stunde zu anderen Arzneimitteln einnehmen, da deren Aufnahme aus dem Darm andernfalls verzögert wird. Sie dürfen Flohsamenschalen nicht zusammen mit Loperamid einnehmen, da es die Darmbewegung hemmt. Es kann dann zu einem Darmverschluss kommen.

- Es sollte immer ein zeitlicher Abstand von einer halben bis einer Stunde zu anderen Arzneimitteln eingehalten werden, da die Aufnahme von Mineralien (z. B. Calcium, Eisen, Lithium, Zink), Vitaminen (Vitamin B12), Herzglykosiden, Cumarinen, Carbamazepin u. a. aus dem Darm verzögert werden kann.
- Arzneimittel, die die Darmbewegung hemmen wie Loperamid, Opiumtinktur, dürfen nicht gleichzeitig genommen werden, da ein Darmverschluss auftreten kann.
- Bei insulinpflichtigen Diabetikern kann die Kohlenhydrataufnahme verzögert sein und eine Senkung des Blutzuckerspiegels auftreten. Eine Anpassung der Insulindosis ist erforderlich.
- Auch bei zeitlich versetzter Einnahme kann die Wirkung von Schilddrüsenhormonen abgeschwächt werden.

Kontraindikationen

Sie sollten Indische Flohsamenschalen nicht einnehmen, wenn Sie Schluckbeschwerden und Brechreiz haben.

Zu weiteren vor allem im Zusammenhang mit Obstipation zu beachtenden Kontraindikationen siehe Kapitel 10.4.4.
- Kinder unter 12 Jahren

- Übelkeit und Erbrechen
- Schluckstörungen und Brechreiz
- Störungen des Wasser- und Elektrolythaushalts
- Schwer einstellbarer Diabetes mellitus

3.11 Beratung bei der Abgabe des Uzarawurzel-Extrakts

3.11.1 Wirkungsweise

Die Uzarawurzel enthält verschiedene Glykoside mit Cardenolidgrundstruktur. Standardisiert ist die Droge auf das Glykosid Uzarin. Als Wirkmechanismus wird vermutet, dass die Glykoside den Tonus der glatten Darmmuskulatur verringern und die übersteigerte Darmperistaltik dämpfen. Die erhöhte Stuhlfrequenz wird normalisiert, Wasser- und Elektrolytverlust sinken. Gleichzeitig wirken die Uzara-Glykoside entkrampfend.

💬 Uzara® dämpft die übersteigerte Darmbewegung und wirkt entkrampfend auf die Darmmuskulatur.

3.11.2 Handelspräparat und Indikation

Der Trockenextrakt aus Uzarawurzel ist als Fertigarzneimittel Uzara® zur Behandlung des akuten unspezifischen Durchfalls für Kinder ab zwei Jahren zugelassen.

💬 Uzara® ist ein rein pflanzliches, schonendes Mittel gegen Durchfall, das wegen seiner guten Verträglichkeit bereits für Kinder ab zwei Jahren geeignet ist.

Tab. 3.15 Fertigarzneimittel Uzarawurzel

Handelspräparat®	Wirkstoff
Uzara®	Uzarawurzel-Trockenextrakt

3.11.3 Dosierung und Einnahmehinweise

Zu Beginn ist eine hohe Anfangsdosis erforderlich, d. h. am ersten Tag wird eine hohe Stoßdosis gegeben. An den Folgetagen wird die Behandlung entsprechend dem individuellen Beschwerdebild mehrmals täglich mit einer kleinen Erhaltungsdosis fortgeführt, bis die Beschwerden abgeklungen sind. Die Einnahme kann unabhängig von den Mahlzeiten erfolgen.

Tab. 3.16 Dosierung Uzarawurzel

Handelspräparat®	Dosis Erwachsene und Kinder > 12 J.	Dosis Kinder
Uzara® überzogene Tablette	Zu Beginn 5 Tbl., dann 3–6x tgl. 1 Tbl.	Kdr. 6–11 J.: Zu Beginn 3 x 1 Tbl. tgl., dann 2–3x tgl. 1 Tbl.
Uzara®Lösung	Zu Beginn 5 ml, dann 3–6x tgl. 1 ml	
Uzara® Saft	Zu Beginn 25 ml, dann 3–6x tgl. je 5 ml	Kdr. 6–11 J.: Zu Beginn 5–7 ml als Einzeldosis, dann 3–6x tgl. je 3–4 ml Kdr. 2–5 J.: 3–5x tgl. je 1–2 ml

🗨 Zu Beginn ist eine hohe Dosis erforderlich. Geben Sie Ihrer Tochter (8 Jahre) zunächst 7 ml Saft als Einzeldosis. An den Folgetagen geben Sie ihr dann 3–6 x täglich 3–4 ml. Sie können ihr den Saft unabhängig von den Mahlzeiten geben.

3.11.4 Neben-, Wechselwirkungen und Kontraindikationen

Nebenwirkungen

🗨 Nebenwirkungen sind selten. Am ehesten können allergische Reaktionen auftreten.

– Allergische Reaktionen
– Eventuell digitalisartige Wirkungen am Herzen, die aber erst in hoher Dosierung auftreten

Wechselwirkungen

🗨 Wenn Sie herzwirksame Glykoside einnehmen, sollten Sie nicht gleichzeitig Uzara® Dragees einnehmen, da diese die Wirkungen auf das Herz verstärken können.

– Digitalis-Glykoside
Bei älteren Patienten ist daran zu denken, dass diese eventuell Digitalis-Glykoside einnehmen. Da die Uzara-Glykoside chemisch mit den Digitalis-Glykosiden verwandt sind, könnten sie deren herzwirksame Wirkungen verstärken.

Kontraindikationen

🗨 Da die Uzara® Lösung recht viel Alkohol enthält sollten Sie sie nicht bei Lebererkrankungen einnehmen. Sie können die überzogenen Tabletten oder, wenn Sie Schluckbeschwerden haben, den alkoholfreien Saft nehmen.

Da die Uzara-Lösung 43 Vol-% Alkohol enthält, sollte sich nicht gegeben werden bei:
– Lebererkrankungen
– Epilepsie
– Hirnerkrankungen
– Schwangerschaft und Stillzeit
– Kindern unter 12 Jahren

4 Beratung bei der Abgabe von rezeptpflichtigen Arzneimitteln

4.1 BAK-Leitlinien

Grundlage für die Beratung bei der Abgabe von verschreibungspflichtigen Medikamenten sollten die von der Bundesapothekerkammer erarbeitete Leitlinie zur Qualitätssicherung (Information und Beratung des Patienten bei der Abgabe von Arzneimitteln – Erst- und Wiederholungsverordnung) sowie die Informations- und Beratungshinweise der ABDA sein.

Nach der formalen Prüfung der ärztlichen Verordnung ist die Verordnungsart zu klären. Handelt es sich um eine Erst- oder eine Wiederholungsverordnung, d. h. kennt der Patient das Arzneimittel bereits oder bekommt er es zum ersten Mal? Bei einer **Erstverordnung** sollte sich das pharmazeutische Personal durch offene Fragen zunächst ein Bild darüber machen, welchen Kenntnisstand der Patient über seine Krankheit und die erforderliche Therapie hat. Entsprechend der individuellen Situation des Patienten sollte abgeklärt werden, welchen Informationsbedarf der Patient hat. So sollte dem Patienten kurz und laiengerecht die Wirkung des Arzneimittels erklärt werden. Um die Compliance zu fördern, ist der positive Nutzen des Arzneimittels herauszustellen. Sodann ist der Patient über die Dosierung, Anwendung und Anwendungsdauer des Arzneimittels zu informieren. Bei einer Erstverordnung sollten auch häufige oder relevante Nebenwirkungen, die zu einer Verunsicherung des Patienten führen können, angesprochen werden. Ebenso sollte der richtige Umgang mit den Nebenwirkungen aufgezeigt werden (ggf. Rücksprache mit der Apotheke, mit dem Arzt oder sofortiger Abbruch der Einnahme). Ferner können weitere Hinweise, etwa zur Lagerung, erforderlich sein.

Bei einer **Wiederholungsverordnung** geht es vor allem darum zu klären, wie der Patient mit dem Arzneimittel zurechtkommt, ob Probleme oder Fragen während der Behandlung aufgetreten sind. Eventuelle Anwendungsfehler sollten korrigiert werden. Je nach Informationsbedarf des Patienten können wie bei der Erstverordnung Informationen zu relevanten Nebenwirkungen erforderlich sein.

Zusatzhinweise zur Linderung der Beschwerden, z. B. Ernährungstipps bei Durchfallerkrankungen, oder die Bereitstellung von weiterem Infomaterial, z. B. Hinweise auf prophylaktische Impfungen bei Reisen ins Ausland, sollten das

🗨 Bekommen Sie das Arzneimittel zum ersten Mal oder kennen Sie es schon?

🗨 Ich möchte kurz mit Ihnen die wichtigsten Dinge zu Ihrem neuen Medikament durchgehen, damit Sie umfassend informiert sind und wissen, wie Sie sich bei möglichen Nebenwirkungen verhalten sollen.

🗨 Kennen Sie das Arzneimittel bereits? Wie kommen Sie mit dem Arzneimittel zurecht? Haben Sie Fragen bezüglich der Anwendung?

Beratungsgespräch sowohl bei der Erst- als auch bei der Wiederholungsverordnung ergänzen.

4.2 Beratung bei der Abgabe von Opiumtinktur

4.2.1 Wirkungsweise

Die Wirkstoffe der Opiumtinktur bewirken eine Erschlaffung der Darmmuskulatur und stoppen so den Durchfall.

Opium, der eingetrocknete Milchsaft unreifer Samenkapseln von Papaver somniferum, enthält mehr als 20 Alkaloide, die in ihrem Gehalt stark schwanken. Eingestellte Opiumtinktur (Ph. Eur. 5.7) ist auf einen Morphingehalt von 1,0 % (m/m) eingestellt. Die Wirkung der Opiumtinktur ist aufgrund der zahlreichen Nebenalkaloide nicht identisch mit Morphin. Während Morphin zu einer spastischen Obstipation führt, kommt es unter der Opiumtinktur stärker zu einer atonischen Obstipation. Diese Wirkung geht insbesondere auf das enthaltene Papaverin zurück, das alle glatten Muskeln, darunter auch die Darmmuskulatur, erschlaffen lässt.

4.2.2 Indikation

Da heute Arzneimittel mit weniger Nebenwirkungen zur Verfügung stehen, wird Opiumtinktur nur noch sehr selten verwendet, bei Durchfällen, die mit anderen Medikamenten nicht gestoppt werden können.

Seit der Einführung synthetischer Substanzen, die von Abhängigkeitspotenzial und Nebenwirkungen am Zentralnervensystem weitgehend frei sind, werden natürliche Opioide zur Behandlung von Diarrhöen nur noch sehr selten verwendet. Eingestellte Opiumtinktur wird nur noch als Reservemittel zur Behandlung schwerer chronischer und sonst therapieresistenter Durchfälle empfohlen, z. B. bei anhaltenden Diarrhöen nach Strahlentherapien bei fortgeschrittenen metastasierenden Tumoren oder bei kausal nicht behandelbaren Darminfektionen, wie etwa bei AIDS.

Als Betäubungsmittel darf Opiumtinktur nur auf BtM-Rezept mit einer Höchstmenge von 40 g verordnet werden.

4.2.3 Dosierung und Einnahmehinweise

Nehmen Sie die Opiumtinktur nach Anweisung des Arztes ein, denn die Dosierung erfolgt individuell unter Berücksichtigung der jeweiligen Krankheitsumstände.

Die Dosierung der eingestellten Opiumtinktur erfolgt individuell. Unter der Voraussetzung, dass 1 g Opiumtinktur 46 Tropfen entspricht, werden zunächst ein bis zwei Tage lang unter genauer Beobachtung 3-mal täglich 20 Tropfen gegeben. Dann können 3- bis 5-mal täglich 5 bis 25 Tropfen gegeben werden.

Kinder erhalten 0,005 bis 0,01 ml/kg Körpergewicht alle 3 bis 4 Stunden.

4.3 Beratung bei der Abgabe des Sekretionshemmers Racecadotril

4.3.1 Wirkungsweise

Racecadotril ist ein Sekretionshemmer, der innerhalb weniger Stunden die pathologisch erhöhte Sekretion an Wasser und Elektrolyten vermindert. Die Substanz ist ein Prodrug, das nach peroraler Gabe rasch resorbiert und zu dem aktiven Metaboliten Tiorphan hydrolisiert wird. Dieser hemmt die Enkephalinase, eine Zellmembran-Peptidase, die vornehmlich im Dünndarmepithel lokalisiert ist. Dieses Enzym baut Enkephaline, körpereigene Opioide, ab, die an den δ-Opioid-Rezeptor in der Darmwand binden und die Sekretion von Wasser und Elektrolyten hemmen. Wegen der raschen Spaltung durch die Peptidasen haben die Enkephaline aber nur eine kurze Halbwertszeit. Indem Racecadotril die abbauenden Enzyme hemmt, bewirkt es eine Verlängerung des antisekretorischen Effekts der Enkephaline.

Racecadotril wirkt ausschließlich im Darm antisekretorisch und beeinflusst nur die durch Toxine oder Entzündungen bedingte übermäßige Absonderung von Wasser und Elektrolyten. Die basale, also notwendige Sekretion wird dagegen nicht unterbunden.

Die Hemmung der Plasma-Enkephalinase setzt 30 Minuten nach peroraler Gabe ein und erreicht nach ca. zwei Stunden ihr Maximum. Die Hemmung hält ca. acht Stunden an. Die Halbwertszeit beträgt ca. drei Stunden. Racecadotril und seine inaktiven Metaboliten werden hauptsächlich renal eliminiert.

> 🗨 Racecadotril hemmt rasch die übermäßige Ausscheidung von Wasser und Elektrolyten. Die Wirkung setzt bereits nach einer halben Stunde ein.

4.3.2 Handelspräparate und Indikationen

Tiorfan® Kapseln sind zur symptomatischen Behandlung des akuten Durchfalls zugelassen, das Granulat zur ergänzenden Behandlung von Säuglingen (älter als drei Monate) und Kleinkindern, wenn orale Rehydration und sonstige Maßnahmen nicht ausreichen.

> 🗨 Tiorfan® kann schon bei Säuglingen und Kleinkindern zur symptomatischen Behandlung des Durchfalls eingesetzt werden. Es wird unterstützend zu den Trinklösungen angewendet, mit denen die Wasser- und Salzverluste ausgeglichen werden sollen.

Tab. 4.1 Fertigarzneimittel Racecadotril

Handelspräparat®	Wirkstoff
Tiorfan®	Racecadotril

4.3.3 Dosierung und Einnahmehinweise

Erwachsene nehmen initial unabhängig von der Tageszeit eine Kapsel. Danach eine Kapsel 3-mal täglich, vorzugsweise vor den Hauptmahlzeiten, maximal sieben Tage lang.

Die Dosierung richtet sich bei Kindern nach dem Körpergewicht: 1,5 mg/kg KG pro Einnahme, 3-mal täglich. Die Behandlung sollte bis zum Auftreten von

> 🗨 Nehmen Sie sofort eine Kapsel, dann 3-mal täglich eine, möglichst zu den Hauptmahlzeiten. Sie sollten die Kapseln nicht länger als eine Woche lang einnehmen.

zwei normalen Stuhlgängen fortgesetzt werden, insgesamt aber sieben Tage nicht überschreiten.

Das Granulat kann der Nahrung zugesetzt, in einem Glas Wasser gelöst oder der Babyflasche zugegeben werden. Die üblichen Rehydrationsmaßnahmen sollten wegen der Einnahme von Tiorfan® nicht modifiziert werden, denn eine ausreichende Flüssigkeitszufuhr ist unerlässlich.

Tab. 4.2 Dosierung Racecadotril

Handelspräparat®	Dosis Erwachsene	Dosis Kinder
Tiorfan® Kapseln 100 mg	Initial 1, dann 3x tgl. 1	
Tiorfan® Gran. 10/30 mg		3x tgl. 1,5 mg/kg KG

4.3.4 Neben-, Wechselwirkungen und Kontraindikationen

Nebenwirkungen

Als Nebenwirkungen treten hauptsächlich Kopfschmerzen und Übelkeit auf.

- Kopfschmerzen, Schwindel/Benommenheit (häufig)
- Übelkeit, Verstopfung (häufig)
- Appetitlosigkeit (gelegentlich)
- Blähungen, Bauchschmerzen (gelegentlich)
- Durst, Fieber (gelegentlich)
- Hautausschläge (selten)

Wechselwirkungen

Wechselwirkungen sind bislang nicht bekannt.

Wechselwirkungen von Racecadotril mit anderen Wirkstoffen wurden bislang nicht beschrieben.

Kontraindikationen

Tiorfan® sollten Sie nicht einnehmen, wenn Sie Blut oder Eiter im Stuhl haben oder der Durchfall schon längere Zeit besteht.

- Säuglinge unter drei Monaten
- Schwangerschaft und Stillzeit
- Verdacht auf Vorliegen invasiver Keime (Blut oder Eiter im Stuhl, Fieber) oder bei antibiotikaassoziierter Diarrhö
- Chronische Diarrhö
- Kinder mit eingeschränkter Nieren- oder Leberfunktion
- Länger anhaltendes oder unkontrolliertes Erbrechen

4.4 Beratung bei der Abgabe von Rifaximin

4.4.1 Wirkungsweise

Rifaximin ist ein halbsynthetisches Derivat von Rifamycin. Ebenso wie andere Antibiotika der Rifamycin-Gruppe bindet es irreversibel an die Beta-Untereinheit der DNA-abhängigen RNA-Polymerase des Bakteriums. Es hemmt die bakterielle RNA-Synthese und damit das bakterielle Wachstum. Ein Eingriff in menschliche Stoffwechselprozesse erfolgt nicht.

Rifaximin besitzt ein breites antimikrobielles Wirkungsspektrum gegen die meisten grampositiven und -negativen, aeroben und anaeroben Bakterien, die Darminfektionen wie Reisediarrhöen verursachen. Da der Wirkstoff praktisch nicht resorbiert wird ($<$ 1 %), wirkt er lokal im Darmlumen, wodurch er sich von den systemischen Antibiotika unterscheidet. Gegen invasive pathogene Keime ist Rifaximin aus diesem Grund auch nicht wirksam. Resistenzen können sich entwickeln, sind aber aufgrund der kurzen Verwendungsdauer und der hohen Wirkstoffkonzentration im Kolon nicht von klinischer Bedeutung.

In einer randomisierten Doppelblindstudie wurde Rifaximin gegen Ciprofloxacin getestet. In beiden Gruppen nahm die Anzahl erkrankter Patienten vergleichbar ab. Beide Antibiotika verkürzten die Durchfalldauer um rund einen Tag.

> Rifaximin ist ein Antibiotikum mit einer Wirksamkeit gegen viele Keime. Es hemmt ausschließlich im Darm das bakterielle Wachstum.

4.4.2 Handelspräparate und Indikationen

Rifaximin ist in Deutschland unter dem Handelsnamen Xifaxan® zur Behandlung der durch nichtinvasive Bakterien verursachten Reisediarrhö bei Erwachsenen zugelassen (siehe Tab. 4.3).

In anderen Ländern ist Rifaximin bereits seit längerem unter anderen Handelsnamen wie Colidimin®, Normix®, Rifacol® auch für weitere Indikationen (z. B. antibiotikaassoziierte Diarrhöen) verfügbar.

> Xifaxan® kann zur Behandlung der Reisediarrhö angewendet werden, allerdings nur wenn kein Blut im Stuhl vorliegt und kein Fieber auftritt.

Tab. 4.3 Fertigarzneimittel Rifaximin

Handelspräparat®	Wirkstoff
Xifaxan®	Rifaximin

4.4.3 Dosierung und Einnahmehinweise

Die normale Dosierungsempfehlung ist eine Filmtablette (200 mg) alle 8 Stunden (siehe Tab. 4.4). Bei Bedarf kann auf zwei Filmtabletten (400 mg) alle 12 Stunden erhöht werden, die maximale Tagesdosis beträgt 800 mg.

Die Tabletten können zu den Mahlzeiten oder unabhängig davon eingenommen werden. Die Behandlungsdauer sollte bei Reisediarrhö drei Tage nicht

> Nehmen Sie eine Tablette alle acht Stunden ein. Sie können die Tabletten zu den Mahlzeiten einnehmen, aber auch unabhängig davon. Ist nach drei Tagen keine Besserung Ihres Durchfalls eingetreten, sollten Sie einen Arzt vor Ort aufsuchen.

überschreiten. Dauern die Durchfälle drei Tage nach Therapiebeginn noch an, muss ein Arzt hinzugezogen werden.

Bei der Abgabe sollte darauf hingewiesen werden, dass Rifaximin trotz der geringen Resorption wie alle Rifamycin-Derivate zu einer rötlichen Verfärbung des Urins führen kann.

> Unter der Einnahme des Medikaments kann es zu einer harmlosen rötlichen Verfärbung des Urins kommen.

Tab. 4.4 Dosierung Rifaximin

Handelspräparat®	Dosis Erwachsene
Xifaxan®	1 Tbl. alle 8 h

4.4.4 Neben-, Wechselwirkungen und Kontraindikationen

Nebenwirkungen

> Wenn Sie Xifaxan® einnehmen, kann es sein, dass Sie Blähungen bekommen. Machen Sie sich aber keine Sorgen, das ist eine vorübergehende Nebenwirkung des Medikaments.

- Blähungen (sehr häufig)
- Gastrointestinale Symptome (häufig)
- Müdigkeit, Benommenheit, Kopfschmerzen und Fieber (häufig)

Weitere Nebenwirkungen, die an verschiedenen Organen auftreten können, treten nur gelegentlich auf.

Wechselwirkungen

Aufgrund der minimalen Resorption besitzt Rifaximin nur ein geringes Potenzial für systemische Wechselwirkungen mit anderen Medikamenten.

> Wenn Sie die »Mikropille« einnehmen, kann die empfängnisverhütende Wirkung beeinträchtigt sein, sodass Sie in diesem Zyklus zusätzliche Maßnahmen ergreifen sollten.

- Falls der Patient zusätzlich Aktivkohle einnimmt, muss ein Mindestabstand von zwei Stunden eingehalten werden.
- Durch die Veränderungen der Darmflora unter der Therapie mit dem Antibiotikum Rifaximin könnte der kontrazeptive Schutz beeinträchtigt werden, vor allem wenn Frauen mit einem oralen Kontrazeptivum verhüten, dessen Estrogengehalt unter 50 µg liegt. Dann ist es ratsam, zusätzliche alternative kontrazeptive Maßnahmen in Erwägung zu ziehen.

Kontraindikationen

> Sie dürfen Xifaxan® nicht einnehmen, wenn Sie Fieber haben und der Stuhl Blut oder Schleim enthält.

- Patienten mit klinischen Zeichen einer Infektion mit invasiven Erregern, wenn also Fieber oder Blut im Stuhl auftreten.
- Aufgrund fehlender klinischer Daten nicht bei chronisch-entzündlichen Darmerkrankungen wie Morbus oder Colitis ulcerosa.
- In Schwangerschaft und Stillzeit nur unter ärztlicher Aufsicht und unter Abwägung des Nutzen-Risiko-Verhältnisses.

5 Nichtmedikamentöse Therapiemaßnahmen

5.1 Ernährung bei Durchfall

Bei Durchfallerkrankungen sollte der Patient unterstützend viel trinken, um den Verlust an Wasser und Salzen auszugleichen. Empfehlenswert sind Teezubereitungen aus getrockneten Heidelbeeren. Sie enthalten Gerbstoffe, die sich schützend auf die Darmschleimhaut legen. Ebenso eignet sich verdünnter Kamillen- oder Pfefferminztee. Kohlensäurehaltige Getränke dagegen sind zu meiden, Cola auch wegen des zu hohen Zuckeranteils. Säfte mit hohem Fructose-, Saccharose- oder Sorbitanteil (z. B. Apfelsaft) sollten ebenfalls gemieden oder nur stark verdünnt getrunken werden.

Eine Nahrungskarenz wird heute nicht mehr empfohlen, denn Fasten stellt keine echte Entlastung für den Darm dar. Im Gegenteil, da die Enterozyten des Darms ihre Nährstoffe vorwiegend aus dem Darmlumen und nicht über den Blutweg beziehen, können sich die durch den Durchfall geschädigten Zellen durch eine frühzeitige Nahrungszufuhr rascher regenerieren. Bei Appetit kann der Patient essen, eine darmschonende Ernährung ist anfangs aber empfehlenswert. Als Faustregel gilt: wenig Fett, wenig Zucker, nicht Blähendes.

Gut geeignet sind:
- Bananen und geriebene Äpfel, stärkehaltige Nahrungsmittel (Zwieback, Toast, trockene Kekse, Reis)
- Gemüse (Möhrengemüse)
- Gemüsebrühe und -suppen (keine Fettaugen!)
- Naturjoghurt

In den ersten zwei bis drei Tagen sollte auf Kaffee, geröstete und scharfe Speisen sowie auf Rohkost verzichtet werden. Bei infektiösen Diarrhöen kann ein vorübergehender Lactasemangel auftreten, der Symptome einer Milchzuckerunverträglichkeit hervorrufen kann.

Kinder sollten spätestens einige Stunden nach Beginn der oralen Rehydration wieder ihre normale Kost erhalten. Säuglinge können schon während der Rehydrierungsphase angelegt werden. Flaschenernährte Säuglinge erhalten unverdünnte Säuglingsmilchnahrung. Sowohl gestillte als auch flaschenernährte Säuglinge sollten **nicht** auf spezielle Nahrung (sog. »Heilnahrungen« mit redu-

Fasten ist beim Durchfall nicht sinnvoll. Beginnen Sie vielmehr frühzeitig mit einer leichten, darmschonenden Kost mit wenig Fett, wenig Zucker und nichts Blähendem.

Ihren Säugling können Sie ruhig weiterstillen. Geben Sie Ihrem Kind die Lösung zum Salz- und Flüssigkeitsersatz und legen Sie ihn zwischendurch an. Sie sollten Ihr Kind nicht auf eine Heilnahrung umstellen, sondern vielmehr die gewohnte Kost beibehalten.

ziertem Lactose- oder Fettgehalt; Sojaformelnahrung oder Hydrolysat-Formula) umgestellt werden.

Bei Kleinkindern sollte man mit der oben angeführten darmschonenden Ernährung beginnen: komplexe Kohlenhydrate, Nudel-, Kartoffel- oder Reisgerichte, Hafer- oder Grießbrei, Salzstangen, Suppen. Werden diese gut vertragen, kann rasch auf Normalkost mit normalem Fettgehalt übergegangen werden.

6 Der Durchfallkunde im HV

6.1 »Ich brauche etwas gegen Durchfall«

Eine junge Frau, Anfang 20, betritt die Apotheke.

PTA: Guten Tag, was kann ich für Sie tun?

Kundin: Ich hätte gern etwas gegen Durchfall.

PTA: Soll das für Sie selbst sein?

Kundin: Nein, ich möchte etwas für meinen Freund holen. Er hat seit gestern starken Durchfall.

PTA: Hat er auch noch weitere Beschwerden, etwa Fieber, Bauchschmerzen oder Blut im Stuhl?

> ◖❭ Abgrenzung zum Arztbesuch

Kundin: Nein, ich glaube, er hat nur Durchfall. Das scheint im Moment umzugehen. In unserem Bekanntenkreis waren vor einigen Tagen auch einige krank. Gestern fing es bei meinem Freund an und heute Nacht musste er ein paar Mal raus. Heute Morgen fühlte er sich dann recht schlapp.

PTA: Wie es scheint, hat Ihr Freund viel Wasser verloren?

Kundin: Ja, ich glaube schon.

PTA: In der Regel hört eine leichte Magen-Darm-Grippe nach zwei, drei Tagen von allein auf. Problematisch ist beim Durchfall vor allem ein starker Wasserverlust. Denn mit dem Wasser verliert der Körper wichtige Mineralsalze, vor allem Kalium. Deswegen fühlt sich Ihr Freund auch so schlapp. Wichtig ist es, diese Verluste auszugleichen. Dazu empfehle ich Ihrem Freund Elotrans® Beutel.

> ◖❭ Wasser- und Elektrolytsubstitution als wichtigste Maßnahme

Kundin: Kann er denn nicht einfach Cola und Salzstangen nehmen? Reicht das nicht? Ich habe das auch immer so gemacht.

PTA: Cola enthält sehr viel Zucker, der den Flüssigkeitsverlust noch verstärken würde. Bei Durchfall ist es vor allem wichtig, den Mineralstoff- und Wasserverlust auszugleichen. Die Elotrans® Beutel enthalten die notwendigen Mineralstoffe in einem genau aufeinander abgestimmten Verhältnis, sodass sie besonders gut vom Körper aufgenommen werden. Das können Sie mit den Hausmitteln nicht erreichen.

> ◖❭ Stark zuckerhaltige Getränke wie Cola sind ungeeignet

Kundin: Das wusste ich gar nicht. Ja gut, dann nehme ich sie.

PTA: Von den Elotrans® Beuteln sollte Ihr Freund sofort zwei Beutel in Wasser auflösen und trinken. Dann nach jedem weiteren Stuhlgang einen weiteren Beutel. Damit kommt er dann wieder schnell auf die Beine.

Kundin: Ja, gut. Reicht das?

PTA: In der Regel schon. Hat Ihr Freund noch weitere Erkrankungen? Nimmt er noch andere Medikamente ein?

Kundin: Nein.

PTA: Ihr Freund kann auch ruhig versuchen, etwas zu essen. Am Anfang am besten darmschonende Kost: Tee und Zwieback, Toast, eine Brühe oder, wenn er mag, auch Naturjoghurt. Dann kommt er schnell wieder zu Kräften. Falls der Durchfall aber länger als drei Tage andauert, sollte Ihr Freund zum Arzt gehen. Dann liegt möglicherweise eine andere Ursache für den Durchfall vor, die durch den Arzt abgeklärt werden sollte.

Kundin: Das werde ich ihm sagen. Vielen Dank! (bezahlt und verabschiedet sich) Auf Wiedersehen!

PTA: Auf Wiedersehen!

6.2 »Ich möchte etwas, das den Durchfall stoppt«

Kundin, Anfang 60, möchte etwas gegen Durchfall.

Kundin: Guten Morgen! Ich brauche etwas gegen Durchfall für meinen Mann.

Apotheker: Guten Morgen! Wie lange hat Ihr Mann denn schon Durchfall?

Kundin: Seit drei, vier Tagen.

Apotheker: Und welche Beschwerden hat er genau? Hat er auch Erbrechen oder Fieber? Hat er auch Blut im Stuhl?

Kundin: Erbrochen hat er nicht. Ob er etwas Fieber hat, weiß ich nicht. Und Blut? Das hätte er bestimmt gesagt. Ich glaube, er hat nur Durchfall, aber schon recht heftigen. Deswegen soll ich auch etwas holen, das den Durchfall stoppt.

Apotheker: Ja, ich verstehe, die Durchfälle sind sehr unangenehm. Und Ihr Mann verliert damit Flüssigkeit und Salze. Die müssen ersetzt werden, damit er sich nicht zu schwach fühlt. Aber eine Frage noch: Hat Ihr Mann auch noch andere Erkrankungen? Nimmt er noch andere Medikamente ein?

Kundin: (etwas erstaunt) Ja, er ist zuckerkrank und hat auch zu hohen Blutdruck. Wie die Mittel heißen, weiß ich nicht. Aber die nimmt er doch immer.

Apotheker: Sie sind überrascht, dass ich danach frage. Aber manchmal kann ein Durchfall durch andere Arzneimittel ausgelöst werden. Sonst nimmt Ihr Mann nichts ein?

Kundin: Ja, wissen Sie, er hustet doch schon seit einigen Wochen so stark. Da war er vorige Woche beim Arzt. Der hat ihm etwas gegen die schwere Bronchitis verordnet. Den Namen weiß ich auch nicht. Aber der Arzt hat gesagt, dass mein Mann die Tabletten ganz regelmäßig nehmen müsse, bis die Packung leer sei.

Apotheker: War das vielleicht ein Antibiotikum?

Kundin: Ja, ich glaube schon.

● Ernährungstipp darmschonende Kost

● Grenzen der Selbstmedikation

● Eventuell medikamentenassoziierte Diarrhö beim älteren multimorbiden Patienten

Apotheker: Manchmal können Antibiotika einen Durchfall verursachen, da sie neben den Krankheitserregern auch die natürliche Darmflora, also die »guten« Keime im Darm abtöten. Dann gerät das natürliche Gleichgewicht durcheinander. Oft ist das harmlos, aber ich kann Ihrem Mann nur empfehlen, noch mal zum Arzt zu gehen. Nur der Arzt kann die Ursache genau abklären.

Kundin: Das hätte ich nie gedacht, dass der Durchfall etwas mit der Bronchitis zu tun haben kann.

Apotheker: Es könnte sein. Zur Sicherheit sollte Ihr Mann mit dem Arzt reden, zumal er mit dem Diabetes und dem Bluthochdruck noch weitere Grunderkrankungen hat.

Kundin: Ja, gut, das wird wohl besser sein. Vielen Dank! Auf Wiedersehen!

Apotheker: Auf Wiedersehen!

> ◖◗ Verdacht antibiotikaassoziierte Diarrhö

> ◖◗ Weitere Grunderkrankungen – Grenzen der Selbstmedikation überschritten

6.3 »Bitte einmal Imodium® akut«

Kundin, ca. 35 Jahre, verlangt Imodium®.

Kundin: Guten Tag. Ich hätte gern einmal Imodium®.

PTA: Guten Tag. Sollen die Imodium® für Sie selbst sein?

Kundin: Ja, ich habe seit zwei Tagen Durchfall.

PTA: Haben Sie noch weitere Beschwerden? Erbrechen, Bauchschmerzen oder Fieber? Oder gar Blut im Stuhl?

Kundin: Nein, nein, so schlimm ist es nicht. Ich habe nur vorgestern Durchfall bekommen und etwas erbrochen. Ich habe dann sofort Imodium® genommen, denn ich hatte noch ein paar vom letzten Ägyptenurlaub. Da hatte ich auch Durchfall, ausgerechnet während unserer Rundfahrt. Da war ich froh, dass ich Imodium® dabei hatte, das hat mir gut geholfen.

PTA: Ja, Imodium® ist ein gutes Mittel, um den Durchfall zu stoppen, denn es hemmt die Darmmuskulatur. Gerade wenn man unterwegs ist und nicht immer eine Toilette zur Verfügung hat, ist das ja sehr wichtig. Allerdings gelangen bei einem Brechdurchfall Krankheitskeime in den Darm. Durch den Durchfall werden sie verstärkt ausgeschieden und der Körper befreit sich von ihnen. Wenn man den Darm ruhig stellt, gelingt das nicht mehr so gut.

Kundin: Ach, das wusste ich gar nicht. Gut, dass Sie mir das sagen. Dann ist es gar nicht so günstig, den Darm sofort ruhig zu stellen? Kann man denn dann gar nichts gegen einen Durchfall tun?

PTA: In leichteren Fällen hört eine Magen-Darm-Grippe nach zwei, drei Tagen von allein auf. Problematisch ist vor allem ein starker Wasserverlust, denn mit der Flüssigkeit verliert der Darm auch viele Salze. Wichtig ist es, diese Verluste auszugleichen. Es gibt verschiedene Präparate zur Herstellung geeigneter Trinklösungen. Haben Sie denn viel Wasser verloren?

Kundin: Nein, eigentlich nicht. Nach den Imodium® ist es ja auch schnell besser geworden. Ich wollte jetzt nur neue Tabletten holen, falls der Durchfall noch mal auftritt. Und getrunken habe ich die beiden letzten Tage ganz bewusst viel.

> ◖◗ Häufig zu unkritischer Gebrauch von Motilitätshemmern

Selbstmedikation von Loperamid ist auf zwei Tage begrenzt

PTA: Ja, denn das ist sehr wichtig. Sie sollten jetzt keine Imodium® mehr nehmen. Falls der Durchfall noch mal auftritt, und dann wäre es ja heute schon der dritte Tag, ist es sinnvoller, dass Sie zum Arzt gehen. Es könnte sein, dass dann etwas anderes als eine einfache Magen-Darm-Grippe vorliegt. Dann sollte der Arzt abklären, welche Ursache Ihrem Durchfall zugrunde liegt.

Kundin: Ja, gut, das werde ich machen. Aber ich glaube, das wird nicht nötig sein, es geht mir ja schon wieder besser. Aber vielen Dank für die Beratung!

PTA: Gern geschehen. Und vor Ihrem nächsten Urlaub beraten wir Sie auch gern, was Sie an Medikamenten mitnehmen sollten und wie sie sich vorbeugend schützen können.

Kundin: Darauf komme ich gern zurück. Auf Wiedersehen!

PTA: Auf Wiedersehen!

6.4   »Ich brauche etwas gegen Durchfall für meine Tochter«

Junge Mutter kommt in die Apotheke.

PTA: Guten Morgen.

Gastroenteritis beim Kind

Mutter: Guten Morgen. Ich brauche etwas gegen Durchfall für meine Tochter.

PTA: Wie alt ist Ihre Tochter denn?

Mutter: Meine Tochter ist fünf.

PTA: Und welche Beschwerden liegen bei Ihrer Tochter genau vor? Wie lange hat sie schon Durchfall?

Mutter: Seit gestern. Gestern Morgen im Kindergarten fing es an. Danach hatte sie noch ein paar Mal Durchfall. Ich denke, sie hat sich im Kindergarten angesteckt. Dort waren in den letzten Tagen einige Kinder an Magen-Darmgrippe erkrankt.

PTA: Ja, das ist gut möglich. Hat Ihre Tochter neben den Durchfällen noch weitere Symptome? Hat sie Fieber, Erbrechen oder Übelkeit?

Mutter: Nein, übel war ihr nicht. Und erbrochen hat sie auch nicht. Es geht ihr eigentlich ganz gut. Aber sie ist halt noch etwas schlapp.

ORL als Therapie der Wahl

PTA: Ja, mit den Durchfällen verliert Ihre Tochter Wasser und Salze, sodass sie sich dann schlapp fühlt. Wichtig ist es, das verlorene Wasser und die Salze zu ersetzen. (Sie holt eine Packung Oralpaedon® und zeigt sie der Kundin.)
Davon sollten Sie einen Beutel in einem Glas Wasser auflösen und Ihrer Tochter zu trinken geben. Gleich sofort, wenn Sie zu Hause sind und dann nach jedem weiteren Stuhlgang. Danach wird sich Ihre Tochter bald wieder besser fühlen. Ansonsten sollten Sie Ihrer Tochter ruhig leichte Kost zu essen geben, also z. B. geriebene Äpfel, Bananen, Zwieback oder Brötchen. Nur mit fettreichen Lebensmitteln sollten Sie etwas warten, um den Darm nicht zu früh zu belasten.

Ernährungstipp darmschonende Kost

Mutter: Ja, Bananen mag sie gern. Die habe ich ihr auch schon gegeben. Und geriebene Äpfel hat mir meine Mutter früher immer gegeben, wenn ich als Kind Durchfall hatte. Die wirken stopfend, nicht wahr?

PTA: Genau, in den Äpfeln sind Pektine, die sehr gut das Wasser binden und den Darminhalt eindicken. Sie können Ihrer Tochter auch noch diese Beutel Perenterol Junior® geben. (Nimmt die Packung aus dem Regal hinter sich und zeigt sie der Mutter.) Darin sind Stoffe enthalten, die die natürliche Darmflora, also die guten Keime im Darm, steigern.

Mutter: (nimmt die Packung) Das Medikament kenne ich auch. Das hat uns der Kinderarzt früher schon mal aufgeschrieben.

PTA: Ja, es ist sehr gut, denn es hilft dem Körper, sich schneller zu erholen. Davon geben Sie Ihrer Tochter ein- bis zweimal täglich 1 Beutel in Wasser aufgelöst. Dann wird es ihr sehr schnell besser gehen. Sollte der Durchfall allerdings in ein, zwei Tagen nicht vorbei sein, sollten Sie doch noch mit Ihrer Tochter zum Kinderarzt gehen.

Mutter: Ich glaube, so schlimm ist es nicht. Aber natürlich, wenn es nicht besser wird, gehe ich mit ihr zum Arzt. (Bezahlt und verabschiedet sich) Vielen Dank und auf Wiedersehen!

PTA: Auf Wiedersehen!

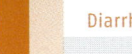 Probiotika zur Verkürzung der Durchfalldauer

7 Adressen und Links

7.1 Bezugsquellen

Laienverständliche Informationen zu Gesundheitsthemen
- www.apotheken-umschau.de
- www.onmeda.de

Aktuelle reisemedizinische Empfehlungen
- Robert-Koch-Institut, Berlin
  www.rki.de
- Reisemedizinisches Zentrum (MD Medicus Reise und Tropenmedizin GmbH, Tropeninstitut Hamburg)
  www.gesundes-reisen.de
- Bundesaußenministerium, Berlin
  www.auswaertiges-amt.de
- Centrum für Reisemedizin
  www.crm.de

Laiengerecht aufbereitete Informationen
- www.fit-for-travel.de

Obstipation

8 Beratung zum Krankheitsbild Obstipation

Unter Obstipation versteht man das Beschwerdebild einer zu seltenen oder erschwerten Stuhlentleerung, hinter dem die verschiedensten Ursachen stecken können. Etwa 10 bis 20 % der Bevölkerung leiden von Zeit zu Zeit daran.

8.1 Physiologische Passagezeit des Darminhalts

Die normale Passagezeit der Nahrung durch den Verdauungstrakt ist individuell sehr verschieden. Bei einigen Menschen wird die Nahrung bereits nach gut einem Tag ausgeschieden, bei anderen erst nach vier Tagen. Sie müssen sich also keine Gedanken machen, wenn Sie nur alle zwei, drei Tage Stuhlgang haben.

Die physiologische Passagezeit der Nahrung durch den Magen-Darm-Trakt variiert von Mensch zu Mensch sehr stark. Sie liegt in der Regel zwischen 30 und 120 Stunden.

Nach relativ rascher Passage durch Magen (1–3 Stunden) und Dünndarm (6–9 Stunden) erfolgt eine deutliche Verlangsamung im Dickdarm, wo der flüssige Speisebrei zu einer festen Masse eingedickt wird. Für diese Aufgabe muss das Kolon spezielle motorische Fähigkeiten besitzen: die kontinuierliche Durchmischung erfolgt durch nicht-propulsive Bewegungen, das langsame Vorantreiben durch peristaltische Wellen. Ferner besitzt das Kolon die Fähigkeit, den Darminhalt vorübergehend zu speichern. Die Passagezeit zwischen Blinddarm (Caecum) und Sigma ist daher deutlich länger, schwankt aber individuell stark zwischen 12 und 24 (bis zu 48) Stunden. Sigma und Rektum dienen bis zur Stuhlentleerung als Reservoir. Die Passagezeit für diesen kurzen Abschnitt ist entsprechend lang, aber ebenfalls sehr variabel: 12–48 Stunden (siehe Abb. 8.1).

Im Rektum löst der Stuhl durch die Reizung der Dehnungsrezeptoren die Defäkation aus. Dieser komplexe Vorgang ist zunächst willkürlich beeinflussbar, läuft dann aber reflexartig ab. Durch die Füllung des Rektums wird reflektorisch der innere Schließmuskel relaxiert, so dass der Stuhl in den oberen Analkanal eintreten kann. In dieser Phase kann noch durch Kontraktion des äußeren Afterschließmuskels die Defäkation unterdrückt werden. Soll jedoch die Defäkation erfolgen, muss der Muskel bewusst entspannt werden. Gleichzeitig richtet sich das Rektum auf und der Stuhl wird durch Kontraktion des Rektums ohne zusätzliche Bauchpresse selbstständig entleert.

Der Transit des Speisebreis durch den Magen-Darm-Trakt unterliegt der zentralnervösen Steuerung sowie der Kontrolle und Koordination des enterischen Nervensystems. Ferner ist die Passage abhängig von der Nahrungs-

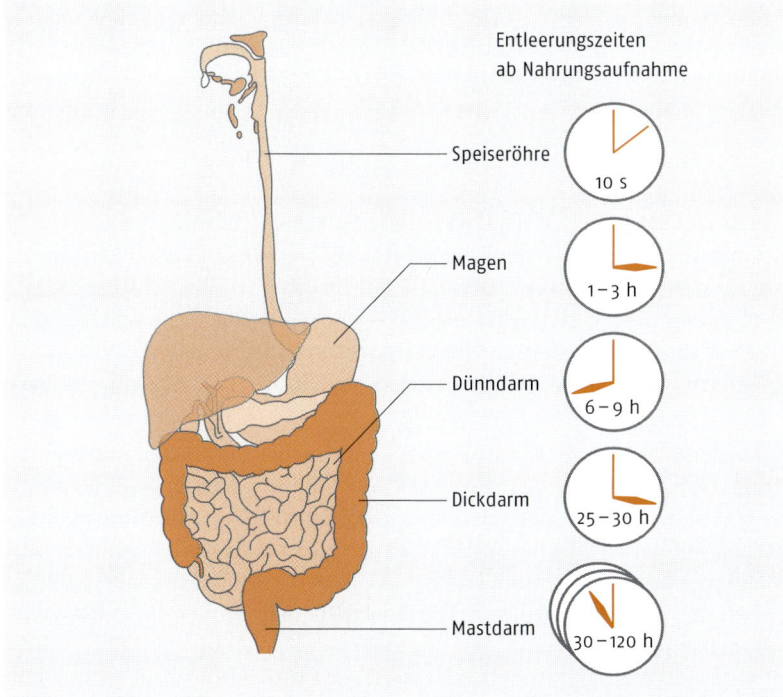

Entleerungszeiten
ab Nahrungsaufnahme

Speiseröhre — 10 s

Magen — 1–3 h

Dünndarm — 6–9 h

Dickdarm — 25–30 h

Mastdarm — 30–120 h

Abb. 8.1 Passagezeit durch den Gastrointestinaltrakt ab dem Zeitpunkt der Nahrungsaufnahme

🗨 Die Passage des Speisebreis durch Magen und Dünndarm erfolgt recht schnell. 6 bis 9 Stunden nach der Nahrungsaufnahme wird der Darminhalt an den Dickdarm abgegeben. Nun verlangsamt sich die Passage, denn der sehr flüssige Darminhalt muss eingedickt werden. Das dauert etwa einen halben bis einen Tag. Anschließend verbleibt der Stuhl bis zur Entleerung im Mastdarm, wobei die Verweildauer individuell sehr stark schwanken kann. Einige Menschen geben den Stuhl bereits nach gut einem Tag nach Nahrungsaufnahme ab, andere erst nach mehreren Tagen.

zusammensetzung und den Lebensgewohnheiten sowie von einem unbehinderten und schmerzfreien Transport durch die propulsive Peristaltik der Darmmuskulatur.

8.2 Definition und Pathophysiologie

8.2.1 Definition

Obstipation ist keine Krankheitseinheit, sondern ein häufig vorkommendes Symptom, das vielfältige Ursachen haben kann.

Unter einer Obstipation versteht man den subjektiven Eindruck, den Darminhalt zu selten, zu wenig oder nur unter Beschwerden ausscheiden zu können. Stuhlfrequenzen zwischen drei Stühlen pro Woche und drei Stühlen am Tag gelten als normal. Üblicherweise spricht man von einer Obstipation bei weniger als drei Stuhlentleerungen pro Woche. Als alleiniges Kriterium ist die Stuhlfrequenz allerdings wenig aussagekräftig, denn sie tritt nur bei einem Drittel der Patienten auf. Von mindestens gleichrangiger Bedeutung sind weitere Be-

🗨 Von einer Verstopfung spricht man, wenn man zu selten Stuhlgang hat, also weniger als 3-mal in der Woche. Eine Verstopfung liegt aber auch vor, wenn die Stuhlhäufigkeit zwar normal ist, der Stuhl aber hart ist und Schmerzen bei der Stuhlentleerung auftreten.

schwerden der Patienten. Einige leiden unter dem Absetzen eines zu harten Stuhles und haben Schmerzen bei der Defäkation, andere haben das anhaltende Gefühl einer unvollständigen Entleerung. Daneben bestehen oft Völlegefühl und Appetitlosigkeit.

> **Merke**
>
> Unter Obstipation versteht man ein sehr stark durch den subjektiven Eindruck bestimmtes Beschwerdebild. Die verminderte Stuhlfrequenz (weniger als drei Stuhlentleerungen pro Woche) ist nur ein mögliches Symptom. Mindestens gleichwertig sind die subjektiven Beschwerden einer erschwerten oder unvollständigen Stuhlentleerung.

Man unterscheidet zwischen akuter und chronischer Obstipation. Eine **akute Obstipation** entwickelt sich innerhalb von Stunden oder Tagen. Sie ist oft harmlos und Folge veränderter Lebensgewohnheiten, wie z. B. einseitiger Ernährung, auf Reisen oder bei akuter Bettlägerigkeit. Selten ist sie Symptom einer behandlungsbedürftigen mechanischen Verengung des Darmlumens, die ein Zeichen für das Vorliegen von Darmpolypen oder gar eines Kolon- oder Rektumkarzinoms sein kann. Bei neu auftretenden Obstipationen, vor allem wenn sie mit Warnsignalen wie starken Bauchschmerzen, Abgaben von Blut oder verformtem fingerdünnen Stuhl einhergehen, ist in erster Linie an ein mechanisches Hindernis zu denken. In diesen Fällen müssen die Patienten sofort medizinisch betreut werden.

Von einer **chronischen Obstipation** spricht man bei einer Beschwerdedauer von mehr als drei Monaten. Sie tritt relativ häufig auf. Frauen sind signifikant häufiger betroffen als Männer. Ebenso steigt mit zunehmendem Lebensalter die Häufigkeit einer chronischen Obstipation. Sie erreicht mit über 60 Jahren 30 %.

Weiterhin unterscheidet man funktionelle von sekundären Obstipationen. Während sich **sekundäre Obstipationen** als Teil einer Grunderkrankung oder als Nebenwirkung zahlreicher Medikamente manifestieren, bleibt bei **funktionellen Obstipationen** die Ursache oft unklar. Der überwiegende Teil der Obstipationen ist funktionell bedingt. Um sie diagnostisch besser fassen zu können, wurden 2006 auf einer internationalen wissenschaftlichen Konsensus-Konferenz die sogenannten Rom-III-Kriterien anerkannt. Sie stellen die Wichtigkeit anderer Symptome neben der Stuhlfrequenz für die Diagnose einer funktionellen Obstipation heraus.

🗩 Wenn Sie nie Verdauungsprobleme hatten, aber plötzlich feststellen, dass sich an Ihrem Stuhlgang etwas ändert, sollten Sie zum Arzt gehen. Ganz besonders, wenn Sie gleichzeitig Bauchschmerzen, einen fingerdünnen Stuhl oder gar Blutbeimengungen haben.

🗩 Wenn Sie länger als 3 Monate unter Verstopfung leiden oder die Beschwerden immer wieder auftreten, spricht man von einer chronischen Obstipation.

🗩 Eine Verstopfung kann im Zusammenhang mit einigen Krankheitsbildern oder als Nebenwirkung zahlreicher Medikamente auftreten. Den meisten Verstopfungen liegt aber keine schwerwiegende Erkrankung zugrunde.

Definition: Rom-III-Kriterien für das Vorliegen einer funktionellen Obstipation

Eine funktionelle Obstipation liegt vor, wenn innerhalb der letzten 6 Monate während mindestens 12 Wochen (kontinuierlich oder wiederholt) bei über 25 % der Stuhlgänge mindestens 2 der folgenden Symptome vorliegen:

- Starkes Pressen
- Harter Stuhl
- Gefühl der unvollständigen Entleerung
- Gefühl der anorektalen Obstruktion/Blockierung
- Manuelle Unterstützung zur Erleichterung der Defäkation (z. B. digitale Ausräumung, Stützen des Beckenbodens)
- Weniger als drei Stuhlgänge pro Woche
- Außerdem liegen kein breiiger, ungeformter Stuhl und keine Kriterien für ein Reizdarmsyndrom vor.

> Zur Beurteilung von chronischen Obstipationen ohne organische Ursache ist das subjektive Befinden des Patienten entscheidend. Es kommt darauf an, wie Sie sich fühlen. Wenn Sie, wie Sie sagen, alle zwei Tage zur Toilette können, aber immer einen harten Stuhl haben, beim Stuhlgang stark pressen müssen und anschließend das Gefühl einer unvollständigen Entleerung haben, dann sind das alles Zeichen einer Verstopfung.

8.2.2 Pathophysiologie und Ursachen

Merke

Die Mehrzahl der Obstipationen ist funktionell bedingt.

Bei bis zu 60 % der Patienten mit Obstipation finden sich keine objektivierbaren Hinweise auf pathologische Ursachen.

Funktionelle Obstipationen

Die funktionellen Obstipationen lassen sich in drei Gruppen unterteilen:
- Slow-Transit-Obstipation (13 %)
- Outlet-Obstipation (25 %)
- Normal-Transit-Obstipation (59 %)

In 3 % der Fälle treten Slow-Transit- und Outlet-Obstipation in Kombination auf.

Der **Slow-Transit-Obstipation** liegt eine Kolonmotilitätsstörung mit einer verlangsamten Dickdarmpassage zugrunde. Häufigkeit, Stärke und Dauer der Kontraktionen der Kolonmuskulatur sind vermindert. Die für den Weitertransport erforderlichen peristaltischen Wellen sind abgeschwächt, der Darminhalt wird nur langsam weiter bewegt. Da dem Darminhalt weiter Wasser entzogen wird, entsteht ein harter Stuhl.

> Bei Verstopfungen ohne organische Ursache kann die Darmbeweglichkeit erniedrigt sein, so dass der Darminhalt langsamer transportiert wird.

Diese Propulsionsschwäche findet sich überwiegend bei Frauen. Sie sind mindestens doppelt so häufig betroffen wie Männer. Ebenso nimmt das Krankheitsbild mit zunehmendem Alter zu. Die Ätiologie ist letztlich unklar, postuliert wird eine enterische Neuropathie.

💬 Es können aber auch Entleerungsstörungen vorliegen. Diese sind häufig durch schmerzhafte Veränderungen wie Hämorrhoiden oder Abszesse bedingt. Wegen der schmerzhaften Stuhlentleerung wird der Defäkationsreiz zunächst häufig willkürlich unterdrückt. Mit der Zeit lässt der Stuhldrang nach und es entwickelt sich eine dauerhafte Verstopfung.

Bei der **Outlet-Obstipation** (anorektale Entleerungsstörungen) wird die Stuhlentleerung durch unterschiedliche mechanische Hindernisse gestört, die erst während der Defäkation auftreten. Schmerzhafte Veränderungen im Bereich von Rektum und Anus wie Hämorrhoiden, Fissuren, anorektale Abszesse und Ekzeme können zu einer zunächst willkürlichen Unterdrückung der Defäkation führen. Wird der Defäkationsreiz wiederholt unterdrückt, kann die Rektumsensibilität auf den physiologischen Dehnungsreiz abnehmen. Auch die Kolonpassagezeit kann sich verlängern. Ein Circulus vitiosus entwickelt sich, denn durch den erhöhten Sphinkterdruck wird das betroffene Gebiet schlechter durchblutet und die Abheilung erschwert. Da die Schmerzen anhalten, bleibt aber auch der Sphinktertonus erhöht.

Weitere Ursachen anorektaler Entleerungsstörungen können ein innerer Rektumprolaps (Mastdarmvorfall) und eine Rektozele (Darmwandvorwölbung) sein. In beiden Fällen liegt keine mechanische Verengung des Darmlumens vor. Vielmehr kommt es erst während der Defäkation zu einer Vorwölbung der Darmwand und zu einer Behinderung der Stuhlentleerung trotz vorhandenen Dranggefühls. Die Stuhlentleerung ist erschwert bzw. unvollständig. Bedingt werden diese Funktionsstörungen durch eine Schwächung des Beckenbodens, die besonders bei Frauen nach mehreren Geburten auftritt.

💬 Manchmal wölben sich aber auch während des Stuhlgangs Teile der Darmwand vor, sodass die Entleerung behindert wird.

Bei der als Beckenbodendyssynergie (Anismus) bezeichneten Defäkationsstörung kommt es zu einer fehlerhaften Kontraktion, da der Patient, anstatt seinen Schließmuskel zur Defäkation zu entspannen, alle Beckenbodenmuskeln einschließlich des äußeren Sphinktermuskels kontrahiert. Der Analkanal kann sich nicht öffnen, die Stuhlentleerung wird erschwert oder blockiert. Für diese Defäkationsstörung, die gehäuft bei sehr jungen Patientinnen mit schwerer Obstipation auftritt, werden vor allem psychologische Faktoren verantwortlich gemacht. Befragungen haben z. B. eine hohe Inzidenz für sexuellen Missbrauch ergeben.

💬 Sehr häufig führt auch ein Reizdarm zur Verstopfung, denn auf Stress reagiert der Darm sehr sensibel. In Stresssituationen schüttet der Körper vermehrt die Hormone Adrenalin und Noradrenalin aus, die bremsend auf die Darmtätigkeit wirken.

Bei den meisten Patienten mit einer funktionellen Obstipation liegt jedoch weder eine verlangsamte Kolonpassage noch eine anorektale Entleerungsstörung vor. Sie zeigen eine normale Passagezeit des Darminhalts. Die **Normal-Transit-Obstipation** entspricht dem Reizdarmsyndrom vom Obstipationstyp (vgl. Kap. 16).

Das gegenüber sekundären Obstipationen gehäufte Vorkommen funktioneller Formen veranschaulicht Tabelle 8.1.

Tab. 8.1 Ursachen der Obstipation nach Häufigkeit (nach Block)

Vorkommen	Erkrankung
Häufig	Habituelle Obstipation, Reizdarmsyndrom, Fehlernährung, Bettlägerigkeit
Weniger häufig	Medikamentennebenwirkung, Depression, Morbus Parkinson, Hypothyreose, Kolonkarzinom, Hypokaliämie
Selten	Hyperparathyreoidismus, Multiple Sklerose

💬 Den meisten Verstopfungen liegt keine organische Ursache zugrunde. Akute Verstopfungen sind häufig Folge von Bettlägerigkeit oder von Ernährungsumstellung, chronische häufig Folge eines Reizdarms oder von Entleerungsstörungen.

Sekundäre Obstipationen

Sekundäre Formen der Obstipation können durch mechanische Verengungen des Darmlumens bedingt sein. Als Ursache kommen Tumore und entzündliche oder narbige Stenosen des Darms in Frage. Vor allem aber treten sekundäre Obstipationen als unerwünschte Nebenwirkungen von Medikamenten sowie als Begleitsymptome einer Vielzahl neurologischer und systemischer Krankheitsbilder auf. Auch viele Schwangere leiden häufig an einer hartnäckigen Obstipation.

Eine Obstipation gehört mit zu den häufigsten **unerwünschten Arzneimittelwirkungen**. Eine Auswahl potenziell obstipierend wirkender Medikamente zeigt Tabelle 8.2.

💬 Sehr häufig tritt eine Verstopfung auch als Nebenwirkung von Arzneimitteln auf.

Bei einigen Substanzen erklärt sich die obstipierende Wirkung aus dem direkten Eingriff in den komplexen physiologischen Regelmechanismus. So wirken Anticholinergika über die Hemmung des Tonus der glatten Muskulatur erschlaffend auf die Darmmuskulatur und vermindern den propulsiven Transport des Darminhalts. Opioide dagegen führen zu einer spastischen Obstipation, indem sie die Darmmotilität reduzieren und zu einer Konstriktion der glatten Muskulatur führen. Andere Stoffe wie einige Diuretika entfalten ihre obstipierende Wirkung erst sekundär über den unerwünschten Effekt eines Kaliummangels. Bei weiteren Stoffen lässt sich die pathophysiologische Wirkung nicht ableiten, es liegen nur rein empirische Erfahrungen vor.

Obstipierend wirkt auch ein Laxanzienmissbrauch, wenn Abführmittel ohne medizinische Indikation in hoher Dosierung eingenommen werden, z. B. zur Gewichtsreduktion oder im Rahmen von Essstörungen. In diesen Fällen dienen

Tab. 8.2 Potenziell obstipierende Medikamente

Indikationsgruppe	Beispiele
Analgetika	Morphin und Derivate
Antazida	Aluminium-haltige
Anticholinergika	Biperiden, Metixen
Antidepressiva	MAO-Inhibitoren, Phenothiazin, Trizyklika
Antiepileptika	Gabapentin
Antitussiva	Codein, Dihydrocodein
Diuretika	Thiazide
Dopaminergika	Bromocriptin, Levodopa
H_2-Blocker	Cimetidin, Famotidin, Ranitidin
Mineralstoffpräparate	Eisen-, Calcium-Salze
Neuroleptika	Levomepromazin, Olanzapin, Sulpirid
Sexualhormone	Gestagene

💬 Eine ganze Reihe von Arzneimitteln können zu Verstopfung führen, z.B. starke Schmerzmittel wie Morphine, bestimmte Hustenstiller, Antidepressiva, aber auch Mineralstoffe wie Eisensalze.

die Laxanzien nicht der Behebung einer Obstipation, können aber durch die ständige Beeinträchtigung der Verdauung eine solche hervorrufen.

Praxistipp

Sehr häufig treten Obstipationen als Nebenwirkungen von Medikamenten auf. Besonders bei älteren, multimorbiden Patienten ist daher zu prüfen, ob die Obstipation nicht medikamentös bedingt sein kann.

💬 Eine Verstopfung ist eine häufige Nebenwirkung bei einer Vielzahl von Medikamenten. Vielleicht hängen ja auch Ihre Verdauungsprobleme mit der Einnahme anderer Arzneimittel zusammen. Welche Medikamente nehmen Sie denn ein?

Bei einer medikamentös bedingten Obstipation kann im günstigsten Fall das Medikament abgesetzt oder in der Dosis reduziert werden. In anderen Fällen ist ein Präparatewechsel sinnvoll, z. B. ein Austausch von aluminiumhaltigen Antazida gegen Säuresekretionshemmer oder von tri- und tetrazyklischen Antidepressiva gegen Serotonin-Wiederaufnahmehemmer. Muss das obstipierend

Tab. 8.3 Therapeutische Maßnahmen bei Medikamenten, die häufig eine Obstipation verursachen

Obstipierendes Arzneimittel	Therapeutische Maßnahme
Aluminiumhaltige Antazida bei der Indikation Refluxkrankheit der Speiseröhre	Säuresekretionshemmer
Antidepressiva (tri- und tetrazyklische)	Serotonin-Wiederaufnahmehemmer
Antiepileptika	Laxanzien
Antihypertensiva (Calciumantagonisten, Clonidin)	Änderung des Wirkprinzips (z. B. ACE-Hemmer, β-Blocker)
Eisenpräparate	i. m./i. v.-Applikation oder Laxanzien
Opioide	Laxanzien
Parkinsonmittel (anticholinerg oder dopaminerg)	Laxanzien

💬 Es kann sein, dass die Antidepressiva, die Sie einnehmen, Ihre Verstopfung verursachen. Es gibt gute Alternativen ohne eine derartige Nebenwirkung. Sprechen Sie doch mal mit Ihrem Arzt, ob diese eventuell für Sie in Frage kommen.

wirkende Medikament beibehalten werden, kann eine symptomatische Therapie mit Laxanzien erforderlich sein. So sollte etwa eine opioidinduzierte Obstipation von Beginn an behandelt werden. Einen Überblick über die bei den jeweiligen Arzneimitteln zu ergreifenden Maßnahmen gibt Tabelle 8.3.

Deutlich seltener tritt eine Obstipation als **Begleitsymptom neurologischer oder systemischer Erkrankungen** auf. Die häufigste metabolische Ursache für eine Obstipation stellt ein Diabetes mellitus dar. Bis zu 60 % aller Diabetiker leiden unter Verstopfung, vor allem wenn bereits Neuropathien des autonomen Nervensystems vorliegen, die die gastrointestinale Motorik beeinflussen. Die Hypothyreose ist die wichtigste obstipierende endokrine Erkrankung. Die Patienten sind häufig kälteempfindlich, leicht ermüdbar, bradykard und obstipiert. Gerade im höheren Lebensalter kann eine neu auftretende Obstipation ein wichtiges klinisches Symptom für eine Schilddrüsenunterfunktion sein, denn das charakteristische Myxödem, also die eigentümliche Verdickung und Schwellung der Haut aufgrund der Einlagerung von Glykosaminoglykanen, tritt erst beim Vollbild der Erwachsenen-Hypothyreose auf. Da alle Ebenen des zentralen und peripheren Nervensystems die Funktionen des Verdauungstraktes beeinflussen, rufen auch zahlreiche neurologische Erkrankungen Störungen der Darmfunktion hervor. Ebenso gehen psychiatrische Erkrankungen wie Depressionen vielfach mit Obstipation einher. Oftmals bleibt aber unklar, ob

💬 Eine Verstopfung kann Folge einer Reihe von Grunderkrankungen sein. Diabetiker z. B. leiden sehr häufig unter Verstopfung, vor allem wenn sie die Erkrankung schon lange haben und schlecht eingestellt sind. Dann kann es auch im Verdauungstrakt zu Nervenschädigungen kommen, die die Darmbeweglichkeit beeinträchtigen.

Tab. 8.4 Obstipation als Begleitsymptom neurologischer und systemischer Erkrankungen

Ursache	Beispiele
Neurogene Ursachen	Morbus Parkinson, Multiple Sklerose, Rückenmarks-verletzungen (Querschnittssyndrom), Apoplex, Poly-neuropathie, Trauma, Tumor, Morbus Hirschsprung
Endokrine Ursachen	Hypothyreose, Hyperparathyreoidismus, Neben-niereninsuffizienz, Schwangerschaft
Metabolische Ursachen	Diabetes mellitus, Hyperkalzämie, Hypokaliämie, Urämie, Porphyrie
Psychogene Ursachen	Depression, Anorexia nervosa, Angstzustände

die Obstipation durch die Krankheit selbst oder durch die obstipierend wirken-den Antidepressiva bedingt ist. Einen Überblick über die wichtigsten neuro-logischen und systemischen Ursachen einer Obstipation gibt Tabelle 8.4.

8.3 Diagnostik

Im Vordergrund steht eine sorgfältige Anamnese. Zunächst ist zu klären, ob überhaupt eine Obstipation vorliegt oder ob der Patient nur falsche Vorstellun-gen über ein abnormes Stuhlverhalten hat. Bei vielen Patienten ist eine falsche Erwartungshaltung ausschlaggebend dafür, dass sie ihr Stuhlverhalten als ab-norm empfinden. Nicht wenige befürchten, dass ihr Körper durch Darminhalte vergiftet werden könnte, wenn sie nicht täglich auf die Toilette können. Eine »Selbstvergiftung« des Körpers konnte aber nie nachgewiesen werden. Derartige Bedenken gilt es in einem klärenden Gespräch zunächst auszuräumen.

> **Praxistipp**
> Der Patient sollte sorgfältig zur Stuhlfrequenz und –beschaffenheit sowie zur Art und Dauer der Beschwerden befragt werden. Wichtig ist es, die Fragen aktiv zu stellen, da viele Patienten aus Scham manche Symptome nicht spontan schildern. Ebenso sollten die Ernährungs- und Lebensgewohnhei-ten des Patienten hinterfragt werden, ob er sich z. B. ausreichend Zeit für den Stuhlgang nimmt oder ob er aufgrund von Zeitmangel morgens wieder-holt den Defäkationsreiz unterdrückt. Eine gezielte Befragung nach einge-nommenen Medikamenten gibt häufig bereits wichtige Hinweise auf mög-liche Ursachen der Obstipation.

🗨 Eine sorgfältige und umfas-sende Befragung des Patienten stellt das wichtigste diagnosti-sche Mittel zur Klärung der Ur-sachen einer Obstipation dar.

🗨 Seit wann leiden Sie unter Verstopfung? Wie oft in der Wo-che müssen Sie zur Toilette? Wie ist Ihr Stuhl beschaffen? Haben Sie Beschwerden beim Stuhl-gang? Essen Sie viel Obst und Gemüse, oder ernähren Sie sich eher ballaststoffarm? Ernährung beeinflusst sehr stark die Ver-dauung. Nehmen Sie sich aus-reichend Zeit für den Stuhlgang, denn unterdrückt man den Stuhldrang aus Zeitmangel häu-fig, lässt er mit der Zeit nach.

Wichtigster Schritt in der klinischen Diagnostik ist der Ausschluss einer organischen Erkrankung. Bei sogenannten »Alarmsymptomen« (ungewollter Gewichtsverlust, kurzfristige Änderung der Stuhlgewohnheit, rektaler Blutabgang, Fieber) bzw. einem Alter über 50 Jahren sollte eine Koloskopie erfolgen, um organische Kolonerkrankungen oder Darmkrebs auszuschließen. Zur Abklärung einer chronischen Obstipation trägt die Darmspiegelung jedoch nicht bei.

Bei der Mehrzahl der Patienten kann die Diagnostik recht sparsam eingesetzt werden. Vor allem wenn die Patienten bereits seit Jahren unter Obstipation leiden, sich aber in einem körperlich guten Allgemeinzustand befinden und die Rom-III-Kriterien erfüllt sind, kann man vielfach von einer funktionellen Obstipation ausgehen. Ergeben sich aus der Vorgeschichte Hinweise auf einen Wechsel von Obstipation und Diarrhö, wobei die Phasen jeweils nur wenige Tage andauern, sprechen diese Beschwerden eher für ein Reizdarmsyndrom.

> **Bei der Mehrzahl der Patienten genügen wenige Untersuchungen zum Ausschluss organischer Erkrankungen.**

Merke

Bei den meisten Patienten mit Obstipation ist nur ein geringer diagnostischer Aufwand erforderlich. Bei Alarmsymptomen wie Blut im Stuhl, Fieber, ungewollter Gewichtsverlust oder kurzfristige Änderung der Stuhlgewohnheiten ist jedoch eine Koloskopie erforderlich, um organische Erkrankungen auszuschließen.

> **Eine Darmspiegelung ist erforderlich, wenn Symptome wie Blut im Stuhl, Fieber oder ungewollter Gewichtsverlust auftreten. Ab einem Alter von 50 Jahren wird ebenfalls eine Spiegelung empfohlen, um ernsthafte Erkrankungen auszuschließen.**

Eine rektale Untersuchung gehört wie die Laboruntersuchungen von Blut, Urin und Stuhl zur Basisuntersuchung. Die Blutwerte lassen Verschiebungen der Elektrolyte, der Schilddrüsenwerte und Entzündungen erkennen. Wird Blut im Stuhl nachgewiesen, deutet dies auf eine Entzündung des Darms, einen Polypen oder einen Tumor hin. Durch eine Inspektion der Analregion können Funktionsstörungen wie ein Rektumprolaps oder Läsionen wie Analfissuren festgestellt werden. Mittels einer digitalen Untersuchung des Rektums kann nach Tumoren getastet und die Funktion des Analsphinkters geprüft werden.

Ergeben diese Untersuchungen keine auffälligen Befunde, wird zunächst eine Umstellung der Ernährungs- und Lebensgewohnheiten durchgeführt. Stellt sich keine Besserung ein, kann probeweise mit Ballaststoffen und Laxanzien behandelt werden. Sollten sich die Beschwerden nach drei Monaten immer noch nicht gebessert haben, ist eine weiterführende Funktionsdiagnostik angezeigt. Dazu gehört eine Ultraschalluntersuchung des Bauchraums (Abdomen-Sonografie), um Komplikationen wie Abszesse, einen Subileus oder Tumoren sichtbar zu machen.

> **Bei fehlenden Alarmsymptomen ist es gerechtfertigt, vor einer weitergehenden Diagnostik probeweise die chronische Obstipation mit Ballaststoffen und Laxanzien zu behandeln.**

Ein röntgenologisches Verfahren stellt die Bestimmung der Kolontransitzeit nach Hinton dar. Bei dieser einfachen, preiswerten und gefahrlosen Untersuchung nimmt der Patient über mehrere Tage hinweg eine definierte Menge röntgendichter Marker ein. Anschließend werden die verbliebenen Marker mittels einer Röntgenaufnahme des Abdomens sichtbar gemacht. Bei einem verzögerten Transit sind die Marker gleichmäßig über den gesamten Dickdarm verteilt, bei einer anorektalen Entleerungsstörung sind die meisten Marker im Sigma und Rektum zu finden. Aus der Verteilung der Marker kann die Kolontransitzeit berechnet werden. Zeiten von mehr als 70 Stunden bei Frauen, mehr als 60 Stunden bei Männern werden als pathologisch verlangsamte Kolonpassage angesehen. Daraus ergeben sich Konsequenzen für die Therapie, denn ein verlangsamter Transit ist durch eine hohe Ballaststoffzufuhr nicht zu normalisieren.

Mehr als die Hälfte der Patienten mit chronischer Obstipation zeigen jedoch eine Passage im Normbereich. Bei ihnen sind weitere Untersuchungen wie die Defäkografie oder anorektale Manometrie erforderlich. Bei der Defäkografie handelt es sich um eine Röntgendarstellung der Stuhlentleerung, die es erlaubt, während der Defäkation auftretende morphologische und funktionelle Veränderungen sichtbar zu machen. Sie eignet sich zum Nachweis einer Rektozele oder eines inneren Rektumprolapses, aber auch zum Ausschluss eines Anismus. Mit Hilfe der Manometrie werden Ruhedruck des Schließmuskels, seine Kontraktionskraft und die Dehnbarkeit des Rektums gemessen, mit dem Ballon-Expulsionstest die Fähigkeit zur Austreibung eines mit 50 ml Flüssigkeit gefüllten Beutels. Mit diesen Verfahren lassen sich deutlich präziser als mit der Kolontransitmessung anorektale Funktionsstörungen bestimmen. Gynäkologische, urologische oder neurologische Untersuchungen sollten zur weiteren Abklärung herangezogen werden.

8.4 Therapieoptionen nach dem Stufenschema der WGO

Nach Möglichkeit wird die einer Obstipation zugrunde liegende Erkrankung behandelt. In den meisten Fällen ist eine kausale Therapie jedoch nicht möglich, so dass symptomatisch behandelt werden muss. Das Ziel der Therapie ist die subjektive Beschwerdefreiheit des Patienten, er soll sich wohl fühlen und beim Stuhlgang kaum pressen müssen.

Für die funktionelle Obstipation hat die World Gastroenterology Organisation 2007 ein abgestuftes Therapieschema empfohlen (siehe Abb. 8.2). Danach sollen zunächst die Ernährungs- und Lebensgewohnheiten umgestellt und obstipierende Medikamente abgesetzt werden. Wird damit kein ausreichender Erfolg erzielt, kommen Quellstoffe bzw. in einem weiteren Schritt osmotisch wirksame Laxanzien zum Einsatz. Ggf. kann auch ein Beckenbodentraining erfolgreich sein. Zeigen diese Maßnahmen keinen Erfolg, sollten stimulierende Laxanzien, rektale Entleerungshilfen und Prokinetika verabreicht werden. Bessern sich die Beschwerden, sollten regelmäßig Auslassversuche unternommen werden, um zu sehen, ob das Arzneimittel noch benötigt wird. Das Laxans wird korrekt dosiert, wenn ein weicher, kein flüssiger Stuhl ohne starkes Pressen

Nur selten liegt einer Verstopfung eine behandlungsbedürftige Erkrankung zugrunde. Bei den meisten Patienten gelingt es, durch Ernährungs- und Lebensumstellung sowie durch Abführmittel Beschwerdefreiheit zu erzielen.

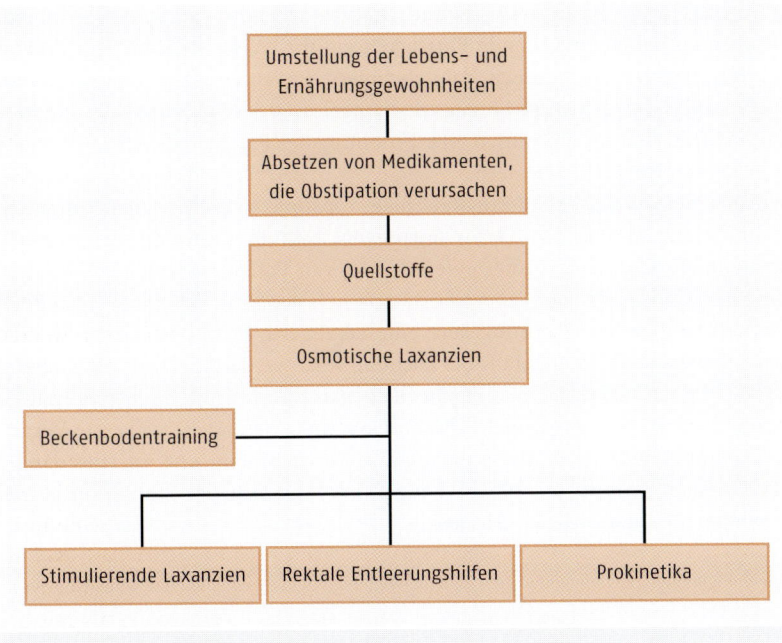

Abb. 8.2 Stufenschema der chronischen Obstipation nach WGO

Bei einer langdauernden, nicht organisch bedingten Verstopfung empfiehlt sich ein schrittweises Vorgehen. Zunächst sollten Sie Ihre Ernährungs- und Lebensgewohnheiten umstellen. Sollten Sie nach etwa drei Wochen keine Besserung verspüren, können Sie Quellstoffe versuchen. Oder Sie nehmen osmotisch wirksame Abführmittel wie Lactulose oder Macrogol. Die meisten Patienten können schon allein durch diese Maßnahmen ihre Verdauungsbeschwerden dauerhaft beheben. Bei einigen Patienten sind aber weitergehende Maßnahmen erforderlich, stärkere Abführmittel oder ggf. auch ein Beckenbodentraining.

abgesetzt werden kann. Eine operative Behandlung ist nur in Ausnahmefällen angezeigt, wenn die konservativen Therapiemöglichkeiten ausgeschöpft sind.

Nach Art der zugrundeliegenden Störungen reagieren die Patienten unterschiedlich auf die verschiedenen Wirkstoffgruppen. Von einer erhöhten Ballaststoffzufuhr profitieren vor allem Patienten mit einem normalen Transit. Ihnen helfen auch Probiotika oder osmotisch wirksame Laxanzien. Patienten mit einer Slow-Transit-Obstipation sprechen dagegen kaum auf Ballast- und Quellstoffe an. Sie sind auf eine medikamentöse Dauertherapie mit Macrogol oder stimulierenden Laxanzien (z. B. Bisacodyl) angewiesen. Bei Entleerungsstörungen kommen vor allem rektale Entleerungshilfen zum Einsatz, aber auch Ballast- und Quellstoffe, um den Stuhl weicher zu machen.

8.4.1 Allgemeine Maßnahmen

Als erste Maßnahme wird eine Umstellung der Ernährungs- und Lebensgewohnheiten empfohlen. Die Ernährung sollte auf eine ballaststoffreiche Nahrung umgestellt werden. Die Deutsche Gesellschaft für Ernährung empfiehlt, täglich mindestens 30 g Ballaststoffe mit der Nahrung aufzunehmen, z. B. in Form von Vollkornbrot, Müsli, Backobst. Da es bei der mikrobiellen Zersetzung aber zur Gasbildung und zu Blähungen kommen kann, sollten ballaststoffarme gegen ballaststoffreiche Nahrungsmittel nur schrittweise ausgetauscht werden.

Sie sollten Ihre Ernährung auf eine ballaststoffreiche Kost umstellen, also auf Vollkornprodukte, viel Gemüse und Obst. Sie sollten dabei aber nur schrittweise vorgehen, denn Ihr Darm muss sich ja erst an die neue Kost mit den unverdaulichen Bestandteilen gewöhnen. Wenn Sie den Ballaststoffgehalt Ihrer Nahrung langsam erhöhen, können Sie besser Blähungen vermeiden.

💬 Bewegungsmangel kann den Darm träge machen. Deswegen kann es bei leichteren Beschwerden helfen, wenn Sie sich mehr bewegen, also mehr spazieren gehen oder Radfahren.

💬 Ganz wichtig ist es, ausreichend Zeit für den Toilettengang einzuplanen. Das fällt oft schwer, wenn man morgens wenig Zeit hat. Wenn Sie Ihren Stuhlgang aber oft unterdrücken, kann der Stuhldrang mit der Zeit verschwinden. Ihre Verstopfung verschlimmert sich dann. Andererseits können Sie, wenn Sie auf den Stuhldrang achten und ihm immer sofort nachgeben, Ihre Empfindlichkeit für diesen Reiz wieder stärken.

💬 Wenn es Ihnen schwerfällt, Ihre Nahrung auf einen ausreichend hohen Ballaststoffanteil umzustellen, können Ihnen auch Quellstoffe weiterhelfen. Sie quellen sehr stark im Darm und binden dabei sehr viel Wasser. Dadurch wird der Stuhl weicher und voluminöser. Das wiederum regt die Darmbewegungen an.

💬 Im Rahmen von Fasten- und Entschlackungskuren sind Abführmittel wie das Glaubersalz sehr beliebt. Sie halten Wasser im Darm zurück, der Stuhl bleibt weich und die Darmbewegungen nehmen zu. Allerdings sollten sie nur kurzfristig und nicht zu hoch dosiert angewendet werden, da sie sonst leicht zu Elektrolytverschiebungen und Austrocknung führen können.

Sowohl in der Laienpresse als auch in vielen Lehrbüchern findet man den Hinweis auf eine ausreichende Flüssigkeitszufuhr. Wissenschaftliche Untersuchungen haben jedoch gezeigt, dass obstipierte Patienten nicht weniger trinken als Gesunde. Ein schwerer Flüssigkeitsmangel ($< 0,5$ l/d) kann zwar zu einem harten Stuhl führen, aber durch eine Erhöhung der Flüssigkeitsmenge lässt sich eine Verstopfung nicht bessern.

Auch der häufig geäußerte Ratschlag, Obstipierte sollten sich körperlich mehr betätigen, um den Darm anzuregen, hilft in schweren Fällen nicht. Immobilität führt zwar insbesondere bei älteren Patienten zu einer Verlängerung der Kolontransitzeit, jedoch bestätigte sich der Umkehrschluss, vermehrte körperliche Bewegung normalisiere eine verzögerte Darmpassage, in Studien nicht. Bewegung hilft allenfalls bei leichten Beschwerden.

Wichtig ist allerding ein geregelter Lebensrhythmus mit genügend Zeit für den Stuhlgang. Bei Zeitmangel, Schichtdienst usw., wenn der Defäkationsreiz zu häufig unterdrückt wird, kann er langsam verschwinden und zu einer länger bestehenden Obstipation führen. Umgekehrt lässt sich der Stuhldrang durch bewusstes Beachten wieder erlernen.

8.4.2 Laxanzien

Quell- und Ballaststoffe

Reicht eine Erhöhung des Ballaststoffgehaltes in der Nahrung zur Linderung der Obstipationsbeschwerden nicht aus, kann es helfen, zusätzlich Quell- und Ballaststoffe zu sich zu nehmen. Weizenkleie, Flohsamen oder Leinsamen quellen im Darm und nehmen sehr viel Wasser auf. Dadurch erhöhen sie das Stuhlvolumen und machen den Stuhl weicher. Sie regen die Darmperistaltik an und verkürzen die Kolontransitzeit.

Osmotisch wirksame Laxanzien

Bei den osmotisch wirksamen Abführmitteln handelt es sich um wässrige Lösungen schwer resorbierbarer Substanzen, die im Darm osmotisch wirken. Sie verhindern die Resorption von Wasser aus dem Darm. Bei der Einnahme stärker konzentrierter, also hypertoner Lösungen strömt sogar Wasser aus dem Plasma ins Darmlumen, bis der osmotische Druck ausgeglichen ist. Allerdings ist die Anwendung hypertoner Lösungen wegen der Gefahr einer Dehydration zu vermeiden. Die Retention von Wasser im Darm macht den Stuhl weicher. Das erhöhte Stuhlvolumen führt zu einer vermehrten Wandspannung und steigert die Darmmotilität. Man unterscheidet drei Gruppen osmotisch wirksamer Laxanzien.

Salinische Abführmittel: Die salinischen Abführmittel bestehen aus anorganischen, schwer resorbierbaren Ionen wie Magnesiumsulfat (Bittersalz), Natriumsulfat (Glaubersalz), Magnesiumcitrat oder Natriumphosphat. Auch das sog.

Karlsbader Salz, ein Gemisch aus Natrium- und Kaliumsulfat, Natriumchlorid und Natriumhydrogencarbonat, gehört zu dieser Gruppe. Vor allem Karlsbader Salz und Glaubersalz werden häufig als Hausmittel im Rahmen von Entschlackungskuren eingesetzt, seltener Magnesiumsalze wegen des schlechten Geschmacks. Bei längerer Anwendung können die salinischen Abführmittel zu Dehydration und Elektrolytstörungen führen, ihr Einsatz sollte daher zeitlich begrenzt sein.

Zucker und Zuckeralkohole: Zu den natürlichen, nicht-salinischen Abführmitteln gehören schwer resorbierbare Zuckeralkohole wie Mannit, Sorbit und Lactitol sowie die Zucker Lactose und Lactulose. Sie gelangen weitgehend unverändert ins Kolon, wo sie osmotisch wirken. Lactose, Lactulose und Lactitol werden von Bakterien in kurzkettige Fettsäuren gespalten. Diese Fermentationsprodukte sind osmotisch noch wirksamer als die Ausgangssubstanzen, werden aber teilweise resorbiert. Deswegen sind diese Stoffe bei langsamem Transit schlecht wirksam. Allerdings regen die entstandenen Fettsäuren die Darmperistaltik auch direkt an.

Da beim bakteriellen Abbau Gase entstehen, ist Meteorismus eine verbreitete Nebenwirkung, die häufig limitierend für den weiteren Einsatz ist. Die Wirkung setzt im Unterschied zu den salinischen Abführmitteln, die bereits nach zehn bis zwölf Stunden wirken, bei den Zuckern und Zuckeralkoholen erst verzögert nach zwei Tagen ein.

Macrogole: In den letzten Jahren gelangten zunehmend Macrogole zum Einsatz, also Polyethylenglykole mit einem Molekulargewicht zwischen 3350 und 4000. Die Macrogole werden ebenfalls fast nicht resorbiert, aber auch nicht durch die Kolonflora fermentiert, so dass sich der störende Meteorismus vermeiden lässt. Macrogole binden ebenfalls sehr viel Wasser. Im Vergleich zu Lactulose erwiesen sie sich als mindestens so effektiv, aber die Patienten klagten seltener über Blähungen. Die Wirkung tritt erst nach 24 bis 48 Stunden ein (siehe Tab. 8.5).

Antiabsorptiv-sekretorisch wirksame Stoffe

Natürlich vorkommende Anthrachinone und die synthetischen Laxanzien der Diphenol-Reihe Bisacodyl und Natriumpicosulfat gehören zur Gruppe der antiabsorptiv-sekretorischen Wirkstoffe, deren Wirkungsweise auch als stimulierend beschrieben wird. Sie haben ein duales Wirkprinzip. Sie hemmen die Natriumionen- und Wasserresorption aus dem Darm durch Blockade der Na^+/K^+-abhängigen ATPase (antiabsorptive Wirkung). Gleichzeitig fördern sie dosisabhängig die Sekretion von Elektrolyten und Wasser ins Darmlumen (sekretorische Wirkung). Darüber hinaus wirken sie stark prokinetisch, indem sie direkt motilitätsanregend auf die glatte Darmschleimhaut einwirken. Das kann sehr leicht zu krampfartigen Bauchschmerzen führen.

Lactulose und Macrogol sind sehr milde, schonende Abführmittel, die sich auch für eine längerfristige Anwendung eignen. Sie halten Wasser im Darm zurück und machen dadurch den Stuhl weicher. Ihre Wirkung setzt allerdings erst etwas verzögert ein, nach etwa zwei Tagen. Sie wirken beide etwa gleich gut, aber Macrogol hat den Vorteil, dass seltener Blähungen als Nebenwirkungenn auftreten.

Die sogenannten stimulierenden Abführmittel wirken zweifach. Sie verhindern, dass zu viel Wasser aus dem Darm gezogen wird und wirken direkt stimulierend auf die Darmmuskulatur.

Tab. 8.5 Latenzzeit bis zum Wirkungseintritt verschiedener Laxanzien

Laxans	Wirkungseintritt
Quell- und Füllstoffe	Mehrere Tage
Lactulose	48 Stunden
Macrogol	24 bis 48 Stunden
Anthrachinone, Bisacodyl (oral) und Natriumpicosulfat	8 bis 10 Stunden
Rizinusöl (maßvolle Dosierung)	8 Stunden
Rektalzäpfchen, Klistiere	15 bis 30 Minuten

Viele Menschen glauben ja, dass natürlich vorkommende Substanzen generell harmloser als chemische Substanzen sind. Aber bei den Abführmitteln gilt das nicht immer. Arzneimittel, die z. B. Auszüge aus Sennesblättern enthalten, sollten Sie möglichst nur kurzfristig einnehmen.

Die synthetischen stimulierenden Abführmittel zeigen auch bei längerfristiger Anwendung keine Nachteile, wenn Sie sie nicht überdosieren. Sie sollten die Abführmittel so dosieren, dass Sie einen weichen, aber geformten Stuhl haben, den Sie ohne starkes Pressen absetzen können. Und Sie sollten die Dosis so wählen, dass Sie wenigstens dreimal die Woche Stuhlgang haben. Von Zeit zu Zeit aber sollten Sie die Arzneimittel weglassen, um zu überprüfen, ob Sie sie überhaupt noch brauchen.

Anthrachinone: Die stimulierenden Laxanzien werden als Prodrugs eingenommen. Anthrachinone liegen in Aloe, Sennesblättern (Sennae folium), Faulbaumrinde (Frangulae cortex), Rhabarberwurzel (Rhei radix) und anderen Drogen als Glykoside vor. Sie sind im Dünndarm nicht wirksam, sondern müssen erst im Kolon nach Spaltung der Glykosidbindungen durch bakterielle Enzyme zu den wirksamen Metaboliten, den Anthronen, reduziert werden. Die Wirkung tritt bei oraler Gabe nach etwa acht bis zehn Stunden ein.

Nebenwirkungen wie Elektrolytstörungen und Hypokaliämien, die die Obstipation in einem Circulus vitiosus verstärken, sind bei chronischer Überdosierung zu erwarten. 1996 hat das BfArM daher Indikations- und Anwendungseinschränkungen sowie therapiegerechte Packungen für anthrachinonhaltige Laxanzien angeordnet. Die Einnahme soll nicht länger als ein bis zwei Wochen erfolgen. Allerdings wurden die Bedenken gegen einen längerfristigen Gebrauch bei vorschriftsmäßiger Dosierung durch die Literatur nicht erhärtet. Auch Befürchtungen, dass eine langfristige Anthrachinon-Einnahme zum vermehrten Auftreten von kolorektalen Karzinomen oder zu Schädigungen des enterischen Nervensystems führen könnte, bestätigten sich in mehreren epidemologischen Studien nicht (Müller-Lissner 2009, Heuss/Degen 2004). Als Nebenwirkung tritt allerdings eine bräunliche Verfärbung der Kolonschleimhaut auf, die jedoch reversibel und funktionell bedeutungslos ist.

Bisacodyl und Natriumpicosulfat: Die synthetischen diphenolischen Laxanzien Bisacodyl und Natriumpicosulfat sind ebenfalls Prodrugs. Sie werden mikrobiell in die eigentliche Wirkform, die freien Diphenole, gespalten. Bisacodyl wird zu 40 % resorbiert und gelangt nach der Metabolisierung in der Leber wieder mit der Galle in den Darm. Da ein Effekt auf den Dünndarm unerwünscht ist, wird es nur in magensaftresistenter Form oder als Suppositorium angeboten. Aus diesen galenischen Zubereitungen wird es kaum resorbiert, der enterohepatische Kreislauf wird vermieden. Natriumpicosulfat, das kaum resorbiert wird, wird dagegen auch in Tropfenform angeboten. Bei bestimmungsgemäßen Gebrauch treten auch bei Langzeittherapie keine Gewöhnungseffekte und gesundheitlichen Schäden auf.

Rizinusöl: Zu den antiabsorptiv-sekretorischen Substanzen gehört ferner das Rizinusöl. Das Öl besteht vorwiegend aus dem Triglycerid der Ricinolsäure, das selbst unwirksam ist. Der eigentliche Wirkstoff, die Ricinolsäure, wird erst durch Lipasen im Dünndarm freigesetzt. Rizinusöl hat allerdings den Nachteil, dass es sehr schlecht schmeckt. Außerdem ist es schwierig, die individuell richtige Menge zu finden, also eine ausreichend laxierende Wirkung ohne dass krampfartige Beschwerden auftreten. Es eignet sich daher eher für die Therapie einer akuten als einer chronischen Obstipation.

💬 Rizinusöl wirkt abführend, schmeckt aber sehr schlecht. Außerdem führt es sehr leicht zu krampfartigen Bauchschmerzen. Es gibt besser verträgliche Alternativen.

Gleitmittel

Als Gleitmittel wirken **Paraffinöl** und **Docusat-Natrium**. Letzteres soll als oberflächenaktive Substanz den Stuhl erweichen und gleitfähiger machen. Paraffinöl ist ein Mineralöl, das nur wenig resorbiert wird und ebenfalls den Stuhl weicher macht. Von einem häufigen Gebrauch ist allerdings abzuraten wegen möglicher Fremdkörperreaktionen im Bauchraum durch resorbierte Öltröpfchen und wegen möglicher Hypovitaminosen, da fettlösliche Vitamine schlechter resorbiert werden. Außerdem besteht bei Aspiration die Gefahr einer Lipidpneumonie.

💬 Paraffinöl ist nicht mehr zu empfehlen. Es ist ein Mineralöl, das im Bauchraum zu Fremdkörperreaktionen führen kann. Es gibt heute besser verträgliche Arzneistoffe.

Rektale Entleerungshilfen

Suppositorien, Klistiere und **Einläufe** werden als lokal wirkende Abführmittel eingesetzt. Sie lösen im Rektum durch Volumenzunahme des Stuhls bzw. durch eine Irritation der Rektalschleimhaut den Reflexmechanismus zur Defäkation aus. Ihre Anwendung bietet sich an, wenn Entleerungsstörungen im Vordergrund stehen oder wenn die verminderte Sensibilität des Rektums zur Obstipation beiträgt. Einläufe sind zur Selbstbehandlung eher nicht zu empfehlen, da sich die Patienten beim Einführen des Plastikkatheters im Analkanal oder Rektum verletzen können. In Altenpflegeeinrichtungen werden sie aber recht häufig appliziert, die Wirkung setzt nach 15 bis 60 Minuten ein.

Als Arzneistoffe werden vor allem mehrwertige Alkohole wie Glycerol und Sorbitol, die osmotisch wirken, verwendet. Sie sind insbesondere indiziert, wenn häufig harte Kotballen im Rektum die Stuhlentleerung erschweren. Kohlendioxid-entwickelnde Suppositorien bewirken durch die Gasbildung eine zunehmende Dehnung der Rektumwand und verstärken dadurch den Defäkationsreiz. Daneben ist aber auch das diphenolische Laxans Bisacodyl als Suppositorium zur lokalen Anwendung verfügbar.

💬 Zäpfchen oder Klistiere sind empfehlenswert, wenn Ihre Verstopfung vor allem durch Entleerungsstörungen bedingt ist und Sie rasch einen Stuhlgang auslösen möchten. Zäpfchen und Klistiere verschaffen Ihnen sehr rasch Erleichterung, denn die Wirkung setzt bereits nach 15 bis 30 Minuten ein.

Probiotika

Für den Einsatz von Probiotika bei chronischer Obstipation liegen bislang nur wenige Studien vor. Signifikante Verbesserungen der Stuhlfrequenz und –konsistenz sowie des Allgemeinbefindens zeigten sich unter mehrwöchiger Behandlung mit Escherichia coli Stamm Nissle 1917, Bifidobacterium animalis sowie Lactobacillus casei Shirota (LcS) (Krammer 2009). Als Wirkmechanismus wird angenommen, dass die Probiotika zu einer gesteigerten Produktion von Stoffwechselprodukten wie kurzkettigen Fettsäuren bzw. organischen Säuren (Butyrat, Propionat, Lactat u. a.) führen. Die Säuren regen die Darmmotilität an und führen zu einer verkürzten Kolontransitzeit. Da die Wirksamkeit vom jeweils verwendeten Keim abhängt, können die Ergebnisse nicht einfach auf andere Probiotika übertragen werden. Weitere Studien sind daher erforderlich.

> 💬 Einige Probiotika führen nach mehrwöchiger Anwendung zu einer deutlichen Besserung der Verstopfungsbeschwerden. Die Stuhlhäufigkeit nimmt zu und der Stuhl wird weicher.

Prokinetika

Einen weiteren Ansatzpunkt zur Behandlung der chronischen Obstipation bildet die Stimulation der intestinalen Motilität durch 5-HT_4-Rezeptoragonisten. Der 5-HT_4-Rezeptor ist auf Enterozyten, glatten Muskelzellen und Neuronen des enterischen Nervensystems und des Zentralnervensystems lokalisiert. Eine Aktivierung der 5-HT_4-Rezeptoren bewirkt eine vermehrte Freisetzung von verschiedenen Neurotransmittern, vor allem von Acetylcholin. Acetylcholin hat für die Auslösung der Kontraktionen von Ring- und Längsmuskulatur sowie für die propulsive Peristaltik die weitaus größte Bedeutung. In der Summe vermitteln 5-HT_4-Rezeptoragonisten eine »prokinetische«, d. h. eine motilitätssteigernde Wirkung.

Cisaprid und Tegaserod sind partielle 5-HT_4-Rezeptoragonisten, die vor allem für Reizdarmpatienten mit dominierender Obstipation zugelassen waren. Wegen schwerwiegender kardiovaskulärer Nebenwirkungen wurden sie jedoch wieder vom Markt genommen. Ein neuer 5-HT_4-Rezeptoragonist ist Prucaloprid. Es erhielt im Januar 2010 von der EMEA die Zulassung für die Behandlung der chronischen Obstipation bei Frauen, denen Laxanzien keine ausreichende Linderung bieten konnten. Prucaloprid ist der erste Wirkstoff einer neuen Generation von selektiven 5-HT_4-Rezeptoragonisten, die spezifisch und hochselektiv den auf der Längsmuskulatur des Kolons befindlichen Rezeptor besetzen und stimulieren. Prucaloprid führt zu einer schnellen und nachhaltigen Erleichterung der Patienten mit chronischer Verstopfung, ohne dass bislang im Vergleich zu Placebo vermehrte kardiovaskuläre Komplikationen festgestellt wurden.

> 💬 Der Arzt hat Ihnen einen Wirkstoff verordnet, der ganz neu auf dem Markt ist für Frauen mit chronischer Obstipation, denen andere Laxanzien nicht helfen konnten. Dieses Mittel stimuliert ganz gezielt die Darmmuskulatur des Dickdarms, so dass der Darminhalt schneller transportiert wird und Sie häufiger zur Toilette können.

8.4.3 Biofeedback-Training

Bei Obstipation und Stuhlentleerungsstörungen können verhaltenstherapeutische Maßnahmen wie das Biofeedback-Training helfen. Defäkationsstörungen sind häufig durch eine schwache Beckenbodenmuskulatur bedingt, die insbesondere bei Frauen mit zunehmendem Alter und nach vielen Geburten auftritt.

> 💬 Bei einer schwachen Beckenbodenmuskulatur oder einer gestörten Koordination der inneren und äußeren Schließmuskeln kann eventuell ein Biofeedback-Training helfen.

Die Betroffenen erkennen meist den Spanungszustand ihrer Muskulatur nicht und können ihn nicht mehr willentlich beeinflussen. Beim Biofeedback werden mit speziellen Apparaturen die Körperfunktionen, die elektrisch messbar sind, durch Computereinsatz akustisch und visuell verstärkt und wahrnehmbar gemacht. Durch regelmäßiges Training lernen die Patienten bei dem Versuch, zu pressen wie beim Stuhlgang, die Beckenbodenmuskulatur willkürlich und gesteuert zu kontrahieren und relaxieren. Auch bei der Beckenbodensynergie (Anismus), bei der die Koordination der inneren und äußeren Schließmuskeln gestört ist, kann das Biofeedback-Training helfen, falsch angelernte Entleerungsmechanismen zu korrigieren. In randomisierten kontrollierten Studien erwies sich die Biofeedback-Methode bei etwa der Hälfte der Patienten als wirksam. Inwieweit verhaltenstherapeutische Maßnahmen auch bei nicht rektalen Obstipationsformen erfolgreich sind, also etwa bei Patienten mit verlangsamter Kolontransitzeit, lässt sich noch nicht sicher beurteilen. Erste, allerdings unkontrollierte Studien gaben Hinweise darauf, dass durch die Kombination der Biofeedback-Methode mit einer medikamentösen Therapie die Laxanziendosis reduziert werden kann.

8.4.4 Chirurgische Therapie

Nach dem Ausschöpfen aller konservativen Therapiemöglichkeiten können in seltenen Fällen operative Maßnahmen erforderlich sein. Beim langsamen Transit, der durch eine aggressive Therapie mit Laxanzien und Prokinetika nicht behandelbar ist, kommt eine subtotale Kolektomie in Frage. Die Patienten müssen darauf aufmerksam gemacht werden, dass die Obstipation zwar behoben wird, aber Blähungen und abdominelle Schmerzen häufig weiterbestehen. Auch bei anorektalen Entleerungsstörungen, bei denen morphologische Veränderungen vorliegen, kann durch eine operative Behandlung die Obstipation beseitigt oder deutlich gebessert werden.

Mit einer speziellen Apparatur können Sie die Körperfunktionen, die beim Pressen ablaufen, durch Töne und Bilder wahrnehmen. Durch regelmäßiges Training lernen Sie dann, die einzelnen Muskeln gezielt und willentlich anzuspannen und zu entspannen und damit das Zusammenspiel der Muskeln zu verbessern.

Operative Maßnahmen kommen nur in ganz seltenen Fällen in Frage, wenn alle anderen Therapiemaßnahmen ohne Erfolg geblieben sind.

9 Obstipation im Kindesalter

Obstipation ist auch im Kindesalter ein häufiges Problem, für das die Gesellschaft für Pädiatrische Gastroenterologie und Ernährung (GPGE) Leitlinien vorgelegt hat. Das physiologische Stuhlverhalten streut bei Kindern noch breiter als bei Erwachsenen und ist abhängig von Alter, Ernährung und Flüssigkeitszufuhr. Vollgestillte Säuglinge setzen bis zu sechs Stühle am Tag ab, ältere Säuglinge meist nur noch einen bis drei pro Tag. Bei Klein- und Schulkindern liegt die Stuhlfrequenz zwischen einem oder zwei Stühlen pro Tag und dreimal pro Woche.

Merke

Die physiologische Stuhlfrequenz schwankt bei Kindern zwischen ein- bis zweimal täglich und dreimal pro Woche, bei gestillten Säuglingen zwischen fünf- bis sechsmal täglich und einmal pro Woche.

9.1 Symptome und Ursachen

Auch bei Kindern unterscheidet man zwischen akuter und chronischer Obstipation. Allerdings spricht man bei Kindern bereits bei einer Beschwerdedauer von über zwei Monaten von einer chronischen Obstipation. Nach internationalem Konsens (**Rom-III-Kriterien**) liegt eine Obstipation vor, wenn von den folgenden Kriterien mindestens zwei erfüllt sind:

Definition: Rom-III-Kriterien

- Weniger als drei Stuhlentleerungen pro Woche
- Mehr als eine Episode mit Stuhlschmieren
- Stuhlmassen im Rektum oder Abdomen tastbar
- Gelegentliche Entleerung großer Stuhlmassen
- Rückhaltemanöver
- Schmerzhafter oder harter Stuhlgang

Tab. 9.1 Mögliche Ursachen akuter und chronischer Obstipation (nach Sitzmann)

Form	Ursache
Akute Obstipation	Zu geringe Flüssigkeitsaufnahme, einseitige Ernährung
	Flüssigkeitsentzug durch Fieber
	Änderung der Lebensgewohnheiten z. B. auf Reisen
	Schmerzhaftes Stuhlverhalten bei Analfissuren
Chronische Obstipation	Metabolisch, z. B. Hypothyreose, Hypervitaminose (Vitamin-D-Intoxikation), Hypokaliämie, Diabetes insipidus
	Mechanisch, z. B. Stenosen, Morbus Hirschsprung, Schmerzen bei Analfissuren
	Störungen des Defäkationsmechanismus
	Störungen der Darmmotilität
	Arzneimittelnebenwirkung

💬 Meistens liegt einer Verstopfung bei Kindern keine organische Erkrankung zugrunde. Häufig ist eine falsche, ballaststoffarme Ernährung oder eine Änderung der Lebensgewohnheiten die Ursache. Wie beim Erwachsenen können auch Stoffwechselerkrankungen oder Arzneimittelnebenwirkungen eine Verstopfung hervorrufen, doch sind derartige Ursachen eher selten.

Die Beschwerden bei obstipierten Kindern sind vielfältig, allerdings altersabhängig. Sie reichen von meist wiederkehrenden und kurz anhaltenden Bauchschmerzen über den Defäkationsschmerz bei großkalibrigem harten Stuhl oder Analfissuren bis hin zum unwillkürlichen Stuhlabgang, dem Stuhlschmieren. Das Stuhlschmieren tritt vor allem nach langdauernder Verstopfung auf. Die Kotballen werden durch Fäulnis teilweise zersetzt und flüssig und es kommt zum unkontrollierten Stuhlabgang (sog. Überlaufinkontinenz). Übelkeit, Erbrechen, Blähungen, Appetitlosigkeit können ebenfalls auftreten.

Zur Abgrenzung sei verdeutlicht: Harter Stuhl oder große Stuhlmassen allein können normal sein, wenn keine weiteren Beschwerden vorliegen. Ebenso ist es nichts Ungewöhnliches, wenn Säuglinge unter sechs Monaten bei der Stuhlentleerung stark pressen, die Beine anziehen, stöhnen und ein rotes Gesicht bekommen, solange sie nicht dabei weinen. Bei gestillten Säuglingen sollte man auch an eine Pseudoobstipation denken. Ohne Beschwerden zu haben, haben die Kinder für einen bis drei Tage, ja bis zu sieben Tagen, keinen Stuhlgang.

Die **Ursachen** einer Obstipation im Kindesalter sind mannigfaltig (vgl. Tab. 9.1).

Wie beim Erwachsenen können organische Ursachen wie Stoffwechsel- oder kolorektale Erkrankungen oder Nebenwirkungen von Medikamenten vorliegen.

Über 90 % der Obstipationen im Kindesalter sind jedoch funktionell bedingt. Meist kommt es zu einem Stuhlverhalt nach schmerzhaften und/oder unangenehmen Erlebnissen, z. B. nach Irritationen und Zwängen beim Sauberwerden, nach Änderungen des Tagesrhythmus, Zeitdruck oder in ungewohnter Umgebung. Schmerzhafte Läsionen im Enddarmbereich können eine weitere Ursache sein. Aber auch eine falsche ballaststoffarme Ernährung, zu geringe Flüssigkeitszufuhr oder die Umstellung von Muttermilch auf Formelnahrung können zu einer Verstopfung führen.

> **Merke**
>
> Am häufigsten ist die Obstipation im Kindesalter durch eine falsche, einseitige Ernährung oder durch psychische Faktoren bedingt.

💬 Viele Kinder reagieren sehr empfindlich auf schmerzhafte oder unangenehme Erfahrungen beim Sauberwerden. Bei schmerzhaften Einrissen am After, aber auch bei Zeitdruck, geändertem Tagesrhythmus oder in ungewohnter Umgebung unterdrücken Kinder sehr leicht ihren Stuhldrang. Der Stuhl wird härter und die Entleerung noch schmerzhafter. Die Kinder rutschen dann sehr leicht in einen Teufelskreis, den sie allein nicht unterbrechen können.

Unabhängig von der auslösenden Ursache entwickelt sich eine einmal entstandene Verstopfung weiter. Viele Kleinkinder erleben die Darmkontraktionen, die den Stuhl weiterbefördern und den Stuhldrang auslösen, als Bauchschmerzen. Sie verstehen noch nicht, dass der Stuhldrang und die Entleerung den Bauchschmerzen ein Ende setzen, sondern halten den Stuhl zurück. Dadurch wird der Stuhl härter und großkalibriger. Die Schmerzen bei der Entleerung nehmen zu, das Kind versucht noch stärker, den Stuhl zurückzuhalten. Ein Circulus vitiosus aus Stuhlverhalt – erschwerter Defäkation – Schmerzen entwickelt sich.

9.2 Therapie

💬 Der Arzt hat Ihnen ja sicher schon erklärt, dass die Therapie auf vier Säulen ruht. Als erstes muss ihr Kind lernen, dass bei der Verdauung Abfall entsteht, der entleert werden muss. Dann soll es seinen Stuhldrang besser wahrnehmen und vor allem lernen ihm nachzugeben. Das kann man sehr spielerisch und kindgerecht machen.

Eine organische Grunderkrankung wird kausal behandelt. Bei einer funktionellen Obstipation stützt sich die symptomatische Therapie auf **vier Säulen**:
- Aufklärung des Kindes
- Entleerung der angestauten Stuhlmassen
- Prävention einer erneuten Stuhlretention
- Erhaltungstherapie mit stuhlerweichenden Mitteln

9.2.1 Aufklärung des Kindes

Zunächst erfolgt eine Aufklärung des Kindes über die Darmfunktion und die Ursachen der Obstipation. Es soll verstehen, dass bei der Verdauung Abfall entsteht, der entleert werden muss. Ebenso soll es lernen, den Stuhldrang wahrzunehmen und ihm nachzugeben.

9.2.2 Entleerung der angestauten Stuhlmassen

In einem zweiten Schritt erfolgt medikamentös die Darmentleerung. Dazu wird für Klein- und Schulkinder bevorzugt Macrogol mit einem Molekulargewicht von 3350 bis 4000 eingesetzt in einer Dosierung von 1,5 g/kg Körpergewicht und Tag. Nach drei, vier Tagen tritt in der Regel Durchfall auf und die Dosis kann reduziert werden. Für ältere Kinder können zur Stuhlentleerung auch Sorbit-Klysmen eingesetzt werden. Bei Säuglingen empfiehlt die Leitlinie Glycerin-Suppositorien oder Microklist®.

Zusätzlich ist eine konsequente Hautpflege bei Fissuren und Rhagaden erforderlich. So sollten granulationsfördernde Salben wie z. B. Mirfulan®-Salbe und eventuell auch ein Lokalanästhetikum verabreicht werden.

💬 Um den Darm erst einmal von dem verhärteten Stuhl zu entleeren, hat der Arzt Ihrem Kind ein Macrogol-Präparat verschrieben. Das geben Sie Ihrem Kind drei bis vier Tage lang in folgender Dosierung … Wenn Durchfall auftritt, wissen Sie, dass der harte Stuhl entfernt ist. Dann können Sie die Dosis reduzieren, auf … Beutel pro Tag.

9.2.3 Prävention einer erneuten Stuhlretention

Die dritte Säule der Behandlung gilt der Prävention einer erneuten Stuhlretention. Dazu gehört eine Ernährungsumstellung auf ballaststoffreiche Kost, also viele Vollkornprodukte, viel Obst und Gemüse, wenig Milchprodukte, Schokolade und Süßigkeiten. Es sollte auch auf eine reichliche Flüssigkeitszufuhr mit kalorienfreien bzw. –armen Getränken (Mineralwasser, Tee, verdünnte Obstsäfte) geachtet werden. Zu empfehlen ist auch morgens ein Glas Orangensaft auf nüchternen Magen zur Anregung der Darmtätigkeit.

Für Kinder über zwei, drei Jahren ist ein konsequentes Toilettentraining erforderlich. Fünf Minuten nach den Hauptmahlzeiten (um den »gastrokolischen Reflex« zu nutzen) oder bei Stuhldrang werden die Kinder zur Toilette geschickt. Wichtig sind eine entspannte Atmosphäre, viel Lob bei Erfolg, aber keine Bestrafung. Bei jungen Kindern sollte man auf einen geeigneten Toilettensitz und ein Abstützen der Füße achten, um durch ein Abflachen des anorektalen Winkels die Entleerung zu erleichtern. Biofeedback-Training zeigt ebenfalls gute Erfolge. Schulkinder sollten regelmäßig und langfristig ein Stuhlprotokoll führen.

💬 Damit es anschließend nicht wieder zu einer Verstopfung kommt, sollten Sie die Ernährung Ihres Kindes auf eine ballaststoffreiche Kost umstellen, also viel Vollkornprodukte, viel Obst und Gemüse. Für viele Kinder ist eine Kostumstellung einfacher, wenn die ganze Familie mitmacht. Dann ist ein konsequentes Toilettentraining erforderlich. Nach jeder Hauptmahlzeit sollten Sie Ihr Kind (> 3 Jahre) für 10 Minuten zur Toilette schicken. Wichtig ist es, für eine entspannte Atmosphäre zu sorgen, mit Bilderbuch, Fußbänkchen usw.

9.2.4 Erhaltungstherapie mit stuhlerweichenden Mitteln

Damit sich das Kind an eine normale, schmerzfreie Darmentleerung gewöhnt, sollte das Training ausreichend lange und konsequent durchgeführt werden. Das gilt auch für die vierte Säule, die Erhaltungstherapie mit stuhlerweichenden Mitteln.

💬 Daneben geben Sie das Macrogol-Präparat weiter, bis sich Ihr Kind an einen normalen, schmerzfreien Stuhlgang gewöhnt hat. Das kann oft einige Monate dauern. Als Faustregel sagt man, so lange wie die Obstipation bereits besteht.

Praxistipp

Als Faustregel für die Dauer der Therapie gilt, dass sie so lange durchgeführt werden sollte, wie die Verstopfung schon besteht. Bei älteren Kindern kann es sechs bis zwölf Monate dauern, bis sich wieder ein normales Stuhldranggefühl entwickelt. Darauf sollten die Eltern hingewiesen werden, um sie für die langfristige Therapie zu motivieren.

Manche Eltern haben Angst, die lange Medikamenntengabe könne ihren Kindern schaden. Aber da müssen Sie sich keine Sorgen machen. Das Medikament ist sehr gut verträglich und unbedenklich. Andererseits besteht die Gefahr, dass Ihr Kind wieder in einen Stuhlverhalt zurückfällt, wenn Sie das Medikament zu früh absetzen oder unterdosieren. Das Ziel ist eine vollständige und regelmäßige Stuhlentleerung. Möglichst täglich oder zumindest jeden zweiten Tag sollte ein nicht zu harter Stuhl abgesetzt werden. Wenn das erreicht ist, kann man langsam mit dem Ausschleichen des Arzneimittels beginnen. Setzen Sie es aber nicht abrupt ab.

Zur Prävention einer erneuten Stuhlretention wird vorzugsweise wieder Macrogol gegeben, allerdings in niedrigerer Dosierung als zur initialen Darmentleerung: 0,2–0,8 g/kg KG und Tag. Diese Indikation ist bisher nur für Movicol junior aromafrei® für Kinder ab dem zweiten Lebensjahr zugelassen. Studien bei Säuglingen haben jedoch keine Sicherheitsbedenken ergeben.

Alternativ kann Lactulose (1–2 ml/kg KG und Tag) eingesetzt werden. Allerdings erwies sich Macrogol in randomisierten kontrollierten Vergleichsstudien als wirksamer bei weniger Nebenwirkungen wie Meteorismus und Bauchschmerzen. Paraffin subliquidum (1–2 ml/kg KG und Tag) ist nur noch Mittel der zweiten Wahl. Wegen der Gefahr einer Lungenaspiration darf es nicht bei Kindern unter zwei Jahren, bei behinderten Kindern oder bei Refluxkrankheit eingesetzt werden. Bei einigen Kindern sind auch CO_2-freisetzende Zäpfchen zur Stuhlkonditionierung hilfreich.

Das Ziel ist eine vollständige und regelmäßige Stuhlentleerung. Mindestens jeden zweiten Tag sollte das Kind normalen Stuhlgang haben. Dann können die Arzneimittel ausschleichend abgesetzt werden, aber nie abrupt.

10 Beratung bei der Abgabe von OTC-Arzneimitteln

10.1 Abgrenzung zum Arztbesuch

Da eine Obstipation oft harmlos und Folge falscher Ernährung oder veränderter Lebensgewohnheiten wie z. B. Reisen oder Bettlägerigkeit ist, erscheint eine Selbstmedikation vertretbar, wenn keine Risikomerkmale vorliegen. Auch bei einer schon länger bestehenden Obstipation kann zunächst im Rahmen der Selbstmedikation behandelt werden, wenn keine Risikomerkmale vorliegen. Bei folgenden Warnsignalen sollte aber auf jeden Fall ein Arzt aufgesucht werden:

- Säuglinge und Kleinkinder unter 6 Jahren
- Besondere Lebensumstände, z. B. Schwangere, Stillende
- Akut auftretende Obstipation mit starken Bauchschmerzen, Krämpfen, Übelkeit, Erbrechen
- Blut- oder Schleimbeimengungen im Stuhl, Teerstuhl
- Obstipation mit verformtem fingerdünnen Stuhl
- Unfreiwilliger Stuhlabgang
- Wechsel von Verstopfung und Durchfall
- Verdacht auf Arzneimittel-bedingte Obstipation
- Verdacht auf Laxanzienabusus

> Bei einer Verstopfung, die mit starken Bauchschmerzen, Krämpfen oder Erbrechen einhergeht, sollten Sie sofort einen Arzt aufsuchen. Aber auch bei Blut oder Schleim im Stuhl oder bei einem fingerdünn verformten Stuhl sollten Sie sich unbedingt untersuchen lassen.

10.2 BAK-Leitlinie: fünf Fragen

Der pharmazeutische Mitarbeiter sollte sich zunächst mit Hilfe von fünf Fragenkomplexen ein umfassendes Bild über die Beschwerden des Patienten machen und die Eigendiagnose hinterfragen. Als Grundlage dienen die BAK-Leitlinie zur Information und Beratung von Patienten im Rahmen der Selbstmedikation sowie die dazugehörige Arbeitshilfe für die Beratung bei Verstopfung.

10.2.1 Fragen zur Person des Anwenders

Hier sollte abgeklärt werden, ob das Arzneimittel für den Kunden selbst oder eine andere Person bestimmt ist. Zu berücksichtigen sind das Alter (z. B. Kleinkinder < 6 Jahren) oder besondere Lebensumstände (Schwangerschaft) des Patienten.

> Für wen ist das Arzneimittel?

10.2.2 Fragen zum Beschwerdebild

Hier sollten Fragen zur Stuhlbeschaffenheit und Stuhlganghäufigkeit gestellt werden. Es muss weiter abgeklärt werden, wann die Beschwerden auftreten, z. B. in Stresssituationen oder auf der Reise unter veränderten Lebens- und Ernährungsgewohnheiten. Um eine Obstipation vom Reizdarmsyndrom abzugrenzen, sollte gefragt werden, ob eventuell ein Wechsel von Durchfall und Verstopfung vorliegt. Darüber hinaus ist zu klären, ob Warnsignale wie unklare starke Bauchschmerzen, Blut- oder Schleimbeimengungen oder ein verformter, fingerdünner Stuhl vorliegen.

10.2.3 Fragen zur Dauer der Beschwerden

Um eine leichte passagere von einer chronischen Obstipationsform unterscheiden zu können, sollte nach der Dauer der Beschwerden gefragt werden.

10.2.4 Fragen zu anderen Erkrankungen bzw. zur Einnahme anderer Medikamente

Da sich eine Obstipation als Teil einer Grunderkrankung manifestieren kann, ist zu fragen, welche anderen Grunderkrankungen vorliegen, z. B. Diabetes, Morbus Parkinson, Depression, Hypothyreose, Analfissuren. Auch zahlreiche Arzneimittel wirken verstopfend. Um arzneimittelbedingte Nebenwirkungen erkennen zu können, sollte gefragt, welche anderen Arzneimittel der Patient zurzeit oder regelmäßig einnimmt. Diese Frage hilft zudem bei der Arzneimittelauswahl, mögliche Wechselwirkungen zu vermeiden.

10.2.5 Fragen zu den bisherigen Behandlungsversuchen

Um Empfehlungen zu vermeiden, mit denen der Patient keine guten Erfahrungen gemacht hat, sollte auch abgeklärt werden, was der Patient bereits gegen seine Beschwerden unternommen hat.

🗨 Wie ist der Stuhl beschaffen? Wie oft in der Woche müssen Sie zur Toilette? Wann treten die Beschwerden auf, in Stresssituationen oder auf einer Reise? Welche weiteren Beschwerden treten auf: starke Bauchschmerzen und Krämpfe, Blut- oder Schleimbeimengungen im Stuhl? Ist der Stuhl vielleicht nur fingerdünn?

🗨 Seit wann leiden Sie unter Verstopfung?

🗨 Liegen noch andere Erkrankungen vor? Welche Arzneimittel nehmen Sie gerade ein?

🗨 Was haben Sie schon gegen Ihre Verstopfung unternommen?

10.3 Fließschema Auswahlkriterien

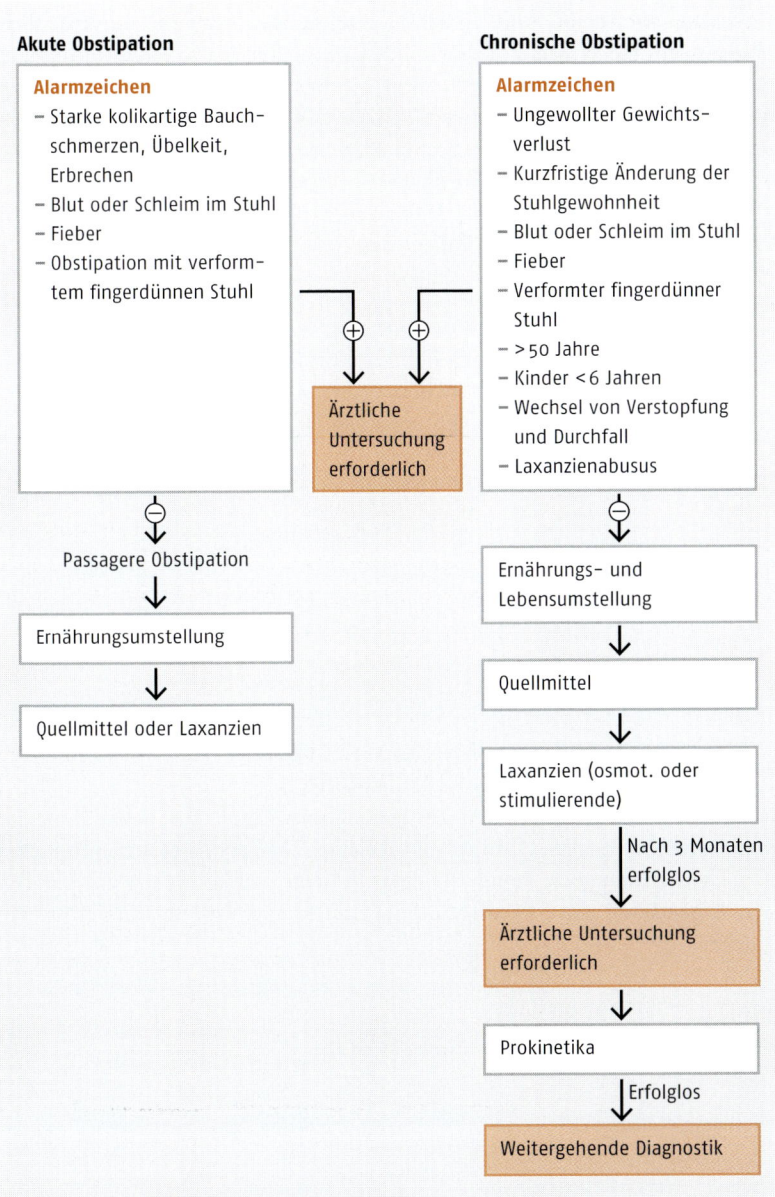

Abb. 10.1 Fließdiagramm Obstipation

10.4   Beratung bei der Abgabe von Quellstoffen

10.4.1 Wirkungsweise

💬 Quellstoffe nehmen im Darm große Mengen Wasser auf und machen den Stuhl weicher und voluminöser. Der dadurch entstehende Druck auf die Darmwand regt die natürliche Bewegung des Darms an und beschleunigt die Verdauung.

Quellstoffe wie Lein- und Indischer Flohsamen enthalten unverdauliche Schleimstoffe, die Wasser kolloidal binden können. Indische Flohsamenschalen etwa nehmen Wasser bis zum 40-fachen ihres Gewichts auf (siehe Tab. 10.1). Dadurch wird der Stuhl weicher und voluminöser, die Darmperistaltik wird angeregt. In der Folge sinkt die Stuhlpassagezeit. Die Schleimstoffe sind in der Epidermis der Samenschalen lokalisiert. Leinsamen kann wesentlich weniger Wasser aufnehmen, enthält aber deutlich mehr fettes Öl (ca. 40 %). Werden die Samen geschrotet, nimmt der Patient das Öl mit seinem hohen Energiegehalt von 470 Kalorien pro 100 g auf. Daher sollten übergewichtigen Patienten ganze Samen empfohlen werden.

Tab. 10.1 Quellungszahl und Gehalt an fettem Öl verschiedener Quellstoffe

	Quellungszahl	Fettes Öl
Leinsamen (Semen Lini)	4 – 4,5	30 – 45 %
Flohsamen (Semen Psyllii)	14 – 19	Ca. 5 %
Indischer Flohsamen (Semen Plantaginis ovatae)	11 – 14	5 %
Indische Flohsamenschalen	40	k. A.

10.4.2 Handelspräparate und Indikationen

💬 Quellstoffe wie der Indische Flohsamen regen schonend Ihre Darmtätigkeit an. Sie brauchen aber etwas Geduld, denn die Wirkung zeigt sich erst nach einigen Tagen. Wenn Sie kurzfristig Ihren Darm entleeren möchten, empfehle ich Ihnen … Danach können Sie dann Quellstoffe nehmen, um auf milde Art Ihre Verdauung längerfristig anzuregen.

Die in Tabelle 10.2 genannten Fertigarzneimittel sind zur Behandlung der chronischen, habituellen Obstipation zugelassen. Agiolax®, das neben Indischen Flohsamenschalen auch Tinnevelly-Sennesfrüchte enthält, ist nur zur kurzfristigen Behandlung einer Obstipation zugelassen und wird in Kapitel 10.8 besprochen.

Tab. 10.2 Fertigarzneimittel Quellstoffe

Handelspräparat®	Wirkstoff
Metamucil®, Mucofalk®	Indische Flohsamenschalen
Linusit® Gold Qualitäts-Leinsamen	Leinsamen

10.4.3 Dosierung und Einnahmehinweise

Quellstoffe werden zur Behandlung der Obstipation zwei- bis dreimal täglich nach Einrühren in reichlich Flüssigkeit (mindestens 150 ml) getrunken. Der Patient ist auf eine ausreichende Flüssigkeitszufuhr hinzuweisen, da andernfalls die Gefahr einer Pfropfbildung besteht. Bei zu wenig Flüssigkeit kann es zu Schluckbeschwerden und Erstickungsanfällen oder zu einer Darmverstopfung bis hin zum Ileus kommen.

💬 Rühren Sie 3x tgl. den Inhalt eines Beutels in ein großes Glas Wasser (mindestens 150 ml) ein und trinken Sie die Mischung. Es ist wichtig, dass Sie bei der Einnahme auf eine ausreichende Flüssigkeitszufuhr achten, denn sonst kann das Pulver verklumpen und Sie können Schluckbeschwerden bekommen. Aus diesem Grund sollten Sie das Pulver auch nicht im Liegen, sondern nur mit aufrechtem Oberkörper einnehmen. Auch sollten Sie es nicht kurz vor dem Schlafengehen einnehmen.

Tab. 10.3 Dosierungen Quellstoffe

Handelspräparat®	Dosis Erwachsene und Kinder ab 12 J.	Dosis Kinder ab 6 J.
Metamucil®	3x tgl. 1 Btl.	
Mucofalk®	2–3x tgl. 1 Btl. bzw. 1 ML	
Linusit® Gold Qualitäts-Leinsamen	2–3x tgl. 2 gestrichene Dosierlöffel (entspr. 15 g pro Einzeldosis)	2–3 x tgl. 1 gestrichenen Dosierlöffel (entspr. 7,5 g pro Einzeldosis)

10.4.4 Neben-, Wechselwirkungen und Kontraindikationen

Nebenwirkungen

- Beschwerden wie Blähungen und Völlegefühl sind gelegentlich während der ersten Behandlungstage, wenn schon bestehend verstärkt möglich. Sie klingen aber im Verlauf der weiteren Behandlung meist ab.
- Gefahr eines Ileus, einer Ösophagusobstruktion sowie eines Stuhlverhalts bei ungenügender Flüssigkeitszufuhr
- Bronchospasmus (sehr selten)

💬 In den ersten Tagen können Nebenwirkungen wie Blähungen oder Völlegefühl auftreten, doch verschwinden sie meist im Laufe der weiteren Behandlung.

Wechselwirkungen

- Es sollte immer ein zeitlicher Abstand von einer halben bis einer Stunde zu anderen Arzneimitteln eingehalten werden, da die Aufnahme von Mineralien (z. B. Calcium, Eisen, Lithium, Zink), Vitaminen (Vitamin B_{12}), Herzglykosiden, Cumarinen, Carbamazepin u. a. aus dem Darm verzögert werden kann.
- Arzneimittel, die die Darmbewegung hemmen wie Loperamid oder Opiumtinktur, dürfen nicht gleichzeitig genommen werden, da ein Darmverschluss auftreten kann.
- Bei insulinpflichtigen Diabetikern kann die Kohlenhydrataufnahme verzögert sein und eine Senkung des Blutzuckerspiegels auftreten. Eine Anpassung der Insulindosis ist erforderlich.

💬 Wenn Sie andere Arzneimittel einnehmen, sollten Sie einen Abstand von mindestens einer halben, besser einer ganzen Stunde einhalten, da Quellstoffe deren Aufnahme in den Körper verzögern können.

— Auch bei zeitlich versetzter Einnahme kann die Wirkung von Schilddrüsenhormonen abgeschwächt werden.

Kontraindikationen

— Kinder unter 12 Jahren (bei Indischen Flohsamenschalen)
— Übermäßige Stuhlverhärtung (Kotsteine, Kotstau)
— Beschwerden im Bauchraum, Übelkeit und Erbrechen
— Eine plötzliche Änderung der Stuhlgewohnheit, die länger als 2 Wochen anhält
— Einnahme eines Abführmittels ohne erfolgte Defäkation
— Nicht abgeklärte rektale Hämorrhagien
— Schluckstörungen und Brechreiz
— Stenosen des Oesophagus, der Cardia oder im Gastrointestinaltrakt
— Drohender oder bestehender Ileus oder Megakolonsyndrom
— Störungen des Wasser- und Elektrolythaushalts
— Erkrankungen, die mit einer eingeschränkten Flüssigkeitsaufnahme einhergehen
— Schwer einstellbarer Diabetes mellitus

10.5 Beratung bei der Abgabe osmotisch wirksamer Laxanzien: Salinische Abführmittel

10.5.1 Wirkungsweise

Osmotisch wirksame Laxanzien sind schwer resorbierbare Substanzen, die durch ihr hohes Wasseranziehungsvermögen die Resorption von Wasser aus dem Darm verhindern. Bei den salinischen Abführmitteln handelt es sich um schwer resorbierbare anorganische Salze wie Magnesiumsulfat (Bittersalz), Natriumsulfat (Glaubersalz), Magnesiumcitrat oder Natriumphosphat. Indem ihre Ionen Wasser im Darmlumen zurückhalten, weicht der Darminhalt auf und sein Volumen wird größer. Das vermehrte Stuhlvolumen intensiviert den Füllungsdruck, wodurch reflektorisch die Darmperistaltik angeregt wird. Der Transport des Darminhalts wird beschleunigt.

10.5.2 Handelspräparate und Indikationen

Die salinischen Abführmittel sind zur kurzfristigen Behandlung einer Obstipation sowie zur Darmentleerung vor diagnostischen und therapeutischen Maßnahmen zugelassen (siehe Tab. 10.4). Glauber- und seltener Bittersalz (wegen des schlechten Geschmacks) werden auch häufig zur raschen Darmentleerung im Rahmen von Entschlackungs- und Fastenkuren eingesetzt. Bei längerfristiger oder hochdosierter Einnahme kann es zu Elektrolytstörungen kommen, die unter Umständen zu einer chronischen Obstipation und/oder anderen Problemen (siehe Nebenwirkungen) führen können. Die Patienten sollten daher darauf hingewiesen werden, dass salinische Abführmittel nur kurzfristig anzuwenden sind.

💬 Sie sollten keine Quellstoffe einnehmen, wenn Sie unter einer übermäßigen Stuhlverhärtung leiden oder wenn Sie bereits ein Abführmittel genommen haben, aber danach nicht abführen konnten.

💬 Salinische Abführmittel wie Glauber- und Bittersalz halten Wasser im Darm zurück und machen den Stuhl weicher und voluminöser. Dadurch erhöht sich der Druck auf die Darmwand und die Darmbewegung wird angeregt. Der Darminhalt wird schneller weitertransportiert.

💬 Glauber- und Bittersalz sollten Sie nur kurzfristig anwenden, also nicht länger als 14 Tage. Denn sonst kann es durch Wasser- und Salzverluste zu einer Verstärkung der Darmträgheit kommen.

Tab. 10.4 Fertigarzneimittel Salinische Abführmittel

Handelspräparat®	Wirkstoff
Bittersalz Bombastus	Magnesiumsulfat-Heptahydrat
Glaubersalz Bombastus	Natriumsulfat-Decahydrat
F.X. Passage®SL Brausepulver	Getrocknetes Magnesiumsulfat

10.5.3 Dosierung und Einnahmehinweise

Zur Behandlung einer Verstopfung werden die Pulver bzw. das F.X. Passage® SL Brausepulver in der angegebenen Dosierung in ca. 250 ml lauwarmem Wasser gelöst (siehe Tab. 10.5). Da die abführende Wirkung nach 8 bis 10 Stunden eintritt, empfiehlt sich eine Einnahme morgens nüchtern oder abends vor dem Schlafengehen.

Für die rasche Entleerung des Darms wird höher dosiert: 20 bis 30 g Bitter- bzw. Glaubersalz gelöst in 500 ml Wasser. Bei dieser Dosierung wird der Darm schon nach 2 bis 4 Stunden entleert.

Lösen Sie 2 bis 3 Teelöffel Glaubersalz in ca. 250 ml lauwarmem Wasser auf und trinken Sie die Lösung auf einmal. Die Wirkung tritt nach 8 bis 10 Stunden ein. Am besten nehmen Sie daher das Salz entweder morgens nüchtern oder abends vor dem Schlafengehen ein.

Tab. 10.5 Dosierungen salinischer Abführmittel

Handelspräparat®	Dosis Erwachsene	Dosis Kinder ab 6 J.
Bittersalz Bombastus	2–3 Teel. (10–15 g) in ca. 250 ml Wasser, für die rasche Darmentleerung 1–2 Essl. (20–30 g in ca. 500 ml Wasser)	Die halbe Dosis: 1–1,5 Teel. (5–7,5 g)
Glaubersalz Bombastus	2–4 Teel. (10–20 g) in ca. 250 ml Wasser, für die rasche Darmentleerung 1–2 Essl. (20–30 g in ca. 500 ml Wasser)	Die halbe Dosis: 1–2 Teel. (5–10 g)
F.X. Passage® SL Brausepulver	2 gestrichene Dosierl. (15 g) in ca. 250 ml Wasser	

10.5.4 Neben-, Wechselwirkungen und Kontraindikationen

Nebenwirkungen

- Blähungen, Bauchkrämpfe, Stuhlinkontinenz
- Erhöhter Verlust von Wasser, Kalium und anderen Salzen bei längerer Anwendung. Dies kann zu Störungen der Herzfunktion und zu Muskelschwäche führen, insbesondere bei gleichzeitiger Einnahme von Diuretika und Nebennierenrindensteroiden.

Bei Einnahme hoher Dosen oder bei chronischer Einnahme von Magnesiumsulfat:

- Insbesondere bei eingeschränkter Nierenfunktion Magnesiumintoxikation, die durch zentralnervöse Störungen, Muskelschwäche, Reflexausfälle, Müdigkeit, teilweise Lähmungen, Koma sowie Herzrhythmusstörungen gekennzeichnet ist.
- Bildung von Kotsteinen. Fette können durch zu viel Magnesiumsulfat in unlösliche Magnesiumseifen überführt werden und dadurch Kotsteine bilden.

Bei Einnahme sehr hoher Dosen oder bei chronischer Einnahme von Natriumsulfat:

- Durch erhöhten Natriumgehalt des Blutes kann es zu Ödemen und Bluthochdruck kommen.

Wechselwirkungen

- Magnesiumsulfat kann mit Tetracyclinen schwer resorbierbare Komplexe bilden, so dass nur ein unzureichender Wirkspiegel erreicht wird.
- Bei längerfristiger Anwendung kann durch Kaliumverluste die Empfindlichkeit gegenüber herzwirksamen Glykosiden verstärkt werden.
- Der Kaliumverlust kann durch Diuretika verstärkt werden.

Kontraindikationen

- Ileus
- Eingeschränkte Nierenfunktion
- Entzündliche Magen-Darm-Erkrankungen
- Störungen des Wasser- und Elektrolythaushalts
- Glaubersalz sollte in der Schwangerschaft nicht angewendet werden, da eine bestehende Ödembildung verstärkt werden kann. Ansonsten sollten die salinischen Abführmittel in Schwangerschaft und Stillzeit aufgrund fehlender Daten allenfalls kurzfristig bei nachgewiesener akuter Verstopfung eingenommen werden.

Randspalte:

💬 Als Nebenwirkungen können Blähungen und Bauchkrämpfe auftreten. Weitere Nebenwirkungen wie Wasser- und Salzverschiebungen treten in der Regel erst auf, wenn man die Salze zu hoch dosiert oder zu häufig einnimmt.

💬 Die Magnesiumionen des Bittersalzes können mit Tetracyclinen schwerlösliche Komplexe bilden und damit die Wirksamkeit des Antibiotikums senken. Halten Sie also zwischen den Einnahmen einen Abstand von 2 bis 3 Stunden ein.

💬 Bei einer eingeschränkten Nierenfunktion sollten Sie Bittersalz nicht einnehmen, da es infolge unzureichender Ausscheidung der Magnesiumionen zu Muskelschwäche, Reflexausfällen oder Herzrhythmusstörungen kommen kann.

10.6 Beratung bei der Abgabe osmotisch wirksamer Laxanzien: Zucker und Zuckeralkohole

10.6.1 Wirkungsweise

Ebenfalls osmotisch wirken die schwer resorbierbaren Zuckeralkohole Mannit, Sorbit und Lactitol sowie die Zucker Lactose und Lactulose. Die Disaccharide Lactitol (Galactose und Sorbitol), Lactose (Galactose und Glucose) und Lactulose (Galactose und Fructose) werden von den Disaccharidasen des Dünndarms nicht oder nur kaum hydrolysiert. Sie gelangen weitgehend unverändert ins Kolon, wo sie bakteriell zu kurzkettigen organischen Säuren abgebaut werden. Die laxierende Wirkung ergibt sich aus dem osmotischen Druck, den die Zucker und Zuckeralkohole und ihre Abbauprodukte im Kolon steigern. Wasser strömt verstärkt in den Darm, das Stuhlvolumen nimmt zu und die Darmperistaltik wird indirekt angeregt. Darüber hinaus regen die bakteriellen Abbauprodukte die Darmperistaltik direkt an.

> 💬 Zucker und Zuckeralkohole halten Wasser im Darm zurück und machen den Stuhl weicher und voluminöser. Gleichzeitig regen sie und ihre Abbauprodukte die Eigenbewegungen des Darms an, so dass der Stuhl schneller durch den Darm transportiert wird.

10.6.2 Handelspräparate und Indikationen

Die in Tabelle 10.6 genannten Fertigarzneimittel sind alle zugelassen zur symptomatischen Behandlung der Obstipation, die durch eine ballaststoffreiche Kost und andere allgemeine Maßnahmen nicht ausreichend beeinflusst werden kann.

> 💬 Lactulose ist ein mildes Abführmittel, das Wasser im Darm zurückhält und Ihren Stuhl weicher macht.

Tab. 10.6 Fertigarzneimittel Zucker und Zuckeralkohole

Handelspräparat®	Wirkstoff
Importal®	Lactitol
Edelweiss® Milchzucker	Lactose
Bifiteral®, Lactuflor®, Lactulose-ratiopharm®, Lactulose Neda, Laevilac S®	Lactulose

10.6.3 Dosierung und Einnahmehinweise

Die osmotisch wirkenden Zucker und Zuckeralkohole werden in den in Tabelle 10.7 aufgeführten Dosierungen eingenommen. Sie können mit Wasser oder mit warmen Getränken, z. B. Kaffee oder Tee, gemischt oder in Joghurt und Müsli eingerührt werden. Die Einnahme kann unabhängig von den Mahlzeiten erfolgen, nur Importal® sollte zu den Mahlzeiten genommen werden. Der abführende Effekt tritt in der Regel einige Stunden nach der Einnahme ein. Zu

> 💬 Lactulose Saft können Sie mit Wasser oder warmen Getränken, z. B. Kaffee oder Tee, einnehmen, aber auch Joghurt oder Müsli unterrühren. Die Einnahme kann unabhängig von den Mahlzeiten erfolgen.

Da die Wirkung erst verzögert nach zwei Tagen einsetzt, ist es wichtig, dass Sie die Lactulose zu Beginn ausreichend hoch dosieren. Am besten nehmen Sie zweimal täglich 15 ml ein. Erfolgt dann täglich ein Stuhlgang, können Sie die Dosis auf einmal täglich 7,5 bis 15 ml reduzieren.

Therapiebeginn kann die Wirkung aber um zwei Tage verzögert eintreten, worauf der Patient hinzuweisen ist, um falschen Erwartungshaltungen vorzubeugen. Ebenso sollte er darauf hingewiesen werden, dass gerade zu Beginn der Therapie ausreichend hoch dosiert werden muss. Erfolgt innerhalb einer Woche kein Stuhlgang, ist eine ärztliche Kontrolle erforderlich.

Tab. 10.7 Dosierungen von Zuckern und Zuckeralkoholen

Handelspräparat®	Dosis Erwachsene	Dosis Kinder
Importal® Pulver	Anfangsdosis: 20 g Pulver (2 Btl.), erfolgt ein tgl. Stuhlgang, kann individuell auf 10–15 g Pulver (1–1½ Btl.) reduziert werden.	Anfangsdosis: 0,25 g/kg KG
Edelweiss® Milchzucker	Bis zu 4 gestrichene Essl.	Schul- u. Kleinkdr.: 1–2 gestrichene Essl. Säugl.: 1 Messersp.– 3 Teel. je nach Alter
Bifiteral® Pulver/Sirup, Lactuflor® Sirup, Lactulose-ratiopharm® Sirup, Lactulose Neda Sirup, Laevilac S® Sirup	5–10 g (½–1 Btl.) bzw. 7,5–15 ml 1–2x tgl.	3–6 g (⅓–⅔ Btl.) bzw. 4,5–9 ml 1–2x tgl.

10.6.4 Neben-, Wechselwirkungen und Kontraindikationen

Nebenwirkungen

Vor allem zu Beginn der Behandlung können verstärkt Blähungen auftreten, die aber bei weiterer Einnahme häufig wieder verschwinden oder besser werden.

- Leichte abdominelle Schmerzen, Meteorismus oder Flatulenz, vor allem zu Beginn der Behandlung (sehr häufig).
- Nausea, Erbrechen und Diarrhö mit Elektrolytverlusten unter hoher Dosierung.
- Bei langfristiger Einnahme in einer Dosierung, die zu anhaltend dünnen Stühlen führt, Störungen im Wasser- und Elektrolythaushalt.

Wechselwirkungen

Lactulose kann einen Kaliumverlust, der z. B. bei der Einnahme von Diuretika auftritt, verstärken.

- Alle Laxanzien können den Kaliumverlust durch andere Arzneimittel (Diuretika, Kortikosteroide, Amphotericin B) verstärken und damit die Empfindlichkeit des Patienten gegenüber herzwirksamen Glykosiden erhöhen.
- Substanzen, die pH-abhängig im Kolon freigesetzt werden (wie z. B. 5-ASA), können durch Lactulose inaktiviert werden.

Kontraindikationen

- Nicht gesicherte Darmpassage (Darmverschluss, künstlicher Darmausgang etc)
- Verdacht einer organischen Erkrankung des Magen-Darm-Traktes, abdomineller Schmerz unbekannter Ursache, Blut im Stuhl
- Störungen des Wasser- und Elektrolythaushalts
- Hereditäre Fructose- und Galactose-Intoleranz, Glucose-Galactose-Malabsorption
- Autosomalrezessiv erbliches Fructose-Intoleranz-Syndrom bei Säuglingen und Kleinkindern
- Relative KI: Säuglinge und Kleinkinder erst nach Rücksprache mit einem Arzt

> Sie sollten Lactulose nicht einnehmen, wenn Sie Bauchschmerzen haben, deren Ursache nicht geklärt ist.

10.7 Beratung bei der Abgabe osmotisch wirksamer Laxanzien: Polyethylenglykol

10.7.1 Wirkungsweise

Macrogole (Polyethylenglykole) mit hohem Molekulargewicht sind lange, lineare Polymere, an die sich Wassermoleküle anlagern. Macrogole werden im Magen-Darm-Trakt so gut wie nicht resorbiert, sondern verbleiben im Darm und binden dort Wasser. Durch die Zunahme des Stuhlvolumens regen sie auf neuromuskulärem Weg die Motilität des Kolons an. Sie bewirken einen verbesserten Transport von weichem Stuhl im Kolon und die Auslösung der Defäkation.

> Macrogole binden Wasser im Darm und machen den Stuhl weicher. Durch das vergrößerte Stuhlvolumen werden zugleich die Darmbewegungen angeregt.

10.7.2 Handelspräparate und Indikationen

Die in Tabelle 10.8 aufgeführten Fertigarzneimittel sind alle zur Behandlung einer chronischen Obstipation zugelassen. Movicol® Junior ist für die Behandlung von chronischer Obstipation bei Kindern im Alter von 2 bis 11 Jahren zugelassen, darüber hinaus zur Behandlung der Koprostase bei Kindern ab 5 Jahren. Als Koprostase bezeichnet man eine stark verlangsamte Faezespassage, wobei es durch fortlaufenden Wasserentzug zur Bildung von verhärteten Kotballen und Entleerungsstörungen kommt.

> Macrogol ist ein schonendes, gut verträgliches Abführmittel, das Sie sehr gut einnehmen können, wenn Sie langfristig unter Verstopfung leiden.

Tab. 10.8 Fertigarzneimittel Macrogole

Handelspräparat®	Wirkstoff
Isomol®, Movicol®	Macrogol (Polyethylenglykol) 3350 und Elektrolyte
Dulcolax® M Balance, Laxofalk®	Macrogol 4000

Die Elektrolyte in Isomol® und Movicol® werden über die Darmschleimhaut mit Serumelektrolyten ausgetauscht und mit dem Stuhl ausgeschieden. Es kommt zu keinem Nettogewinn oder -verlust von Wasser oder Elektrolyten. Allerdings schmecken elektrolytfreie Präparate besser als solche mit Salzzusatz.

10.7.3 Dosierung und Einnahmehinweise

Macrogol-Präparate liegen in der Regel als Pulver vor, die ein- bis zweimal täglich in Wasser gelöst und getrunken werden (siehe Tab. 10.9). Movicol® und Isomol® können anfänglich auch bis zu dreimal täglich gegeben werden. Falls die Lösung nicht auf einmal getrunken wird, ist sie im Kühlschrank aufzubewahren. Der Patient ist darauf hinzuweisen, dass die Wirkung in der Regel erst nach 24 bis 48 Stunden einsetzt.

Normalerweise sollte eine Behandlungsdauer von zwei bis vier Wochen nicht überschritten werden. Macrogole sollten nur vorübergehend und unterstützend zu allgemeinen Maßnahmen wie Ernährungsumstellung und Trainieren der Darmtätigkeit eingesetzt werden. Eine langfristige Anwendung kann jedoch erforderlich sein bei Patienten mit schwerer oder refraktärer Obstipation oder bei Patienten, bei denen die Obstipation sekundär durch Krankheiten wie Multiple Sklerose, Morbus Parkinson oder durch die Einnahme von Opioiden oder Anticholinergika bedingt ist. Die Anwendung bei Kindern ist allerdings bei Duclolax® M Balance und Movicol® Junior auf die Dauer von maximal drei Monaten begrenzt, auch wenn die Behandlung von Kindern mit chronischer

> 💬 Sie müssen das Macrogol-Pulver vor der Einnahme in Wasser auflösen. Die Wirkung setzt verzögert ein, nach ein bis zwei Tagen. Dosieren Sie das Pulver daher am Anfang höher, also 3x tgl. 1 Beutel, um erst einmal einen Stuhlgang auszulösen. Sobald Sie dann mindestens dreimal die Woche einen weichen, aber geformten Stuhl absetzen können, sollten Sie die Dosis auf 2x tgl. 1 Beutel reduzieren. Von Zeit zu Zeit sollten Sie das Pulver absetzen, um zu überprüfen, ob Sie überhaupt noch ein Abführmittel brauchen.

Tab. 10.9 Dosierungen von Macrogolen

Handelspräparat®	Dosis Erwachsene	Dosis Kinder
Isomol®, Movicol®	1–3x tgl. 1 Btl., bei langfristiger Anwendung 1 oder 2x tgl. 1 Btl.	
Movicol® Junior		Kdr. v. 2–6 J.: 1x tgl. 1 Btl. zu Beginn, Kdr. v. 7–11 J.: 1x tgl. 2 Btl. zu Beginn, je nach Therapieverlauf Dosiserhöhung auf max. 4 Btl. am Tag
Dulcolax® M Balance	1–2 Btl. tgl., vorzugsweise morgens als 1 Dosis	Kdr. ab 8 J.: 1–2 Btl. tgl., vorzugsweise morgens als 1 Dosis
Laxofalk®	1–2x tgl. 1 Btl.	

Obstipation über einen längeren Zeitraum (mindestens 6–12) Monate durchgeführt werden sollte.

10.7.4 Neben-, Wechselwirkungen und Kontraindikationen

Nebenwirkungen

- Abdominale Schmerzen, Darmgeräusche, Durchfall oder weicher Stuhl (sehr häufig), die durch eine Verringerung der Dosis in der Regel behoben werden können.
- Übelkeit, leichtes Erbrechen, abdominale Aufblähung, Flatulenz, Entzündungen und Reizerscheinungen im Analbereich (häufig).
- Allergische Reaktionen (selten).

🗨 Als Nebenwirkungen können nen Bauchschmerzen oder weicher Stuhl auftreten. Sie sind Zeichen einer Überdosierung und verschwinden in der Regel, wenn Sie die Dosis verringern.

Wechselwirkungen

Wechselwirkungen liegen im Allgemeinen nicht vor.

🗨 Wechselwirkungen sind bei Macrogol nicht zu befürchten.

Kontraindikationen

- Abdominale Schmerzen unklarer Ursache.
- Intestinale Perforation oder Obstruktion aufgrund von strukturellen oder funktionellen Störungen der Darmwand, Ileus.
- Schwere entzündliche Darmerkrankungen wie Morbus Crohn, Colitis ulcerosa und toxisches Megakolon.
- Bei Patienten, die zu Störungen im Wasser- und Elektrolythaushalt neigen (Herz-, Leber- oder Niereninsuffizienz) sollte die Anwendung nur auf ausdrückliche ärztliche Anordnung und mit erhöhter Vorsicht erfolgen.
- Vorsicht in der Schwangerschaft, da klinische Daten fehlen.

🗨 Sie sollten Macrogol nicht einnehmen, wenn Sie schon Bauchschmerzen haben. Dann lassen Sie sich lieber erst vom Arzt untersuchen.

10.8 Beratung bei der Abgabe antiabsorptiv-sekretorisch wirksamer Laxanzien: Anthrachinonglykoside

10.8.1 Wirkungsweise

Anthrachinonglykoside kommen in Aloe, Sennesblättern und -früchten, Faulbaumrinde, Rhabarberwurzel und anderen Drogen vor. Die β-glykosidisch gebundenen Glykoside sind Prodrugs, die erst im Dickdarm durch bakterielle Enzyme gespalten und zu Anthronen bzw. Anthranolen reduziert werden. Diese aktiven Metaboliten entfalten ihre laxierende Wirkung über zwei Mechanismen: Einerseits wirken sie stimulierend auf die propulsive Darmperistaltik. Die erhöhte Kolonmotilität führt dann zu einer beschleunigten Darmpassage. Andererseits beeinflussen die Anthrone die Sekretionsprozesse im Darm. Durch die Blockade der Na^+/K^+-abhängigen ATPase hemmen sie die Absorption von Wasser und Elektrolyten (Na^+, Cl^-). Gleichzeitig stimulieren die Anthrone die

🗨 Neben synthetischen Laxanzien gibt es mit den Anthrachinonen auch rein pflanzliche Wirkstoffe für eine effiziente Darmentleerung. Sie wirken auf zweifache Weise: Sie halten Wasser im Darm zurück und machen den Stuhl weicher. Außerdem stimulieren sie direkt die Darmbewegungen und beschleunigen die Passage des Stuhls durch den Darm.

Sekretion von Wasser und Elektrolyten in das Kolonlumen. Der Stuhl wird weicher und das Stuhlvolumen nimmt zu.

10.8.2 Handelspräparate und Indikationen

💬 Auch wenn es sich bei den Anthrachinonen um pflanzliche Wirkstoffe handelt, sind sie keineswegs harmlos. Da es bei längerfristiger und zu häufiger Einnahme zu einem Kaliummangel kommen kann, der Ihre Darmträgheit verstärken würde, sollten Sie diese Arzneimittel ohne ärztlichen Rat nicht länger als ein bis zwei Wochen einnehmen.

Die in Tabelle 10.10 aufgeführten Fertigarzneimittel sind alle zur kurzfristigen Anwendung bei Verstopfung zugelassen. Die Arzneimittel sind erst für Jugendliche ab 12 Jahren zugelassen, Kinder sollten nicht mit Anthrachinonen behandelt werden. Anthrachinone sollten erst dann eingesetzt werden, wenn die Obstipation durch Ernährungsumstellung, Quellstoffe oder salinisch wirksame Laxanzien nicht zu beheben ist. Da es bei zu häufiger Anwendung zu Elektrolytstörungen und Kaliummangel kommen kann, die zu einer Verstärkung der Darmträgheit führen, sollten anthrachinonhaltige Laxanzien ohne ärztlichen Rat nicht länger als ein bis zwei Wochen eingenommen werden.

Tab. 10.10 Fertigarzneimittel Anthrachinonglykoside

Handelspräparat®	Wirkstoff
Depuran®, Midro®, Ramend®	Sennesfrüchte
Alasenn®, Neda Früchtewürfel®	Sennesblätter, Sennesfrüchte
Agiolax®	Sennesfrüchte, Indischer Flohsamen
Kräuterlax®	Aloe-Trockenextrakt

10.8.3 Dosierung und Einnahmehinweise

💬 Nehmen Sie die Tabletten am besten abends nach dem Abendessen mit viel Flüssigkeit ein. Die Wirkung tritt nach acht bis zwölf Stunden ein, so dass Sie am anderen Morgen zur Toilette können.

Die Dosierung (siehe Tab. 10.11) hängt vom Wirkstoffgehalt der Trockenextrakte ab, der als Hydroxyanthracen-Glykoside angegeben wird. Die höchste tägliche Aufnahme darf nicht mehr als 30 mg Hydroxyanthracenderivate betragen. Die individuell richtige Dosierung ist gewählt mit der geringsten Menge, bei der ein weichgeformter, nicht flüssiger Stuhl auftritt. Die Einnahme erfolgt mit viel Flüssigkeit nach dem Abendessen. Die Defäkation erfolgt dann nach acht bis zwölf Stunden. Die Einnahme sollte nur alle zwei bis drei Tage erfolgen, um eine Überdosierung zu vermeiden.

💬 Die Tabletten können zu einer harmlosen Rotfärbung des Harns führen. Da müssen Sie sich aber keine Sorgen machen.

Die Hauptmenge der Anthrachinonderivate (ca. 90%) wird mit den Faezes ausgeschieden, ein kleiner Teil jedoch im Urin. Dadurch wird der Harn dunkel bzw. im Falle von Sennosiden rot gefärbt. Um eine Beunruhigung des Patienten zu vermeiden, sollte er auf diese harmlose Verfärbung hingewiesen werden.

Tab. 10.11 Dosierungen von Anthrachinonglykosiden

Handelspräparat®	Dosis Erwachsene und Kinder > 12 J.
Depuran® Dragees	1x tgl. 1–3 Dragees
Midro® Abführ-Tabletten und Tee	1x tgl. 1–4 Tbl. bzw. ¼ bis max. 1 Messl.
Ramend® Abführ-Tabletten und Instant Abführtee	1x tgl. 1 bis max. 1½ Tbl. bzw. 1 bis max. 1½ Messl.
Alasenn® Kräutergranulat	1x tgl. 1–2 Messl.
Neda Früchtewürfel®	1x tgl. ½ – 1 Würfel
Agiolax® Granulat	Erw. und Kinder > 10 J.: 1x tgl. 1–2 Teel. Granulat
Kräuterlax® Dragees	1x tgl. 1–2 Dragees

💬 Sie sollten diese pflanzlichen Abführmittel möglichst gering dosieren. Die richtige Dosierung haben Sie, wenn Sie einen weichen, aber nicht flüssigen Stuhl haben. Die tägliche Höchstdosis von… Tabletten sollten Sie nicht überschreiten.

10.8.4 Neben-, Wechselwirkungen und Kontraindikationen

Nebenwirkungen

– Krampfartige Magen-Darm-Beschwerden (sehr selten).
– Allergische Reaktionen wie Pruritus, Urtikaria, Quincke-Ödem (sehr selten).
– Bei chronischem Gebrauch/Missbrauch kann es zu Störungen des Wasser- und Elektrolythaushalts kommen. Auftretende Diarrhöen können zu Kaliumverlusten führen, die wiederum zu Störungen der Herzfunktion und zu Muskelschwäche führen können.
– Bei chronischem Gebrauch kann es zu Albuminurie und Hämaturie kommen.
– Eine Pigmentierung der Darmschleimhaut (Pseudomelanosis coli) kann auftreten. Sie bildet sich nach Absetzen des Arzneimittels in der Regel zurück.
– Bei Sennespräparaten kann eine harmlose Rotfärbung des Harns auftreten.

💬 Wenn Sie die pflanzlichen Abführmittel zu lange oder zu oft einnehmen, kann ein Kaliummangel auftreten, der Ihre Darmträgheit verschlimmert.

Wechselwirkungen

– Bei chronischem Gebrauch oder Missbrauch kann durch Kaliummangel die Herzglykosidwirkung verstärkt bzw. die Wirkung von Antiarrhythmika beeinflusst werden.
– Kaliumverluste können durch Kombination mit Diuretika, Cortison, Nebennierenrindensteroiden oder Süßholzwurzel verstärkt werden.

💬 Bei langdauerndem Gebrauch kann ein Kaliummangel auftreten, der wiederum die Wirkung von bestimmten, den Herzmuskel stärkenden Arzneimitteln verstärken kann. Auch einige Mittel gegen Herzrhythmusstörungen können beeinflusst werden.

🗨 Sie dürfen die pflanzlichen Abführmittel nicht einnehmen, wenn Sie Bauchschmerzen unbekannter Ursache haben.

Kontraindikationen

– Ileus
– Appendizitis
– Chronisch-entzündliche Darmerkrankungen wie z. B. Morbus Crohn, Colitis ulcerosa
– Abdominelle Schmerzen unklarer Genese
– Schwere Dehydratation mit Wasser- und Elektrolytverlusten
– Kinder unter 12 Jahren
– Schwangerschaft und Stillzeit
– Neda Früchtewürfel: Aufgrund des Gehalts an Kaliumsorbat ist Vorsicht geboten bei Patienten mit einer kaliumarmen Diät, da die Gefahr einer Hyperkaliämie mit Magenbeschwerden und Durchfall besteht.

10.9 Beratung bei der Abgabe antiabsorptiv-sekretorisch wirksamer Laxanzien: Synthetische Laxanzien der Diphenol-Reihe

10.9.1 Wirkungsweise

🗨 Die stimulierenden Laxanzien Bisacodyl und Natriumpicosulfat müssen im Körper erst in die eigentliche Wirkform umgewandelt werden. Diese fördert dann die Ansammlung von Wasser im Darm, der Stuhl wird weicher und das Stuhlvolumen größer. Gleichzeitig werden durch direkte Stimulation der Darmschleimhaut die Darmbewegungen gesteigert, so dass der Stuhl schneller durch den Darm wandert.

Bisacodyl und Natriumpicosulfat sind Prodrugs, die erst nach der Überführung in die eigentliche Wirkform, das freie Diphenol, ihre antiabsorptiv-sekretorische Wirkung entfalten. Sie hemmen die Resorption von Natriumionen und Wasser aus dem Darm. Gleichzeitig erhöhen sie die Sekretion von Elektrolyten und Wasser ins Darmlumen. Dadurch wird der Stuhl weicher und voluminöser, die Darmperistaltik wird angeregt. Darüber hinaus wird die Mukosa des Dickdarms direkt angeregt, die Darmmotilität erhöht und die Transitzeit des Stuhls reduziert.

Natriumpicosulfat erreicht das Kolon ohne nennenswerte Resorption. Es wird im Dickdarm bakteriell gespalten und in die Wirkform überführt, also dort, wo die Wirkung erwünscht ist. Bisacodyl dagegen wird nach oraler Gabe von schnell freisetzenden Formulierungen enzymatisch durch Hydrolyse gespalten und im Dünndarm resorbiert. Die aktiven Metaboliten gelangen in die Leber, wo sie mit Glucuronsäure konjugiert werden. Ein Teil der Glucuronide wird über den Urin ausgeschieden, der andere Teil gelangt mit der Galle zurück in den Dünndarm. Dort können die hydrophilen Glucuronide nicht resorbiert werden und gelangen in den Dickdarm, wo sie durch bakterielle Spaltung in das freie Diphenol überführt werden. Um die Resorption des Bisacodyls aus dem Dünndarm und den enterohepatischen Kreislauf weitgehend zu unterbinden, werden orale Bisacodyl-Präparate üblicherweise als magensaftresistente Formulierungen angeboten.

10.9.2 Handelspräparate und Indikationen

Die in Tabelle 10.12 aufgeführten Fertigarzneimittel sind alle zur kurzfristigen Anwendung bei Obstipation und bei Erkrankungen, die eine erleichterte Darmentleerung erfordern, zugelassen.

Die Zulassung für Kinder variiert bei den einzelnen Bisacodyl-Präparaten. Dulcolax® und florisan® N sind bereits für Kinder ab zwei Jahren zugelassen, Laxans-ratiopharm®, Stadalax® und Tirgon® erst für Kinder ab sechs Jahren. Mediolax® Medice, das mit 10 mg doppelt so viel Bisacodyl wie die anderen oralen Präparate enthält, soll dagegen Kindern erst ab zehn Jahren gegeben werden. Die aufgeführten Natriumpicosulfat-Präparate sind dagegen einheitlich für Kinder ab vier Jahren zugelassen.

💬 Bisacodyl und Natriumpicosulfat helfen wirksam gegen Verstopfung. Sie sollten allerdings nur kurzfristig angewendet werden, um zu vermeiden, dass Ihr Darm durch Kaliumverluste noch träger wird.

Tab. 10.12 Fertigarzneimittel Synthetische Laxanzien der Diphenol-Reihe

Handelspräparat®	Wirkstoff
Dulcolax®, Laxans-ratiopharm®, florisan® N, Mediolax® Medice, Stadalax®, Tirgon®	Bisacodyl
Laxoberal®, Agiolax® Pico, Dulcolax® NP, Laxans-ratiopharm® Pico	Natriumpicosulfat

10.9.3 Dosierung und Einnahmehinweise

Die Dosierung beträgt bei Bisacodyl und Natriumpicosulfat üblicherweise 5 bis 10 mg. Die Einnahme erfolgt unzerkaut morgens nüchtern oder abends mit reichlich Flüssigkeit, vorzugsweise mit Wasser (keine Milch bei magensaftresistenten Bisacodyl-Präparaten). Die laxierende Wirkung tritt bei Einnahme von Bisacodyl am Abend nach etwa 10 Stunden ein, bei morgendlicher Gabe auf nüchternen Magen bereits nach 6 Stunden. Die rektale Applikation führt dagegen schon nach 30 bis 60 Minuten zur Darmentleerung. Für Natiumpicosulfat wird eine abendliche Einnahme empfohlen. Die Wirkung tritt in der Regel nach 10 bis 12 Stunden ein.

Bisacodyl und Natriumpicosulfat sollten nur kurzfristig eingenommen werden. Das Nebenwirkungspotenzial einer langfristigen Einnahme wird aber mittlerweile neu bewertet. Bei Patienten, die auf andere Mittel nicht ausreichend ansprechen, kann eine längerfristige Einnahme erforderlich sein, vorausgesetzt

💬 Nehmen Sie ein Bisacodyl Dragee entweder heute Abend oder morgen früh nüchtern mit reichlich Flüssigkeit ein. Am besten mit Wasser, aber nicht mit Milch! Wenn Sie das Dragee morgens nüchtern einnehmen, kommt es in der Regel bereits nach sechs Stunden zur Stuhlentleerung, bei abendlicher Gabe erst nach etwa 10 Stunden.

Tab. 10.13 Dosierungen Synthetischer Laxanzien der Diphenol-Reihe

Handelspräparat®	Dosis Erwachsene	Dosis Kinder
Dulcolax®	1x tgl. 1–2 Drg. (5–10 mg)	Kdr. 2–10 J.: 1x tgl. 1 Drg.
Dulcolax® Suppositorien	1x tgl. 1 Zäpfchen (10 mg)	Kdr. 2–10 J.: 1x tgl. ½ Zäpfchen (5 mg)
Laxans-ratiopharm®, florisan® N, Stadalax®, Tirgon®	1x tgl. 1–2 Drg. bzw. Tbl. (5–10 mg)	Kdr. 6–10 J.: 1x tgl. 1(–2) Drg. bzw. Tbl. (Max. 0,3 mg pro kg KG)
Laxans-ratiopharm®	1x tgl. 1 Zäpfchen (10 mg)	Kdr. > 6 J.: 1x tgl. 1 Zäpfchen
Mediolax® Medice	Erw. u. Kdr. > 10 J.: 1x tgl. 1 Tbl.	
Laxoberal®, Agiolax® Pico, Dulcolax®NP, Laxans-ratiopharm® Pico	1x tgl. 10–18 Tropfen bzw. 1–2 Tbl. (entspr. 5–10 mg)	Kdr. > 4 J. nehmen soweit vom Arzt verordnet: 1x tgl. 5–9 Tropfen bzw. ½–1 Tbl.

💬 Natriumpicosulfat Tropfen haben den Vorteil, dass man sie individueller dosieren kann. Ich empfehle Ihnen ... Tropfen. Nehmen Sie sie am besten heute Abend, dann können Sie morgen früh zur Toilette gehen.

sie nehmen die Arzneimittel nicht täglich und nur in vorschriftsmäßiger Dosierung ein (vgl. Kapitel 13).

10.9.4 Neben-, Wechselwirkungen und Kontraindikationen

Nebenwirkungen

💬 Als Nebenwirkungen können Magen-Darm-Beschwerden auftreten, z. B. Blähungen oder Bauchkrämpfe. Ist der Stuhl dünnflüssig, dann ist die Dosis zu hoch.

- Häufig: Beschwerden des Magen-Darm-Traktes, z. B. Blähungen, Bauchkrämpfe, Übelkeit oder leichter Durchfall
- Gelegentlich: Erbrechen
- Gelegentlich: Schwindel und/oder Synkope (kurz andauernde Bewusstlosigkeit) bei Bisacodyl
- Selten: Überempfindlichkeitsreaktionen, allergische Reaktion
- Bei längerdauernder, hochdosierter Anwendung kommt es häufig zum Verlust von Wasser, Kalium und anderen Elektrolyten. Dadurch kann sich die Darmträgheit verstärken. Es kann aber auch zu Störungen der Herzfunktion und zu Muskelschwäche kommen, insbesondere wenn die Kaliumverluste durch die gleichzeitige Einnahme von Diuretika und Kortikosteroiden erhöht werden.

Wechselwirkungen

- Die Kaliumverluste von anderen Arzneimitteln wie z. B. von Diuretika, Kortikosteroiden können verstärkt und dadurch die Empfindlichkeit gegenüber Herzglykosiden erhöht werden.
- Milch und neutralisierende Magenmittel (Antazida) sollen frühestens eine halbe Stunde nach Einnahme von Bisacodyl eingenommen werden, da ansonsten der magensaftresistente Überzug zerstört wird.
- Da Natriumpicosulfat durch Dickdarmbakterien in die wirksame Form verstoffwechselt wird, kann die gleichzeitige Einnahme von Antibiotika zu einer Minderung oder zum Verlust der abführenden Wirkung führen.

Halten Sie zwischen der Einnahme von Bisacodyl und Milch bzw. säurebindenden Magenmitteln einen Abstand von mindestens einer halben Stunde ein.

Kontraindikationen

- Darmobstruktion, Ileus
- Akute Erkrankungen des Magen-Darm-Trakts, z. B. entzündliche Erkrankungen, akute Appendizitis
- Starke Bauchschmerzen mit Übelkeit und Erbrechen
- Schwere Dehydratation
- Bisacodyl: Kinder unter 2 Jahren (Dulcolax®, florisan® N), Kinder unter 6 Jahren (Stadalax®, Tirgon®)
- Natriumpicosulfat: Kinder unter 4 Jahren. Bei Kindern ab dem 4. Lebensjahr sollte die Einnahme nur nach ärztlicher Verordnung erfolgen, u. a. wegen der Möglichkeit einer nicht erkannten angeborenen Fructose-Intoleranz.
- Schwangerschaft und Stillzeit: aufgrund fehlender Studien nur auf ärztlichen Rat

Bei akuten Erkrankungen des Magen-Darm-Traktes und starken Bauchschmerzen mit Übelkeit und Erbrechen sollten Sie Bisacodyl und Natriumpicosulfat nicht einnehmen.

10.10 Beratung bei der Abgabe antiabsorptiv-sekretorisch wirksamer Laxanzien: Rizinusöl

10.10.1 Wirkungsweise

Rizinusöl besteht vorwiegend aus dem Triglycerid der Ricinolsäure (12-Hydroxyölsäure). Das Triglycerid selbst ist unwirksam und wird im Dünndarm erst durch Lipasen zur eigentlichen Wirkform, der freien Ricinolsäure, hydrolysiert.

Wie die anderen antiabsorptiv-sekretorisch wirksamen Laxanzien hat auch Rizinusöl einen zweifachen Wirkmechanismus: Über die Blockade der Na$^+$/K$^+$-abhängigen ATPase wird die Natriumionen- und Wasserresorption gehemmt sowie der Einstrom von Elektrolyten und Wasser ins Darmlumen gefördert. Zugleich werden die Motilität des Kolons sowie die Peristaltik des Dünndarms gesteigert. Darüber hinaus kommt es wie bei jedem Öl zu einer Anregung des Gallenflusses, der wiederum die Dünndarmperistaltik verstärkt.

Die laxierende Wirkung des Rizinusöls ist zuverlässig. Der Wirkungseintritt hängt aber von der gewählten Dosierung ab: bei sehr hoher Dosierung kommt es schon nach zwei bis vier Stunden zur Stuhlentleerung, bei geringer mit mittlerer Dosierung nach acht Stunden. Allerdings ist zu berücksichtigen, dass bei höherer

Rizinusöl wirkt wie andere stimulierende Abführmittel auf zweifache Weise: es hält Wasser im Darm zurück und macht dadurch den Stuhl weicher. Außerdem steigert es die Darmbewegungen und beschleunigt den Transport des Stuhls durch den Darm.

Dosierung vermehrt Nebenwirkungen wie schmerzhafte Bauchkrämpfe auftreten können.

10.10.2 Handelspräparate und Indikationen

Laxopol® ist zur kurzfristigen Anwendung bei Verstopfung für Erwachsene und Jugendliche über 12 Jahren zugelassen (siehe Tab. 10.14). Es eignet sich eher zur Therapie einer akuten als einer chronischen Obstipation und sollte nicht länger als zwei Wochen eingenommen werden.

💬 Rizinusöl ist für die kurzfristige Behandlung einer akuten Verstopfung geeignet.

Tab. 10.14 Fertigarzneimittel Rizinusöl

Handelspräparat®	Wirkstoff
Laxopol®	Rizinusöl

10.10.3 Dosierung und Einnahmehinweise

Da es bei höherer Dosierung vermehrt zu Nebenwirkungen wie Übelkeit, Erbrechen, schmerzhaften Darmkrämpfen und Durchfällen kommt, wird eine maßvolle Dosierung von 3 bis 5 g empfohlen (siehe Tab. 10.15). Wie bei anderen Abführmitteln gilt auch für das Rizinusöl, dass die individuell richtige Dosierung die niedrigste ist, bei der man einen weichen Stuhl erhält.

Die Rizinusölkapseln sollten morgens auf nüchternen Magen eingenommen werden. Um die Einnahme der Weichkapseln zu erleichtern, kann man sie vorher einige Sekunden in lauwarmes Wasser eintauchen. Anschließend sollen sie mit reichlich Flüssigkeit (200 ml Wasser) geschluckt werden. In der empfohlenen Dosierung von 3 bis 5 g tritt die Wirkung nach etwa acht Stunden ein.

💬 Die übliche Dosierung liegt bei 1x tgl. 3 bis 5 g. Aber jeder muss die eigene richtige Dosierung finden. Das ist die geringste Menge, bei der Sie einen weichen Stuhl haben. Nehmen Sie die Kapseln am besten morgens auf nüchternen Magen mit viel Flüssigkeit ein. Nach etwa acht Stunden kommt es dann zur Stuhlentleerung.

Tab. 10.15 Dosierung von Rizinusöl

Handelspräparat®	Dosis Erwachsene und Jugendl. >12 Jahren
Laxopol® mild 0,5 g	1x tgl. 6–10 Weichkps.
Laxopol® 1,0 g	1x tgl. 3–5 Weichkps.

10.10.4 Neben-, Wechselwirkungen und Kontraindikationen

Nebenwirkungen

💬 Nebenwirkungen treten vor allem bei zu hoher Dosierung auf. Dann kann es zu Übelkeit, Erbrechen, schmerzhaften Darmkrämpfen und Durchfällen kommen.

– Magenreizungen (gelegentlich)
– Bei höherer Dosierung Übelkeit, Erbrechen, schmerzhafte Darmkrämpfe und schwere Durchfälle

- Hautausschläge (selten)
- Bei chronischem Gebrauch kann es zu Störungen des Wasser- und Elektrolythaushalts, insbesondere zu Kaliumverlusten kommen. Dies kann zu Störungen der Herzfunktion und zu Muskelschwäche führen.

Wechselwirkungen

- Bei chronischem Gebrauch oder Missbrauch ist durch Kaliummangel eine Verstärkung der Wirkung von Herzglykosiden sowie eine Beeinflussung der Wirkung von Antiarrhythmika möglich.
- Kaliumverluste können durch die gleichzeitige Anwendung von Diuretika, Nebennierenrindensteroiden oder Süßholzwurzel verstärkt werden.
- Durch die Einnahme von Antihistaminika kann die abführende Wirkung des Rizinusöls vermindert werden.
- Die Aufnahme von fettlöslichen Vitaminen kann durch Rizinusöl gehemmt werden.

🗨 Wenn Sie Rizinusöl zu lange oder zu hoch dosieren, können Kaliumverluste auftreten, besonders wenn Sie auch noch harntreibende Medikamente oder Cortison einnehmen.

Kontraindikationen

- Darmverschluss
- Blinddarmentzündung
- Chronisch-entzündliche Darmerkrankungen wie z. B. Morbus Crohn, Colitis ulcerosa
- Bauchschmerzen unbekannter Ursache
- Schwere Dehydratation mit Wasser- und Elektrolytverlusten
- Gallenwegserkrankungen
- Kinder unter 12 Jahren
- Schwangerschaft und Stillzeit

🗨 Sie sollten kein Rizinusöl einnehmen, wenn Sie akute Bauch- und Darmbeschwerden haben. Dann sollten Sie sich lieber vom Arzt untersuchen lassen.

10.11 Beratung bei der Abgabe von Gleitmitteln

10.11.1 Wirkungsweise

Gleitmittel wie Docusat-Natrium und dickflüssiges Paraffin werden nur minimal resorbiert und entfalten ihre Wirkung lokal im Darm bzw. bei rektaler Applikation im Rektum. Docusat-Natrium ist ein anionisches Detergens, das durch Herabsetzung der Oberflächenspannung den Wassergehalt der Faeces erhöht. Dadurch soll der Stuhl weicher und gleitfähiger werden. Docusat-Natrium wird nur in Kombinationspräparaten als Laxans verwendet. Inwieweit es in der dabei verwendeten niedrigen Dosierung tatsächlich einen additiven laxierenden Effekt entfalten kann, ist allerdings umstritten.

Dickflüssiges Paraffin besteht aus einer gereinigten Mischung von gesättigten Kohlenwasserstoffen. Als Mineralöl wird es nicht verdaut und nur wenig resorbiert. Es durchdringt den Darminhalt, verringert dessen Konsistenz und verbessert so die Gleitfähigkeit des Stuhls. Aufgrund einiger schwerwiegender Nebenwirkungen bei chronischem Gebrauch sollte es, wenn überhaupt, nur

🗨 Docusat-Natrium wirkt lokal im Darm abführend, indem es den Stuhl weicher und gleitfähiger macht. Es wird unterstützend in Kombinationspräparaten verwendet.

🗨 Dickflüssiges Paraffin wirkt lokal im Darm. Es durchdringt den Stuhl und macht ihn weicher und gleitfähiger.

kurzfristig angewendet werden. Bei längerem Gebrauch besteht die Gefahr von Hypovitaminosen infolge einer verminderten Resorption von fettlöslichen Vitaminen. Daneben kann es zur Ablagerung von resorbierten Öltröpfchen in das Lungengewebe (pulmonale Granulome) bzw. in Lymphknoten und Leber in Verbindung mit Fremdkörperreaktionen kommen. In den Leitlinien zur Behandlung der Obstipation im Kindesalter ist Paraffin nur noch Mittel der zweiten Wahl.

10.11.2 Handelspräparate und Indikationen

Norgalax® Rektalgel ist zugelassen zur symptomatischen Behandlung von Obstipationen bei Erwachsenen und Jugendlichen ab 12 Jahren, darüber hinaus auch zur Vorbereitung von endoskopischen Untersuchungen des Darms und des Rektums. Obstinol® M Emulsion ist zur kurzfristigen Anwendung bei Obstipation zugelassen (Tab. 10.16). Die Anwendung sollte im Allgemeinen 7 Tage nicht überschreiten.

Tab. 10.16 Fertigarzneimittel Gleitmittel

Handelspräparat®	Wirkstoff
Norgalax® Rektalgel	Docusat-Natrium, Glycerol
Obstinol® M Emulsion	Dickflüssiges Paraffin

10.11.3 Dosierung und Anwendungshinweise

Erwachsene und Jugendliche ab 12 Jahren erhalten eine Tube Norgalax® Rektalgel als Einzeldosis (siehe Tab. 10.17). Dazu wird der Tubenverschluss abgezogen und der Tubenhals in den Enddarm eingeführt. Durch Zusammendrücken der Tube wird die Tube entleert und langsam wieder entfernt. Nach etwa einer Viertelstunde wird dann der Defäkationsreiz ausgelöst. Falls erforderlich kann am gleichen oder am nächsten Tag der Inhalt einer weiteren Tube appliziert werden.

Obstinol® M kann auch Kindern über 2 Jahren verabreicht werden, unter 6 Jahren jedoch nur nach ärztlicher Anweisung. Die Dosierung richtet sich bei Kindern nach dem Körpergewicht: 1 bis 2 ml pro kg Körpergewicht. Für Erwachsene und Jugendliche ab 12 Jahren wird eine Dosierung von 10 bis 45 ml pro Tag empfohlen. Die Tagesdosis kann auf einmal oder verteilt in Einzeldosen eingenommen werden. Die Wirkung tritt nach 6 bis 12 Stunden ein.

Wegen der Aspirationsgefahr soll Paraffin nur in aufrechter Körperhaltung und nicht unmittelbar vor dem Schlafengehen eingenommen werden. Aus dem gleichen Grund sollen bettlägerige und behinderte Patienten Paraffin nur nach

---

Gleitmittel sind zur symptomatischen Behandlung von Verstopfung geeignet. Paraffin sollte allerdings nicht länger als 7 Tage angewendet werden.

Bei Erwachsenen genügt im Allgemeinen eine Tube des Rektalgels. Nach etwa 15 min wird dann der Stuhldrang ausgelöst.

Paraffin wird in einer Dosierung von 10 bis 45 ml pro Tag eingenommen. Diese Menge kann auf einmal oder in mehreren Einzeldosen über den Tag verteilt eingenommen werden. Wichtig ist, dass Sie Paraffin nur in aufrechter Körperhaltung und nicht unmittelbar vor dem Schlafengehen einnehmen. Sonst können Sie sich verschlucken und Paraffin könnte in die Lungen eindringen.

Tab. 10.17 Dosierung von Gleitmitteln

Handelspräparat®	Dosis Erwachsene und Kinder ab 12 Jahren	Dosis Kinder
Norgalax® Rektalgel	1x tgl. 1 Tube	
Obstinol® M Emulsion	10–45 ml pro Tag	Kdr. ab 2 J.: 10–20 ml; Kdr. ab 6 J.: 10–30 ml

ärztlicher Anweisung erhalten. Die Einnahme von Paraffin soll zudem nur zeitversetzt zu den Mahlzeiten erfolgen, um die Resorption fettlöslicher Vitamine nicht zu beeinträchtigen. Der Abstand soll mindestens eine Stunde betragen.

> 💬 Nehmen Sie Paraffin mit mindestens 1 Stunde Abstand zu den Mahlzeiten ein, um die Aufnahme fettlöslicher Vitamine nicht zu beeinträchtigen.

10.11.4 Neben-, Wechselwirkungen und Kontraindikationen

Docusat-Natrium
Nebenwirkungen
- Bei längerem Gebrauch leichtes Brennen im Analbereich (gelegentlich)
- Diarrhö (sehr selten)
- Vor allem bei gleichzeitiger Anwendung von Docusat-Natrium als orales Laxans Berichte über Einzelfälle von Hepatotoxizität

> 💬 Als Nebenwirkung kann bei längerem Gebrauch der Rektaltuben ein leichtes Brennen im Analbereich auftreten.

Wechselwirkungen
Docusat-Natrium kann die Resorption von anderen Arzneimitteln verstärken und soll nicht mit anderen leberschädigenden Mitteln angewendet werden.

> 💬 Nehmen Sie Docusat nicht mit anderen Medikamenten ein, da deren Aufnahme in den Körper verstärkt werden kann.

Kontraindikationen
- Stark entwickelte Hämorrhoiden, Fissuren im Analbereich, hämorrhagische Rektokolitis
- Bauchschmerzen unklarer Genese
- Schwangerschaft und Stillzeit

> 💬 Sie sollten die Rektaltuben nicht bei starken Hämorrhoiden oder bei Einrissen im Analbereich einführen.

Dickflüssiges Paraffin
Nebenwirkungen
- Hypokaliämie, -calcämie und sekundärer Hyperaldosteronismus (selten)
- Bei hoch dosierter Anwendung kann es zu Stuhlinkontinenz und zu Hautschäden im Analbereich kommen.

> 💬 In seltenen Fällen kann die Einnahme von Paraffin zu einem Kaliummangel führen.

— Nach Aspiration von Paraffin kann es zu Ablagerungen in der Lunge kommen (pulmonale Granulome, pulmonale Paraffinose).

Wechselwirkungen

— Bei länger dauernder Einnahme und Einnahme zu den Mahlzeiten kann es zu einer verminderten Resorption von fettlöslichen Vitaminen kommen, da diese aus dem Mineralöl nicht aufgenommen werden.
— Bei gleichzeitiger Einnahme von oralen Antikoagulanzien, Aminoglykosiden und oralen Kontrazeptiva kann die Resorption dieser Arzneimittel beeinträchtigt werden.
— Docusat-Natrium erhöht die Resorption von Paraffin und sollte daher nicht gleichzeitig eingenommen werden.

Kontraindikationen

— Bewusstseinsstörungen
— Schluck- und Magenentleerungsstörungen
— Akute abdominelle Erkrankungen wie z. B. Appendizitis, akute Schübe chronisch entzündlicher Darmerkrankungen, Ileus
— Kinder unter 2 Jahren, da bei ihnen die nervale Koordination des Schluckaktes noch nicht voll ausgereift ist. Ebenso sollten Kinder mit Aspirationsgefahr oder behinderte Kinder kein Paraffin erhalten.
— Kinder unter 6 Jahren sollen Paraffin nur auf ausdrückliche Anweisung des Arztes erhalten.
— Bettlägerige und behinderte Patienten mit erhöhter Aspirationsgefahr nur nach Rücksprache mit einem Arzt.
— In Schwangerschaft und Stillzeit ebenfalls nur auf ausdrückliche ärztliche Anweisung und unter strenger Indikationsstellung, da die Hemmung der Resorption fettlöslicher Vitamine zu einer Entwicklungsstörung des Kindes führen kann.

10.12 Beratung bei der Abgabe von Substanzen mit Wirkung auf den Defäkationsreflex

10.12.1 Wirkungsweise

Rektale Entleerungshilfen enthalten Substanzen, die im Rektum den Defäkationsreiz auslösen. Verwendet werden mehrwertige Alkohole wie Glycerol oder Sorbitol, die schwach osmotisch wirken und die Faezes erweichen. Durch die Irritation der Rektalschleimhaut steigern sie zugleich den Defäkationsreiz. Einen ähnlichen Effekt haben Kohlendioxid-freisetzende Suppositorien. Das Gas bewirkt eine Dehnung der Rektumwand, die den Defäkationsreiz verstärkt.

10.12.2 Handelspräparate und Indikationen

Die in Tabelle 10.18 genannten Fertigarzneimittel sind alle zur symptomatischen Behandlung von Verstopfung und schmerzhafter Stuhlentleerung zugelassen, Lecicarbon® und Microklist® zudem zur Darmentleerung vor diagnostischen oder therapeutischen Maßnahmen im Enddarmbereich.

Die genannten Fertigarzneimittel können auch in Schwangerschaft und Stillzeit angewendet werden, schädliche Wirkungen sind nicht bekannt.

💬 Aufgrund ihrer lokalen Wirkung sind Zäpfchen und Miniklistiere vor allem geeignet, wenn man sich schnell Erleichterung verschaffen möchte. Für eine Daueranwendung sind sie nicht geeignet, da sie die Ursache der Verstopfung nicht beseitigen.

Tab. 10.18 Fertigarzneimittel Rektale Entleerungshilfen

Handelspräparat®	Wirkstoff
Babylax®, Glycilax® für Erw./Kinder	Glycerol 85%
Lecicarbon® E/K/S CO_2-Laxans	Natriumhydrogencarbonat, Natrium-dihydrogenphosphat
Microklist®	Natriumcitrat, Dodecyl(sulfoacetat) Natriumsalz, Sorbitol-Lösung 70%

10.12.3 Dosierung und Anwendungshinweise

Im Allgemeinen wird ein Zäpfchen oder Miniklistier appliziert (siehe Tab. 10.19). Ein kurzes vorheriges Eintauchen in Wasser erleichtert das Einführen von Zäpfchen. Bei den Miniklistieren kann der Tubenhals zur leichteren

💬 Geben Sie Ihrer Tochter den Inhalt eines Miniklistiers. Dazu führen Sie den Tubenhals in den After ein. Zum leichteren Einführen können Sie ihn vorher etwas einfetten. Nach dem Einführen drücken Sie die Tube zusammen und entleeren sie. Wichtig ist, dass Sie die Tube zusammengedrückt wieder herausziehen, damit die Flüssigkeit nicht in die Tube zurückgesaugt wird.

Tab. 10.19 Dosierung rektaler Entleerungshilfen

Handelspräparat®	Dosis Erwachsene	Dosis Kinder
Babylax® Rektallösung		Säugl.: ½ –1 Rectiole; Kleinkdr.: 1 Rectiole; Schulkdr.: 1–2 Rectiolen
Glycilax® für Erw./für Kinder	1–2 Zäpfchen, bei hartnäckiger Verstopfung ggf. ein weiteres	Säugl.: 1 Zäpfchen; Kdr.: 1–2 Zäpfchen; ggf. ein weiteres
Lecicarbon® E/K/S CO_2-Laxans	1 Zäpfchen, ggf. ein weiteres	Kdr. bzw. Säugl. 1 Zäpfchen, ggf. ein weiteres
Microklist® Rektallösung	1 Miniklistier	Säugl. und Kleinkdr. <3 J.: ½ Miniklistier; Kdr.: 1 Miniklistier

Einführung etwas eingefettet werden. Der Tubenhals wird dann in den After eingeführt und die Tube durch Zusammendrücken entleert. Um zu verhindern, dass die Flüssigkeit in die Tube zurückgesaugt wird, sollte die Tube zusammengedrückt wieder herausgezogen werden. Soll bei Säuglingen nur ein halbes Miniklistier angewendet werden, ist die Hälfte der Rektallösung vorher auszudrücken.

Die Wirkung setzt bei rektalen Entleerungshilfen nach etwa 15 bis 30 (60) Minuten ein.

10.12.4 Neben-, Wechselwirkungen und Kontraindikationen

Nebenwirkungen

- In Einzelfällen kann es zu Reizungen der Rektumschleimhaut kommen.
- Bei Diabetikern mit durchblutungsbedingten trophischen Störungen kann es durch Glycerol zu einer verstärkten Reizung der Darmschleimhaut kommen (selten).
- Überempfindlichkeitsreaktionen (vereinzelt).

> Nebenwirkungen sind in der Regel nicht zu erwarten. In Einzelfällen kann ein leichtes Brennen im Analbereich auftreten.

Wechselwirkungen

- Die Wirkung anderer rektal applizierter Arzneimittel kann durch deren vorzeitige Ausscheidung gemindert werden.
- Glycerol kann die Reißfestigkeit von Kondomen vermindern und damit deren Sicherheit beeinträchtigen.

> Wenn Sie noch andere Arzneimittel in Form von Zäpfchen nehmen, kann deren Wirkung gemindert werden.

Kontraindikationen

- Ileus
- Unklare abdominelle Beschwerden, z. B. Verdacht auf Appendizitis
- Megakolon
- Lecicarbon®: insbesondere bei Kindern und Säuglingen alle Erkrankungen im Anal- und Rektalbereich, bei denen die Gefahr eines übermäßigen Übertritts von Kohlendioxid in die Blutbahn besteht.

> Wie andere Abführmittel sollten Sie auch Zäpfchen und Miniklistiere nicht bei Bauchschmerzen unbekannter Ursache anwenden.

10.13 Beratung bei der Abgabe von Probiotika

10.13.1 Wirkungsweise

Probiotische Arzneimittel enthalten lebende Mikroorganismen, die den Darm in ausreichender Menge und siedlungsfähig erreichen. Es gibt eine Reihe probiotischer Fertigarzneimittel, doch kontrollierte Studien mit positiven Ergebnissen bei der Behandlung einer chronischen Obstipation liegen nur zu E. coli Stamm Nissle 1917, Bifidobacterium animalis und Lactobacillus casei Shirota vor. Analogieschlüsse sind jedoch nicht möglich, da die Wirksamkeit zwischen den einzelnen Bakterienstämmen stark variieren kann. Von den Probiotika mit positiven Ergebnissen aus randomisierten doppelblinden Stu-

> Eine gute Wirksamkeit gegen chronische Verstopfung zeigen einige probiotische Präparate.

dien ist nur E. coli Nissle 1917 als Fertigarzneimittel verfügbar. B. animalis ist Joghurtprodukten zugesetzt (z. B. Activia®), L. casei Shirota einem probiotischen Getränk (Yakult®).

Als Wirkmechanismus wird für E. coli Nissle 1917 angenommen, dass sich die apathogenen Keime an die Darmwand heften, in Konkurrenz zu pathogenen Keimen treten und deren Eindringen in die Darmschleimhaut hemmen. Durch die Stoffwechselproduktion von organischen Säuren tragen sie zu einer verbesserten Ernährung der Schleimhautzellen bei. Die Barrierefunktion der Epithelzellschicht wird verbessert, die erhöhte Permeabilität der Darmschleimhaut normalisiert. Darüber hinaus wirken sie immunmodulatorisch, indem sie die überschießende Aktivität von T-Lymphozyten in der Darmwand hemmen. Aus diesem Grund kommen sie auch bei chronisch-entzündlichen Darmerkrankungen zum Einsatz (vgl. Kap. 22.4.3).

Für die Wirksamkeit bei chronischer Obstipation ist vor allem die Bildung kurzkettiger Fettsäuren von Bedeutung. Diese regen die Durchblutung der Darmschleimhaut an und steigern die Natrium- und Chloridionenresorption. Gleichzeitig regen sie die Darmmotilität an, so dass die Stuhlfrequenz zunimmt. Nach mehrwöchiger Einnahme normalisieren sich bei Patienten mit chronischer Obstipation sowie bei Patienten mit Reizdarmsyndrom die Stuhlfrequenz und –konsistenz. Begleitsymptome wie Bauchschmerzen und Blähungen bessern sich.

> 💬 Probiotische Keime haben zahlreiche positive Effekte auf den Darm. Für den Einsatz bei chronischer Verstopfung ist bedeutsam, dass sie kurzkettige Fettsäuren bilden, die die Darmwand stimulieren und die Darmbeweglichkeit erhöhen. Wenn Sie die Präparate einige Wochen lang regelmäßig einnehmen, nimmt Ihre Stuhlhäufigkeit zu und Ihr Stuhl wird weicher.

10.13.2 Handelspräparate und Indikationen

Mutaflor® ist zur Behandlung der chronischen Obstipation sowie zum Remissionserhalt bei der Colitis ulcerosa zugelassen (siehe Tab. 10.20). Omniflora® N und Paidoflor® sind als traditionell angewendete, mild wirkende Arzneimittel zur Unterstützung der Darmfunktion bei sowohl Darmträgheit als auch Durchfall zugelassen.

> 💬 Gegen Ihre chronische Verstopfung können Ihnen probiotische Mittel helfen.

Tab. 10.20 Fertigarzneimittel Probiotika

Handelspräparat®	Wirkstoff
Mutaflor®	Escherichia coli Stamm Nissle 1917
Omniflora® N	Lactobacillus gasseri und Bifidobacterium longum
Paidoflor®	Lactobacillus acidophilus

10.13.3 **Dosierung und Einnahmehinweise**

Die Dosis von Mutaflor® wird in der in Tabelle 10.21 angegebenen Weise gesteigert und an die Schwere der Verstopfung angepasst. Erwachsene und Jugendliche können aber auch einschleichend mit dem schwächer dosierten Mutaflor® mite beginnen. Sobald sie drei Kapseln pro Tag gut vertragen, sollten sie die Therapie mit dem höher dosierten Präparat fortsetzen. Ansonsten ist Mutaflor® mite für die Behandlung von Kindern gedacht.

Die gesamte Tagesdosis soll auf einmal zu einer Mahlzeit, möglichst zum Frühstück, unzerkaut mit ausreichend Flüssigkeit eingenommen werden. Bei Überschreiten der Standarddosis oder beim Auftreten von Blähungen kann die Tagesdosis über den Tag verteilt zu den Mahlzeiten eingenommen werden. Zur Behandlung der chronischen Obstipation kann Mutaflor® bis zu sechs Wochen angewendet werden. Besteht die Verstopfung schon mehrere Jahre wird eine kurmäßige Anwendung empfohlen, die von Zeit zu Zeit wiederholt wird.

Auch für Omniflora® N und Paidoflor® wird die Einnahme zu den Mahlzeiten empfohlen.

🗨 Sie sollten die Mutaflor®-Kapseln einschleichend dosieren, um Blähungen zu vermeiden. Nehmen Sie zunächst vier Tage lang eine Kapsel täglich. Danach können Sie die Dosis auf zwei Kapseln täglich steigern. Bei hartnäckiger Verstopfung können Sie bis zu vier Kapseln am Tag nehmen. Nehmen Sie die Kapseln zu einer Mahlzeit, am besten morgens zum Frühstück, mit viel Flüssigkeit ein.

🗨 Gegen eine chronische Verstopfung empfiehlt sich eine kurmäßige Anwendung von bis zu sechs Wochen. Nach einer Pause können Sie die Kur von Zeit zu Zeit wiederholen.

Tab. 10.21 Dosierung von Probiotika

Handelspräparat®	Dosis Erwachsene	Dosis Kinder
Mutaflor®	Standarddosis: 1.–4. Tag 1 Kps. tgl., danach 2 Kps. tgl. Bei hartnäckiger Verstopfung bis zu 4 Kps. tgl.	
Mutaflor® mite	1.–4. Tag 1 Kps. tgl., dann 2 Tage lang tgl. 2 Kps., an den folgenden Tagen 3 Kps. tgl. Sobald diese gut vertragen werden, Therapie mit Mutaflor® fortsetzen.	1.–4. Tag 1 Kps. tgl., ab dem 5. Tag 2 Kps. tgl.
Omniflora®	3x tgl. 1, bei akuten Darmbeschwerden 3x tgl. 2	Kdr. ab 1 J.: 1–2x tgl. 1
Paidoflor®	1–3x tgl. 3	Kleinkdr.: 1–3x tgl. 1; Schulkdr.: 1–2x tgl. 3

10.13.4 Neben-, Wechselwirkungen und Kontraindikationen

Nebenwirkungen
Anfänglich Blähungen (häufig)

Wechselwirkungen
Antibiotika können die Wirksamkeit der Probiotika herabsetzen.

Kontraindikationen
- Stark geschwächte Immunabwehr (z. B. HIV-Infektion, Organtransplantation) wegen des Risikos einer generalisierten Besiedlung mit den probiotischen Keimen.
- Omniflora® und Paidoflor®: akuter Durchfall mit hohem Fieber oder Blutbeimengungen sowie bei Kindern unter 1 Jahr.

Am Anfang können Blähungen auftreten.

Wenn Sie gleichzeitig ein Antibiotikum einnehmen, werden auch die probiotischen Keime abgetötet und damit deren Wirksamkeit gemindert.

Bei stark geschwächter Immunabwehr sollten Sie keine Probiotika einnehmen.

11 Beratung bei der Abgabe von rezeptpflichtigen Arzneimitteln

11.1 BAK-Leitlinien

Die Empfehlungen und Beratungshilfen bei der Abgabe von rezeptpflichtigen Arzneimitteln nach den BAK-Leitlinien wurden bereits in Kapitel 4.1 beschrieben.

11.2 Beratung bei der Abgabe des Serotonin-Rezeptoragonisten Prucaloprid

11.2.1 Wirkungsweise

> Prucaloprid ist ein neuer Wirkstoff, der sehr selektiv im Darm wirkt und die Darmmotilität steigert. Er fördert die Darmbewegungen, beschleunigt die Passage des Darminhalts durch den Verdauungstrakt und verbessert die Entleerung.

$5-HT_4$-Rezeptoren sind im gesamten Magen-Darm-Trakt lokalisiert. Ihre Stimulierung bewirkt über die Ausschüttung verschiedener Neurotransmitter, insbesondere von Acetylcholin, eine Modulation der Motilität des Verdauungstrakts. Prucaloprid ist nach Angaben des belgischen Herstellers Movetis der erste Wirkstoff einer neuen Generation von hochselektiven Serotonin ($5-HT_4$)-Rezeptoragonisten. Prucaloprid stimuliert spezifisch die $5-HT_4$-Rezeptoren auf der Längsmuskulatur des Dickdarms und führt über eine gesteigerte Peristaltik zu einer beschleunigten Darmpassage und verbesserten Stuhlentleerung.

Während partielle $5-HT_4$-Rezeptoragonisten wie Cisaprid und Tegaserod wegen schwerwiegender Nebenwirkungen vom Markt genommen werden mussten, scheint Prucaloprid hochselektiv im Dickdarm zu wirken und keine kardiovaskulären Nebenwirkungen aufzuweisen. Trotzdem sollte der Wirkstoff bei Patientinnen, die das QTc-Intervall verlängernde Medikamente (z. B. Amantadin, Domperidon, Foscarnet, Vincamin) erhalten, nur mit Vorsicht angewendet werden. Auch bei Patientinnen mit Arrhythmien oder ischämischer Herzkrankheit ist Vorsicht geboten.

11.2.2 Handelspräparate und Indikationen

> Resolor® ist zur Behandlung einer chronischen Verstopfung bei Frauen zugelassen und zwar nur, wenn mit anderen Abführmitteln keine ausreichende Besserung erreicht werden konnte.

Resolor® ist zugelassen zur symptomatischen Behandlung der chronischen Obstipation bei Frauen, bei denen mit Laxanzien keine ausreichenden Therapieerfolge erzielt werden konnten (siehe Tab. 11.1). Die entsprechende Anwendung bei Männern und Kindern befindet sich zurzeit in klinischer Erprobung, ebenso die Anwendung bei opioid-induzierter Obstipation.

Tab. 11.1 Fertigarzneimittel Prucaloprid

Handelspräparat®	Wirkstoff
Resolor®	Prucaloprid

11.2.3 Dosierung und Einnahmehinweise

Für Erwachsene wird eine Dosis von einmal täglich 2 mg empfohlen (siehe Tab. 11.2). Bei Patientinnen über 65 Jahren sollte zunächst mit einmal täglich 1 mg begonnen werden, im Bedarfsfall kann die Dosis auf einmal täglich 2 mg erhöht werden.

Da Prucaloprid hauptsächlich unverändert über die Nieren ausgeschieden wird, erhalten Patientinnen mit starker Beeinträchtigung der Nierenfunktion nur eine Dosis von einmal täglich 1 mg. Auch bei stark beeinträchtigter Leberfunktion sollte nur 1 mg täglich eingenommen werden. Bei leichter bis moderater Beeinträchtigung von Leber und Niere ist dagegen eine Anpassung der Dosis nicht erforderlich.

Die Filmtabletten können mit oder ohne Nahrung zu einem beliebigen Zeitpunkt des Tages eingenommen werden.

> 🗨 Nehmen Sie täglich eine Filmtablette (2 mg) ein. Sie können sie mit oder ohne Nahrung einnehmen, auch der Zeitpunkt bleibt Ihnen überlassen.

Tab. 11.2 Dosierung von Prucaloprid

Handelspräparat®	Dosis Erwachsene
Resolor® (1 mg/2 mg)	1x tgl. 2 mg

11.2.4 Neben-, Wechselwirkungen und Kontraindikationen

Nebenwirkungen

- Erkrankungen des Gastrointestinaltrakts: Übelkeit, Durchfall, Bauchschmerzen (sehr häufig); Erbrechen, Dyspepsie, Rektalblutung, Flatulenz, anormale Darmgeräusche (häufig). Die Nebenwirkungen treten vor allem zu Beginn der Behandlung auf, verschwinden aber meist innerhalb weniger Tage.
- Erkrankungen des Nervensystems: Kopfschmerzen (sehr häufig); Schwindelgefühl (häufig). Die Nebenwirkungen treten vor allem zu Beginn der Behandlung auf und können Verkehrstüchtigkeit und die Fähigkeit zum Bedienen von Maschinen beeinträchtigen. Tremor tritt gelegentlich auf.
- Erkrankungen der Nieren und Harnwege: Pollakisurie (häufig)
- Herzerkrankungen: Palpitationen (gelegentlich)

> 🗨 Zu Beginn der Behandlung können einige Tage lang Nebenwirkungen im Verdauungstrakt wie Bauchschmerzen oder Durchfall auftreten. Auch Kopfschmerzen und Schwindelgefühle sind vor allem am ersten Behandlungstag recht häufig. Sie sollten dann nicht Autofahren.

- Allgemeine Beschwerden: Müdigkeit (häufig); Fieber, Unwohlsein (gelegentlich)
- Stoffwechsel- und Ernährungsstörungen: Anorexie (gelegentlich)

Wechselwirkungen

- Prucaloprid hat ein niedriges Wechselwirkungspotenzial. In therapeutischen Konzentrationen beeinflusst es wohl nicht den CYP-vermittelten Metabolismus begleitend angewendeter Arzneimittel.
- Bei Patientinnen, die eine Begleitbehandlung mit das QTc-Intervall verlängernden Arzneimitteln erhalten, muss Prucaloprid mit Vorsicht angewendet werden.
- Atropinähnliche Substanzen können die über den 5-HT$_4$-Rezeptor vermittelten Effekte von Prucaloprid abschwächen.

💬 Prucaloprid zeigt kaum Wechselwirkungen mit anderen Medikamenten. Bei bestimmten Herzmedikamenten darf es aber nur mit Vorsicht angewendet werden.

Kontraindikationen

- Dialysepflichtige Beeinträchtigung der Nierenfunktion
- Darmperforation oder Verstopfung infolge einer strukturellen oder funktionellen Erkrankung der Darmwand
- Obstruktiver Ileus
- Schwere entzündliche Darmerkrankungen wie z. B. Morbus Crohn und Colitis ulcerosa
- Toxisches Megakolon/Megarektum
- Kinder und Jugendliche < 18 Jahren
- Schwangerschaft und Stillzeit

💬 Bei starker Beeinträchtigung der Nierenfunktion darf man Prucaloprid nicht einnehmen.

12 Nichtmedikamentöse Therapiemaßnahmen

12.1 Umstellung der Ernährungs- und Lebensgewohnheiten

Die Umstellung der Ernährung beim Obstipierten zielt auf eine ballaststoffreiche Kost. »Stopfende« Nahrungsmittel wie Weißbrot, Kuchen, Schokolade, Kakao, schwarzer Tee und andere sollten eingeschränkt oder weggelassen werden. Stattdessen sollte der Anteil ballaststoffreicher Lebensmittel wie Früchte, Gemüse, Salate, Vollkornbrot und ähnliches schrittweise erhöht werden (siehe Tab. 12.1).

> 💬 Um Ihre Darmtätigkeit wieder anzukurbeln, sollten Sie Ihre Ernährung auf eine ballaststoffreiche Kost umstellen.

Tab. 12.1 Ballaststoffarme und ballaststoffreiche Lebensmittel

Ballaststoffarme Lebensmittel	Ballaststoffreiche Lebensmittel
Weißbrot, Brötchen, Toastbrot	Vollkorn-, Roggenbrot
Kopfsalat, Tomaten, Gurken	Kohlsalate, Zuckermais, Erbsen, Bohnen, Linsen, Rosenkohl, Brokkoli
Teigwaren, polierter Reis	Vollkornteigwaren, Naturreis, Vollkorngetreide, Hafer
Pudding, Cremespeisen	Frisches Obst, Backobst, Müsli
Kekse, Kuchen, Torten, Waffeln	Vollkornkekse, Früchtebrot, Kuchen aus Vollgetreide

> 💬 Einen hohen Ballaststoffanteil haben Lebensmittel wie Vollkornbrot, Knäckebrot und Müsli. Obst und Gemüse, vor allem Trockenobst, sind auch zu empfehlen. Weißbrot, Brötchen, Teigwaren, Kekse und Kuchen sollten Sie dagegen meiden.

Pflanzliche Ballaststoffe sind höhermolekulare Kohlenhydrate, die in Magen und Dünndarm nicht abgebaut werden und in den Dickdarm gelangen. Man unterscheidet wasserunlösliche Ballaststoffe wie Zellulose, Hemizellulose und Lignin, die in Getreide und Vollkornprodukten enthalten sind, und wasserlösliche, zellulosefreie wie Pektine, Guar, Agar-Agar. Sie sind vor allem in Obst, Gemüse, Hafer und Algen enthalten. Wasserunlösliche Ballaststoffe werden im

Dickdarm bakteriell nur wenig fermentiert. Sie haben ein hohes Wasserbindungsvermögen, quellen stark auf und erhöhen damit das Stuhlvolumen. Wasserlösliche Ballaststoffe werden im Dickdarm zu kurzkettigen Fettsäuren zersetzt, die aufgrund des osmotischen Drucks Wasser in den Darm einströmen lassen und den Stuhl erweichen. Ballaststoffe wirken nicht gleich, die bessere Wirksamkeit zeigen wasserunlösliche Ballaststoffe aus Getreide.

Nach den Empfehlungen der Deutschen Gesellschaft für Ernährung (DGE) sollen mindestens 30 g Ballaststoffe am Tag zugeführt werden. Eine Übersicht über den Ballaststoffgehalt einiger Nahrungsmittel gibt Tabelle 12.2.

Eine praktische Hilfe für die Patienten gibt die »5-am-Tag-Regel« der DGE: Pro Tag sollen möglichst fünf Portionen Obst und Gemüse verzehrt werden. Allerdings soll die Umstellung auf faserreiche Kost nur schrittweise erfolgen, da vermehrt Blähungen, Bauchschmerzen und Völlegefühl auftreten können. Sie nehmen mit der Zeit ab, aber der Darm braucht etwas Zeit, um sich an die neue Kost zu gewöhnen.

Die Bedeutung eines zu geringen Ballaststoffgehalts in der Nahrung bei Obstipierten wird allerdings vielfach überschätzt. So bessern sich nur bei weniger als 50 % der Patienten mit Obstipation die Beschwerden durch eine erhöhte Ballaststoffzufuhr. Vor allem Patienten mit verzögertem Transit profitieren kaum von einer Ernährungsumstellung. Trotzdem sollte besonders bei milder chronischer Obstipation die Therapie mit Ballast- und Quellstoffen begonnen werden.

Die häufig empfohlene Erhöhung der Flüssigkeitszufuhr hilft Obstipierten kaum. Wenn man sich die physiologischen Flüssigkeitsströme im Verdauungstrakt und die große Resorptionskapazität des Darms anschaut, wird deutlich, welch untergeordnete Rolle eine zusätzliche orale Flüssigkeitsaufnahme in der gesamten täglichen gastrointestinalen Flüssigkeitsbilanz spielt. (vgl. Abb. 1.5)

Für einige in Patientenratgebern empfohlene physikalische Maßnahmen wie kurze kalte Sitzbäder, Kaltwaschungen des Leibes, Kniegüsse usw. finden sich keine wissenschaftlichen Belege, doch können sie im Einzelfall hilfreich sein. Ein Glas kaltes Wasser auf nüchternen Magen soll den gastrokolischen Reflex auslösen, der die Darmperistaltik anregt.

Sinnvoll ist dagegen die Umstellung der Lebensgewohnheiten. Körperliche Immobilität führt zu einer Verlängerung der Kolontransitzeit. Allerdings steigert körperliche Bewegung vor allem bei Gesunden die Darmtätigkeit. Bei Patienten mit schweren Verstopfungen brachte dagegen auch ein tägliches Laufpensum von fünf Kilometern keine Besserung. Trotzdem kann körperliche Bewegung bei Patienten mit leichten Verdauungsbeschwerden oder bei älteren Menschen, bei denen ein echter Bewegungsmangel vorliegt, unterstützend empfohlen werden.

Wichtig ist vor allem ein geregelter Lebensrhythmus mit genügend Zeit für den Stuhlgang. Nach einer Mahlzeit, am besten morgens nach dem Frühstück, sollte ausreichend Zeit für den Toilettengang eingeplant werden, denn nach der

---

Sie sollten möglichst fünfmal am Tag Obst und Gemüse verzehren. Allerdings sollten Sie den Ballaststoffgehalt Ihrer Nahrung nur schrittweise erhöhen, damit Sie keine Blähungen bekommen, denn Ihr Darm muss sich ja erst an die neue Kost gewöhnen. Wenn Sie möchten, können wir gern einen Termin ausmachen, um einen Ernährungsplan mit Ihnen auszuarbeiten.

Manchmal hilft es, morgens nüchtern ein Glas kaltes Wasser zu trinken, um den Darm anzuregen.

Mit zunehmendem Alter bewegt man sich ja oft nicht mehr so viel wie früher. Das kann dazu führen, dass der Darm träger wird. Bei leichter Verstopfung hilft es, wenn Sie sich körperlich mehr bewegen. Wenn Sie können, machen Sie doch häufiger einen Spaziergang oder gehen mal zu Fuß statt den Bus zu nehmen.

Tab. 12.2 Ballaststoffgehalt einiger Nahrungsmittel je 100 g

Nahrungsmittel	Ballaststoffgehalt (in g)
Apfel	2
Aprikosen, roh	1,5
Aprikosen, getrocknet	17,3
Früchtebrot	14
Früchtemüsli	7,7
Gurken, roh	0,5
Haferflocken, Vollkorn	10
Johannisbeeren, schwarz	6,8
Johannisbeeren, rot	3,5
Knäckebrot	14
Naturreis	2,2
Sojasprossen	2,4
Tomate, roh	1
Vollkornbrot mit Sonnenblumenkernen	5
Wassermelone	0,2
Weizenkleie	45,1
Zucchini	1,1

Einen besonders hohen Ballaststoffgehalt hat Weizenkleie. Aber auch mit getrockneten Aprikosen sowie mit Knäcke- und Früchtebrot können Sie leicht den täglichen Ballaststoffbedarf decken.

Vor allem ist es wichtig, dass Sie sich ausreichend Zeit für den Toilettengang nehmen. Günstig ist es, morgens zu frühstücken und anschließend genügend Zeit für die Toilette einzuplanen, denn nach einer Mahlzeit ist der Darm immer aktiver. Sie sollten Ihren Stuhldrang möglichst auch nicht unterdrücken, denn mit der Zeit wird er schwächer und die Verstopfung verschlimmert sich. Versuchen Sie, einem Stuhldrang möglichst immer sofort nachzugeben. Dabei sollten Sie es allerdings auf der Toilette kurz machen. Langes, vergebliches Pressen sollten Sie vermeiden.

Nahrungsaufnahme kommt es zu großen peristaltischen Wellen, die den Stuhl vorwärtstreiben. Meldet sich ein Stuhlgang, sollte ihm sofort entsprochen werden. Wird er zu oft unterdrückt, wird der Defäkationsreiz allmählich schwächer. Umgekehrt kann ein schwacher Defäkationsreiz durch Beachten wieder verstärkt werden. Beim Toilettengang sollte man es allerdings kurz machen und langes, vergebliches Pressen vermeiden.

12.2 Colon-Hydro-Therapie

Die Colon-Hydro-Therapie, kurz CHT, ist eine Methode zur Reinigung des Dickdarms. Sie basiert auf dem Prinzip der rektalen Darmspülung, ist aber technisch aufwändiger. Durch das Spülen mit Wasser wird der Darm gereinigt und zugleich die Darmwand durch Temperaturreize zu einer stärkeren Peristaltik angeregt.

Das CHT-Gerät enthält einen Schlauch für die Zuführung von warmem Wasser sowie einen manuellen Temperaturregler, ferner einen weiteren Schlauch für den Abfluss. Zur Behandlung werden dem Patienten zunächst rektal mit einer Einführhilfe die beiden Schläuche eingeführt. Der Patient liegt bequem in Rückenlage und das Wasser wird eingeleitet. Über das geschlossene System des Abflussschlauches, das unangenehme Gerüche verhindert, werden Wasser und gelöster Darminhalt abgeleitet. Durch Temperaturwechsel des Frischwassers (30 bis 38 Grad) wird der Darm zusätzlich gereizt. Warmes Wasser löst Verkrampfungen des Dickdarms, kühleres Wasser regt atonische Darmbereiche wieder an. Die auflösende Wirkung des Wassers und die Temperaturreizung bewirken, dass der Darm wieder zu arbeiten beginnt und der Darminhalt weiter befördert wird. Zugleich unterstützt der Patient die Therapie durch die Bauchmassage nach Vogler. Die Massage beginnt auf der linken unteren Bauchseite, wandert langsam nach oben und führt dem Dickdarmverlauf folgend zum rechten Unterbauch. Die Behandlung dauert etwa 25 bis 40 Minuten.

Die Wirksamkeit der Therapie ist wissenschaftlich gesehen fraglich. Eine behandlungsbedürftige Darmerkrankung sollte vorher sicher ausgeschlossen sein. Als Nebenwirkungen können Darmkrämpfe, Übelkeit und Erbrechen auftreten. Daneben sind Fälle von Darmperforationen und Darmblutungen bekannt geworden. Die Colon-Hydro-Therapie wird nicht von den gesetzlichen Krankenkassen übernommen. Die Kosten für eine Behandlung liegen zwischen 70 und 90 Euro.

12.3 Entspannungstechniken

Wer auf Stress mit Verstopfung reagiert, kann von Entspannungstechniken profitieren. Es gibt eine Vielzahl von Entspannungsmethoden, denen aber das Ziel von Stressabbau, innerer Ausgeglichenheit und Muskelentspannung gemeinsam ist. Zu den häufigsten Methoden gehören Autogenes Training, die Progressive Muskelentspannung nach Jacobsen, Hypnose und Yoga. Da sie insbesondere bei Reizdarmpatienten als begleitende Therapie empfehlenswert sind, werden sie ausführlicher in Kapitel 16.4.3 vorgestellt.

💬 Die Colon-Hydro-Therapie funktioniert nach dem Prinzip der rektalen Darmspülung. Durch Spülen mit Wasser wird der Darminhalt aufgeweicht, durch Temperaturreize die Darmbeweglichkeit angeregt.

💬 Wissenschaftliche Belege für die Wirksamkeit fehlen. Eine behandlungsbedürftige Darmerkrankung sollte vorher sicher durch einen Arzt ausgeschlossen sein.

13 Therapiebezogene Probleme: Laxanzienfehlgebrauch und -missbrauch

Lange Zeit wurde das Nebenwirkungspotenzial einer langfristigen Laxanzieneinnahme überschätzt. Man ging davon aus, dass bei chronischem Gebrauch stimulierender Laxanzien Verluste von Flüssigkeit und Kalium die Darmträgheit in einem Circulus vitiosus weiter verstärken, da durch den Kaliummangel die Kontraktionsfähigkeit der glatten Darmmuskulatur abgeschwächt wird (siehe Abb. 13.1).

🗨 Sie müssen sich keine Sorgen machen, dass eine langfristige Einnahme von Bisacodyl gesundheitsschädlich ist oder zu einer Abhängigkeit führt. Bei einer vorschriftsmäßigen Dosierung tritt der Teufelskreis von »Gewöhnung« und Dosissteigerung nicht auf. Vorschriftsmäßige Dosierung bedeutet, dass Sie Bisacodyl nicht täglich einnehmen, sondern nur alle zwei bis drei Tage. Wenn Ihr Stuhl sehr weich oder flüssig ist, ist die Dosis zu hoch. Von Zeit zu Zeit sollten Sie die Bisacodyl Dragees weglassen, um zu prüfen, ob Sie sie überhaupt noch benötigen.

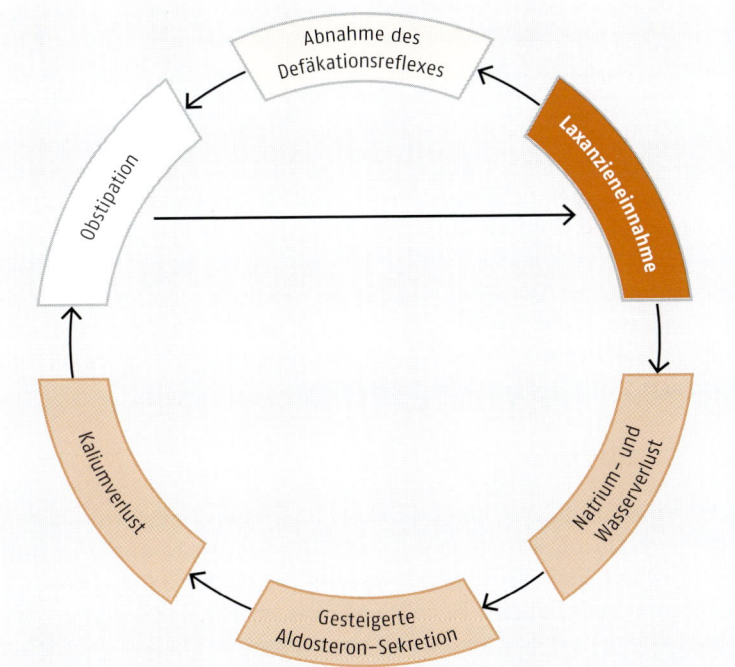

Abb. 13.1 Circulus vitiosus bei übermäßigem Gebrauch stimulierender Laxanzien. Mutschler 2008

Nach heutiger Sicht ist aber auch bei lang dauernder Einnahme von Bisacodyl und Natriumpicosulfat ein Kaliumverlust nicht zu befürchten, vorausgesetzt, sie werden in vorschriftsmäßiger Dosierung eingenommen. Vorschriftsmäßige Dosierung bedeutet: sie sollen nicht täglich eingenommen werden, sondern nur alle zwei bis drei Tage in der angegebenen Dosierung. Eine Überdosierung liegt vor, wenn der Stuhl sehr weich oder flüssig ist. Von Zeit zu Zeit ist durch Auslassversuche zu überprüfen, ob das Arzneimittel noch benötigt wird. Unter dieser Bedingung ist aber die Anwendung von Bisacodyl und Natriumpicosulfat auch über einen längeren Zeitraum gerechtfertigt bei Patienten, die auf andere Mittel regelmäßig unzureichend ansprechen.

> Ein Fehlgebrauch liegt vor, wenn Sie die stimulierenden Abführmittel zu oft und in zu hoher Dosierung einnehmen. Auch viele Menschen ohne Verstopfungsprobleme müssen nicht täglich zur Toilette, sondern nur alle zwei bis drei Tage. Um Ihre Darmfunktionen wieder zu regulieren, empfehle ich Ihnen ein schrittweises Vorgehen über mehrere Wochen. Am Anfang sollten Sie Ihre Darmtätigkeit wieder stärker aktivieren, indem Sie den Ballaststoffgehalt Ihrer Nahrung erhöhen und zusätzlich täglich das gut verträgliche Macrogol einnehmen, und zwar ein bis zwei Beutel pro Tag. Gleichzeitig nehmen Sie Ihr stimulierendes Abführmittel nur noch jeden zweiten Tag. Hat sich nach zwei bis drei Wochen eine geregelte Verdauung eingestellt, können Sie die Dosis des stimulierenden Abführmittels weiter reduzieren. Sie nehmen es nur noch jeden dritten Tag usw. Schließlich setzen Sie es ganz ab. Das Macrogol nehmen Sie die ganze Zeit weiter. Wenn Sie eine regelmäßige, leichte Verdauung haben, können Sie in einem letzten Schritt versuchen, auch dieses ausschleichend abzusetzen.

13.1   Laxanzienfehlgebrauch

Ein Fehlgebrauch beruht oft auf einem mangelnden Verständnis dafür, dass die Stuhlhäufigkeit individuell sehr stark variiert. Die falsche Erwartungshaltung, jeden Tag Stuhlgang haben zu müssen, mündet leicht in eine zu häufige Einnahme und eine Steigerung der Dosis. Hinweise auf einen derartigen Fehlgebrauch können grenzwertige oder pathologische Elektrolytwerte im Serum sein, ohne dass es andere Erklärungen für diese Verschiebungen gibt. Zur »Entwöhnung« von einem Laxanzien-Fehlgebrauch ist dem Patienten eine schrittweise Reduzierung der Dosis und der Einnahmehäufigkeit der stimulierenden Laxanzien zu empfehlen. Der Patient ist darauf hinzuweisen, dass die Umstellung einige Wochen bis Monate dauern kann, denn die Darmtätigkeit wird langsam wieder angeregt. Dazu sollte der Patient den Ballaststoffgehalt seiner Nahrung erhöhen. Da dieses allein oft nicht genügt, sollte er zusätzlich täglich Macrogol, Flohsamen oder eventuell auch Lactulose einnehmen. Hat der Patient einen regelmäßigen Stuhlgang, kann er die Dosis des stimulierenden Laxans schrittweise weiter reduzieren und schließlich vollständig absetzen. Macrogol bzw. Lactulose wird zunächst weiter eingenommen, doch Ziel ist es, auch dieses nach einiger Zeit ausschleichend abzusetzen.

13.2   Laxanzienmissbrauch

Ein Laxanzienmissbrauch liegt vor, wenn diese Arzneimittel trotz fehlender Indikation in Überdosierung eingenommen werden. Der Laxanzienmissbrauch bildet meist nur ein Teilsymptom komplexer psychischer Störungen wie Anorexia nervosa oder Bulimie. Heimlich werden (sehr) große Mengen von Abführmitteln eingenommen und damit eine chronische Diarrhö induziert. Dahinter steht oft die krankhafte Furcht, zu dick zu sein oder zu werden. Oft wird der Laxanzienmissbrauch von anderen gewichtsreduzierenden Verhaltensweisen, z.B. selbstinduziertes Erbrechen, restriktive Diät oder Diuretikaeinnahme, begleitet. Bei Untersuchungen finden sich dann stark erniedrigte Kaliumwerte im Serum.

Laxanzienmissbrauch wird von den Patienten, überwiegend Frauen, lange erfolgreich verheimlicht. In der Apotheke sollte man aufmerksam werden, wenn wiederholt große Menge von Laxanzien erworben werden, vor allem von meist auffallend untergewichtigen Frauen, die oft auch in ihrem Verhalten auffällig wirken. Einen vermuteten Arzneimittelmissbrauch einfach zu ignorieren, ist keine Lösung. Ein Wegsehen wird dem Anspruch der Apotheker, verlässlicher und kompetenter Berater in allen Arzneimittelfragen zu sein, nicht gerecht. Es ist vielmehr ein großes Einfühlungsvermögen erforderlich, um einen vertrauensvollen Kontakt zu den Patienten aufzubauen und sie zu motivieren, fachpsychiatrische Hilfe in Anspruch zu nehmen.

14 Der Kunde mit Verstopfung im HV

14.1 »Ich brauche etwas gegen Verstopfung«

Frau, Anfang 40, kommt in die Apotheke.

PTA: Guten Tag. Was kann ich für Sie tun?

Kundin: Ich brauche etwas gegen Verstopfung.

PTA: Für wen soll denn das Mittel sein? Für Sie selbst?

Kundin: Nein, für meine Mutter. Nach einer OP lag sie drei Wochen im Krankenhaus. Da hat sie auch schon Abführtabletten bekommen. Seit vier Tagen ist sie aber wieder zu Hause und braucht etwas, um zur Toilette gehen zu können.

PTA: Ist Ihre Mutter noch bettlägerig?

Kundin: Nein, im Bett liegt sie nicht mehr, aber viel laufen kann sie auch noch nicht. Sie sitzt sehr viel im Sessel.

PTA: Ja, Bewegungsmangel ist eine häufige Ursache von Verstopfung. Wissen Sie, was Ihre Mutter im Krankenhaus als Abführmittel bekommen hat? Nimmt sie eventuell auch noch andere Medikamente?

Kundin: Nein, ich weiß nicht, was man ihr gegeben hat. Und weitere Medikamente muss sie nicht einnehmen.

PTA: Ich frage deswegen nach, weil einige Abführmittel problematisch sein können, wenn man sie zu oft oder zu lange einnimmt. Sie führen dazu, dass der Körper viel Kalium verliert, was den Darm noch träger macht. Es entwickelt sich ein Teufelskreis, sodass man bald gar nicht mehr ohne Tabletten abführen kann.

Kundin: Gut, dass Sie mich darauf hinweisen. Meine Mutter hatte, soweit ich weiß, früher nie Probleme. Ich möchte nicht, dass sie in eine Gewöhnung rutscht. Aber es wird sicher noch eine Weile dauern, bis sie wieder ihre alte Beweglichkeit hat. Was kann man denn da machen?

PTA: Ich empfehle Ihnen ein Pulver auf Macrogolbasis. Dieses bindet Flüssigkeit im Darm und macht dadurch den Stuhl weicher. Auch bei längerfristiger Gabe sind keine Gewöhnungseffekte oder nachteilige Wirkungen zu befürchten. Vielmehr wirkt das Mittel gut und zuverlässig. Allerdings setzt die Wirkung erst nach zwei Tagen ein.

Kundin: So lange kann meine Mutter aber nicht mehr warten. Sie fühlt sich schon jetzt ganz unwohl und aufgebläht.

Bewegungsmangel als Ursache einer akuten Verstopfung

Vermeidung einer »Gewöhnung«

Keine Gewöhnungseffekte bei Macrogol

PTA: Deswegen möchte ich Ihnen zusätzlich diese Dulcolax® Zäpfchen empfehlen (greift hinter sich ins Regal und gibt der Kundin die Packung). Sie wirken innerhalb von 30 Minuten, sodass Ihre Mutter noch heute Erleichterung bekommt.

Kundin: Ja, das wäre gut. Und das andere Mittel?

PTA: (Holt eine Packung Macrogol Hexal® und legt sie auf den HV-Tisch.) Diese Beutel sollte Ihre Mutter zusätzlich nehmen, am besten sofort zwei pro Tag. Wichtig ist es, am Anfang höher zu dosieren, damit der harte Stuhl erst einmal weich wird. Wenn sich der Stuhl Ihrer Mutter wieder normalisiert hat, kann sie die Dosis auf einen Beutel pro Tag reduzieren. Das Mittel kann Ihre Mutter, wie schon gesagt, unbedenklich über einen längeren Zeitraum nehmen. Es treten keine Gewöhnungseffekte auf. Und wenn Ihre Mutter sich wieder richtig bewegen kann, wird sie sicher auch wieder ganz auf die Beutel verzichten können.

Kundin: Da bin ich aber beruhigt. Vielen Dank für Ihre ausführliche Beratung. Auf Wiedersehen!

PTA: Auf Wiedersehen!

▶ Zäpfchen zur sofortigen Entleerung

14.2 »Ich möchte etwas Mildes gegen meine Verstopfung«

Kundin, Ende 30, möchte etwas zum Abführen.

Kundin: Guten Tag, ich brauche etwas gegen Verstopfung. Ich kann in letzter Zeit nicht mehr so gut zur Toilette.

PTA: Guten Tag. Wie oft müssen Sie denn zur Toilette? Und wie ist der Stuhl beschaffen?

Kundin: Ich kann nur etwa alle drei Tage zur Toilette. Das ist doch zu wenig, nicht wahr? Früher konnte ich öfter. Vor allem aber ist der Stuhl sehr hart und ich muss sehr stark pressen.

PTA: Die Häufigkeit des Stuhlgangs schwankt individuell sehr stark. Zweimal täglich gilt als ebenso normal wie dreimal pro Woche. Aber Sie haben ja noch weitere Symptome, den harten Stuhl, das starke Pressen. Das belastet sehr stark. Blut- und Schleimbeimengungen oder starke Krämpfe haben Sie aber nicht?

Kundin: Nein.

PTA: Und wie lange haben Sie diese Beschwerden?

Kundin: Erst seit ich vor einigen Wochen mit dem Rauchen aufgehört habe.

PTA: Ja, dadurch kann der Darm träger werden. Nehmen sie zurzeit irgendwelche Medikamente ein?

Kundin: Nein. Aber ich möchte auch gegen meine Verstopfung möglichst nur etwas Mildes.

PTA: Bei einer Verstopfung empfiehlt es sich, zunächst einmal die Ernährungs- und Lebensgewohnheiten umzustellen. Wie ernähren Sie sich denn? Essen Sie viel Vollkornprodukte, Obst und Gemüse?

▶ Symptomenkomplex bei Verstopfung, nicht nur Häufigkeit

▶ Umstellung der Ernährungs- und Lebensgewohnheiten als erster Therapieschritt

⊂⊃ Empfehlungen zur ballast-
stoffreichen Ernährung

Kundin: Nein, eher seltener.

PTA: Sie sollten Ihre Ernährung auf eine ballaststoffreiche Kost umstellen. Ballaststoffe sind unverdauliche Nahrungsbestandteile, die das Stuhlgewicht erhöhen und so ganz natürlich die Darmbewegungen anregen. Außerdem halten sie Wasser im Darm zurück und machen den Stuhl weicher. Einen hohen Ballaststoffgehalt haben Vollkornprodukte und Müsli, aber auch Obst und Gemüse, vor allem Trockenobst. Empfehlenswert ist es, fünfmal am Tag Obst und Gemüse zu verzehren. Sie sollten aber den Ballaststoffanteil Ihrer Nahrung nur schrittweise erhöhen, denn Ihr Darm muss sich ja erst an die neue Kost gewöhnen. Das ist eine sehr schonende und milde Art Ihre Darmtätigkeit anzuregen.

Kundin: Ja, das will ich mal versuchen. Ich will mich ohnehin seit langem gesünder ernähren. Wie schnell hilft denn das?

PTA: Ein bisschen Zeit braucht Ihr Darm schon, um wieder aktiver zu werden. Sie sollten sich drei, vier Wochen Zeit geben. Wenn Sie danach keine Besserung verspüren, kann man zusätzlich Quellstoffe oder osmotisch wirksame Abführmittel nehmen. Aber bei vielen Patienten genügt schon die Umstellung der Ernährungs- und Lebensgewohnheiten, um ihre Verdauungsprobleme zu beheben.

Kundin: Kann ich sonst noch etwas tun?

⊂⊃ Empfehlungen zur Umstellung der Lebensgewohnheiten

PTA: Da Bewegungsmangel den Darm träger macht, ist es günstig mehr Sport zu treiben. Vor allem aber planen Sie ausreichend Zeit für den Toilettengang ein, möglichst morgens nach dem Frühstück. Wenn man den Stuhldrang oft unterdrückt, wird er mit der Zeit schwächer. Andererseits können Sie den Reiz stärken, wenn Sie ihm möglichst sofort nachgeben. Allerdings sollten Sie es auf der Toilette kurz machen, nur 5 bis 10 Minuten. Langes vergebliches Pressen sollten Sie vermeiden.

Kundin: Gut, dann versuche ich das mal. Vielen Dank für Ihre Beratung. Auf Wiedersehen!

PTA: Auf Wiedersehen!

14.3 »Bitte einmal die 100er Dulcolax®«

Kundin, Mitte 50, kommt in die Apotheke.

Kundin: Guten Tag, ich möchte einmal die 100er Packung Dulcolax®.

PTA: Guten Tag. Ja, gern, sollen die für Sie selbst sein?

Kundin: Ja.

⊂⊃ Vermuteter Fehlgebrauch
von stimulierenden Laxanzien

PTA: Dann haben Sie sicher eine langanhaltende Verstopfung. Darf ich fragen, wie oft Sie die Dulcolax® einnehmen?

Kundin: Ja, ja, ich weiß schon. Ich habe schon gehört, dass sie schädlich sind, wenn man sie so lange Zeit einnimmt. Aber wissen Sie, wenn ich die Dulcolax® nicht täglich einnehme, kann ich überhaupt nicht mehr zur Toilette.

PTA: Da kann ich Sie beruhigen. Heute weiß man, dass die Dulcolax® auch bei jahrelanger Einnahme keine Schäden hervorrufen, vorausgesetzt man nimmt sie nicht häufiger als zwei-, dreimal in der Woche. Aber täglich sollte man sie nicht einnehmen. Das ist auch gar nicht nötig, denn auch viele Gesunde haben nicht täglich Stuhlgang. Das ist individuell sehr verschieden. Drei Stühle pro Tag sind ebenso normal wie drei Stühle in der Woche.

Kundin: Ach, das wusste ich gar nicht. Ich dachte, man müsste möglichst jeden Tag zur Toilette.

PTA: Nein, das muss nicht sein. Ich weiß, viele Menschen glauben, dass es zu einer Art Selbstvergiftung im Körper kommt, wenn man nicht täglich zur Toilette kann. Aber dem ist nicht so. Deswegen ist es auch nicht nötig, Abführmittel wie Dulcolax® mehr als zwei- bis dreimal in der Woche einzunehmen.

Kundin: Aber wenn ich sie seltener einnehme, weiß ich nicht, ob das reicht. Ich habe ja auch schon mal etwas Anderes versucht. Lactulose war das. Aber die hat mir ja überhaupt nicht geholfen, das ging gar nicht.

PTA: Ja, das verstehe ich. Wenn man lange Zeit täglich Dulcolax® genommen hat, kann man nicht von heute auf morgen auf Lactulose umsteigen. Ich möchte Ihnen ein anderes Vorgehen empfehlen. Nehmen Sie am Anfang Ihre Dulcolax® nur noch jeden zweiten Tag. Gleichzeitig regen Sie Ihre Darmtätigkeit an, indem Sie Macrogol einnehmen. Das ist ein mildes, schonendes Abführmittel, das man auch etwas länger unbedenklich einnehmen kann. Es hält Wasser im Darm zurück und macht den Stuhl weicher und voluminöser. Durch das größere Stuhlvolumen wird dann Ihre Darmtätigkeit angekurbelt. Ihr Darm arbeitet dann von sich aus wieder mehr mit. Wenn sich so eine geregelte Verdauung eingestellt hat, können Sie im nächsten Schritt die Dulcolax® Dragees weiter reduzieren. Sie nehmen sie nur noch jeden dritten Tag usw. Nach einigen Wochen können Sie sie dann ganz absetzen. Macrogol nehmen Sie die ganze Zeit weiter, aber Ziel ist es, auch dieses nach einiger Zeit vollständig abzusetzen.

Kundin: Das klingt ja ganz gut. Wie nimmt man denn das Macrogol?

PTA: Macrogol ist z. B. in diesem Movicol® Pulver. Das lösen Sie in einem Glas Wasser auf und trinken es. Am Anfang sollten Sie zwei- bis dreimal täglich einen Beutel nehmen. Wenn Sie dann regelmäßig einen weichen, aber geformten Stuhl haben, können Sie die Dulcolax® weiter reduzieren bzw. schließlich ganz absetzen. Unterstützend sollten Sie auch den Ballaststoffgehalt in Ihrer Nahrung erhöhen, also viel Vollkornbrot, Müsli, Obst und Gemüse essen. Denn auch die Ballaststoffe regen Ihre Darmtätigkeit an. Und nehmen Sie sich ausreichend Zeit für den Toilettengang. Günstig ist es nach einer Mahlzeit, vor allem nach dem Frühstück, denn durch die Nahrungsaufnahme wird die Darmtätigkeit reflektorisch angeregt. So kann man einen schwachen Stuhldrang wieder trainieren.

Kundin: Gut, ich werde es mal versuchen. Vielen Dank für Ihre Beratung.

PTA: Gerne. Auf Wiedersehen!

Kundin: Auf Wiedersehen!

▸ Abbau falscher Vorstellungen über abnormes Stuhlverhalten

▸ »Entwöhnung« vom Laxanzienfehlgebrauch

▸ Einnahmehinweise und weitere Zusatztipps

15 Adressen und Links

15.1 Bezugsquellen

Laienverständliche Erklärungen zum Krankheitsbild Obstipation

- www.apotheken-umschau.de
- www.netdoktor.de
- www.medizinfo.de
- www.onmeda.de

Ernährungsempfehlungen

- Die Deutsche Gesellschaft für Ernährung e. V. fördert die ernährungswissen-schaftliche Forschung, informiert über neue Erkenntnisse und Entwicklun-gen und bietet umfangreiche Informationen zu Ernährungsfragen.
www.dge.de
- Das Deutsche Ernährungsberatungs- und -informationsnetz bietet leicht verständlich aktuelle Informationen zu Ernährungsthemen.
www.ernaehrung.de

Biofeedback und Komplementäre Therapien

- Die Deutsche Gesellschaft für Biofeedback e. V. informiert über Biofeedback und bietet Hilfestellung bei der Therapeutensuche.
www.dgbfb.de
- Der Verband der Freien Colon Hydro Therapeuten e. V. bietet vor allem Informationen zur Therapie.
www.fcht.de

Weitere Adresssen und Links siehe Kapitel 21

Reizdarmsyndrom

16 Beratung zum Krankheitsbild Reizdarmsyndrom

Das Reizdarmsyndrom gehört mit einer Prävalenz von 10 bis 15% zu den häufigsten Erkrankungen des Magen-Darm-Trakts. Es handelt sich um eine Funktionsstörung des Darms, die mit vielfältigen Symptomen wie Bauchschmerzen, Blähungen und Durchfall oder Obstipation einhergeht. Eine organische Störung liegt nicht vor, aber die Patienten sind häufig in ihrer Lebensqualität stark beeinträchtigt.

Für das Reizdarmsyndrom hat die Deutsche Gesellschaft für Verdauungs- und Stoffwechselkrankheiten (DGVS) einen Konsensusbericht zu Definition, Diagnosesicherung, Pathophysiologie und Therapiemöglichkeiten vorgelegt. Da dieser jedoch aus dem Jahr 1999 stammt und zurzeit aktualisiert wird, wurden für die folgenden Ausführungen die Empfehlungen der American Gastroenterological Association (AGA) zum Reizdarmsyndrom aus dem Jahr 2002 und die Leitlinien der British Society of Gastroenterology aus dem Jahr 2007 ergänzend herangezogen.

16.1 Definition und Symptome

Das Reizdarmsyndrom (RDS, engl. Irritable Bowel Syndrome) gehört zu den funktionellen Darmerkrankungen. Es ist eine chronische Erkrankung mit charakteristischen Symptomen ohne erkennbare strukturelle Störungen oder Organveränderungen. Abdominelle Beschwerden sind das Leitsymptom des RDS. Sie gehen mit Blähungen und Stuhlunregelmäßigkeiten wie Durchfall oder Obstipation einher. Die Definition des RDS wurde zuletzt 2006 von einer internationalen Expertengruppe in den Rom-III-Kriterien neu gefasst. Neu aufgenommen wurde, dass die Beschwerden mindestens dreimal pro Monat auftreten müssen. Der für die Diagnosedauer erforderliche Zeitraum wurde auf sechs Monate verkürzt.

Definition: Rom-III-Kriterien des Reizdarmsyndroms

Wiederkehrende abdominelle Schmerzen oder Unwohlsein an mindestens drei Tagen pro Monat in den letzten drei Monaten, assoziiert mit mindestens zwei der folgenden Symptome:
- Besserung durch Defäkation
- Beginn einhergehend mit Änderung der Stuhlfrequenz
- Beginn einhergehend mit Änderung von Stuhlkonsistenz und –aussehen

Die Kriterien müssen in den letzten drei Monaten erfüllt sein, Symptombeginn vor mindestens sechs Monaten.

💬 Es ist typisch für ein Reizdarmsyndrom, dass die Beschwerden häufiger auftreten, also an mindestens drei Tagen pro Monat im letzten Vierteljahr.

Das RDS tritt in Europa und Nordamerika mit einer Häufigkeit von 10 bis 15 % auf. Frauen sind zwei- bis dreimal häufiger betroffen als Männer. Das RDS kann in jedem Alter auftreten, am häufigsten tritt es aber zwischen dem 20. und dem 40. Lebensjahr auf.

💬 Betroffen sind vor allem Frauen im mittleren Lebensabschnitt.

Die große Mehrheit der Betroffenen fühlt sich nicht krank und geht nicht zum Arzt. Man schätzt, dass nur etwa 20 % der RDS-Patienten einen Arzt aufsuchen, vor allem bei schwerer Symptomatik und starker Einschränkung der Lebensqualität. Ein Arztbesuch ist zudem oft durch die Sorge vor einer schweren Erkrankung motiviert. Doch bei Patienten mit RDS besteht kein erhöhtes Risiko, an einer entzündlichen Darmerkrankung oder Krebs zu erkranken. Die Lebenserwartung ist gegenüber der Allgemeinbevölkerung nicht vermindert. Die Bedeutung des RDS ergibt sich aus der erheblichen und langfristigen Einschränkung der Betroffenen.

16.1.1 Symptome und Subtypen

Das RDS ist ein vielschichtiges Beschwerdebild. Hauptsymptome sind Bauchschmerzen und Krämpfe im Unterbauch, begleitet von Blähungen bzw. dem Gefühl des Aufgetriebenseins und veränderten Stuhlgewohnheiten. Es können Durchfälle, Obstipation oder ein Wechsel zwischen beiden auftreten. Besonders intensiv treten die Beschwerden nach einer Mahlzeit auf. Häufig bessern sich die Beschwerden nach dem Toilettengang, oft bleibt aber ein Gefühl der inkompletten Entleerung zurück. Vielfach finden sich auch Schleimbeimengungen im Stuhl.

Die Symptome können individuell sehr unterschiedlich ausgeprägt sein. Man teilt daher das RDS je nach vorherrschendem Symptom in vier Untergruppen ein:

💬 Im Mittelpunkt der Beschwerden stehen wiederkehrende, meist krampfartige Bauchschmerzen. Häufig fühlen sich die Patienten aufgetrieben und klagen über Blähungen. Daneben kommt es zu Stuhlunregelmäßigkeiten, mal Verstopfung, mal Durchfall. Nach dem Stuhlgang fühlen sich die Patienten oft erleichtert, manchmal bleibt aber auch ein Gefühl der unvollständigen Stuhlentleerung. Vielfach finden sich Schleimauflagerungen im Stuhl.

Diarrhöbetonter Typ (IBS-D): Breiige oder wässrige Stühle in > 25 %, harte Stühle in < 25 % aller Darmentleerungen

🗨 Je nachdem, ob vorwiegend Durchfälle oder Verstopfung auftreten, teilt man das Reizdarmsyndrom in verschiedene Untergruppen ein. Am häufigsten tritt der gemischte Typ auf, also ein Wechsel zwischen Durchfall und Verstopfung.

Obstipationsbetonter Typ (IBS-C): Harte Stühle in > 25 %, breiige oder wässrige Stühle in < 25 % aller Darmentleerungen

Mischform (IBS-M): Harte und weiche Stühle im Wechsel in > 25 % aller Darmentleerungen

Unklassifizierter Typ (IBS-U): Nicht eindeutig zuzuordnen. Keine ausreichende Abweichung der Stuhlkonsistenz, um als Typ D, C oder M klassifiziert zu werden.

Am häufigsten tritt der gemischte Typ auf. Etwa ein Drittel bis die Hälfte der Patienten leiden daran, dagegen nur etwa vier Prozent am unklassifizierten Typ. Bei einigen Patienten erfolgt ein Wechsel zwischen den Subtypen, vor allem vom diarrhö- bzw. obstipationsbetonten Typ hin zum Mischtyp.

🗨 Neben den Darmbeschwerden klagen die Patienten oft auch über Beschwerden in anderen Organen, z. B. Magen, Rücken, Herz, und über seelische Beschwerden wie innere Unruhe oder Ängstlichkeit.

Neben den gastrointestinalen Beschwerden können auch andere körperliche Beschwerden wie Kopf-, Glieder- und Rückenschmerzen, aber auch Müdigkeit, funktionelle Herzbeschwerden oder ein Gefühl der Atemhemmung auftreten. Darüber hinaus leidet mindestens die Hälfte der Patienten an psychosozialen Auffälligkeiten wie Ängstlichkeit, innerer Unruhe sowie Konzentrations- und Schlafstörungen. Hinweise auf schwerwiegende psychiatrische Störungen fehlen jedoch bei den meisten RDS-Patienten.

16.2 Pathophysiologie und Ursachen

🗨 Ein Reizdarm stellt Betroffene häufig vor große Probleme. Sie leiden unter ihren Beschwerden und sind z. T. stark in ihrem Alltagsleben eingeschränkt. Da keine feststellbaren Organveränderungen vorliegen, nehmen Angehörige, aber auch manche Ärzte, ihre Beschwerden oftmals nicht ernst genug.

Betroffene fühlen sich manchmal von Ärzten und Angehörigen mit ihren Beschwerden nicht ernst genommen, da Organveränderungen und strukturelle Störungen mit der medizinischen Routinediagnostik nicht nachweisbar sind. Die pathophysiologischen Mechanismen des RDS sind nur unvollständig geklärt. Man geht von einer Kombination mehrerer Faktoren aus.

Als gesichert gilt beim RDS eine **viszerale Hypersensitivität**. Gegenüber Irritationen im Darm zeigen die Patienten eine erhöhte Empfindlichkeit. Die erniedrigte Schmerzschwelle ist dabei nicht generalisiert, sondern auf den Gastrointestinaltrakt beschränkt. Die Patienten reagieren auf eine Ballondehnung im Verdauungstrakt mit Schmerzen und Missempfindungen, während gesunde Kontrollpersonen diese gar nicht oder nur als leichten Druck wahrnehmen. Die erhöhte Schmerzempfindlichkeit geht mit **Motilitätsstörungen** einher, die je nach Subtyp stark variieren. Die Motilitätsstörungen werden als Folge der Hypersensitivität angesehen, nicht als deren Ursache.

🗨 Die Ursachen eines Reizdarms sind noch nicht genau bekannt. Bisher weiß man nur, dass eine gestörte Darmbeweglichkeit und eine erhöhte Schmerzempfindlichkeit vorliegen. Dehnungsreize des Darms, die für Gesunde völlig schmerzfrei sind, empfinden Betroffene bereits als schmerzhaft.

Daneben werden **psychosoziale Faktoren** diskutiert. So konnte für das RDS eine familiäre Häufung aufgezeigt werden. Diese ist offenbar weniger auf genetische Veranlagungen als vielmehr auf psychologische Prozesse zurückzuführen. Kinder von RDS-Patienten übernehmen offenbar durch Modelllernen das Krankheitsbewusstsein und –verhalten ihrer Eltern. Sie fühlen sich bei

Bauchbeschwerden eher »krank«, werden häufiger beim Arzt vorstellig oder fehlen häufiger in der Schule. Höherer psychosozialer Stress und belastende Lebensereignisse vor Beginn des RDS, wie z. B. Trennung vom Partner, Verlust des Arbeitsplatzes, erhöhen ebenfalls das Risiko, ein RDS zu entwickeln. Sexueller oder körperlicher Missbrauch wird in einigen Studien für 20 bis 30 % der RDS-Patientinnen angegeben im Vergleich zu 10 % der Normalbevölkerung. RDS-Patienten leiden häufiger an psychosozialen Auffälligkeiten wie Angst, Depression und Beziehungsstörungen. Sie neigen dazu, unter Stress körperliche Beschwerden zu entwickeln und diese negativ zu interpretieren (sog. Somatisierungsneigung). Die psychische Auffälligkeit geht mit hilfesuchendem Verhalten einher. So nehmen RDS-Patienten häufiger ärztliche Hilfe in Anspruch. Allerdings ist unklar, ob die psychische Auffälligkeit nicht eher eine unspezifische Folge einer chronischen Erkrankung als deren Ursache ist, denn RDS-Patienten ziehen sich aufgrund ihrer Beschwerden häufig sozial zurück. Allein dadurch können psychische Störungen entwickelt oder verstärkt werden.

Da akuter und chronischer Stress Mastzellen zu aktivieren vermag und Mastzellen an der Regulation der Darmmotilität und der viszeralen Sensitivität beteiligt sind, wird eine **Mastzellaktivierung** als weitere Ursache des RDS erwogen. Daneben kommt eine **Dysregulation zwischen zentralem und enterischem Nervensystem** in Betracht. Das enterische Nervensystem kann zwar eigenständig die Darmfunktionen regulieren, interagiert aber mit dem zentralen Nervensystem. Eine Störung zwischen beiden Systemen kann mit einer stärkeren Reaktion auf Stressfaktoren und einer veränderter Regulation der Schmerzempfindlichkeit und der Darmkontraktionen einhergehen. Diskutiert wird auch eine **postinfektiöse Neuromodulation**, denn bei einem Teil der Patienten findet sich in der Anamnese eine frühere infektiöse Gastroenteritis. Vermutlich persistiert eine leichte Entzündung, die zu einer erhöhten Konzentration von Serotonin-bildenden Zellen und Entzündungsmediatoren in der Mucosa führt. Daneben gilt auch eine **veränderte Zusammensetzung der Darmflora** als Risikofaktor für ein RDS. Eine Darmflora, in der fakultativ pathogene Bakterien die physiologische Darmflora (z. B. Lactobacillen, Bifidobakterien, Coliforme) überwiegen, kann das Auftreten von gastrointestinalen Beschwerden wie Flatulenz, Meteorismus usw. begünstigen. Darüber hinaus treten bei 50 bis 70 % der RDS-Patienten **Nahrungsmittelunverträglichkeiten** auf, in der Normalbevölkerung nur bei 2 bis 25 %. Insbesondere Malabsorptionsstörungen von Lactose, Fructose und Sorbitol können zu Durchfall, Blähungen und Bauchschmerzen führen. Aber auch Alkohol und Koffein sowie fettreiche Mahlzeiten können durch direkte Stimulation von sensorischen und motorischen Darmstrukturen Beschwerden verursachen.

Ein Reizdarmsyndrom tritt auch familiär gehäuft auf. Stress und die Neigung, auf Stress mit körperlichen Symptomen zu reagieren, scheinen weitere Risikofaktoren zu sein.

Man vermutet, dass die erniedrigte Schmerzschwelle des Darms durch Veränderungen der Botenstoffe bedingt ist, die normalerweise das Zusammenwirken von Gehirn, Zentralnervensystem und dem sog. „Bauchhirn" steuern.

Vorausgegangene Entzündungen im Magen-Darm-Trakt und eine veränderte Darmflora können ebenfalls zur Entstehung eines Reizdarms beitragen. Man kann ein Reizdarmsyndrom nicht auf eine einzige Ursache zurückführen. Vielmehr scheint das Zusammenwirken mehrerer Faktoren dazu zu führen, dass bei einem Patienten die typischen Beschwerden auftreten.

16.3   Diagnostik

📢 Die Diagnose gründet sich auf das Vorhandensein typischer Symptome und auf den Ausschluss von gefährlichen organischen Erkrankungen. Darum kann auch nur ein Arzt die Diagnose stellen!

Die Diagnosestellung des RDS beruht auf:

1. der Erfassung des Symptommusters der Rom-III-Kriterien und
2. dem gezielten Ausschluss relevanter Differentialdiagnosen.

Andere organische Erkrankungen mit ähnlichen Symptomen wie Magen-Darm-Infekte, Morbus Crohn, Colitis ulcerosa, Darmtumoren etc. müssen ausgeschlossen werden. Das RDS ist aber in erster Linie nicht als Ausschlussdiagnose zu verstehen, sondern im Wesentlichen als positive Erfassung eines typischen Symptommusters.

> **Merke**
>
> Die Diagnose eines RDS kann nur durch einen Arzt gestellt werden!

Die Diagnosesicherung sollte möglichst mit einem minimalen apparativen Aufwand gestellt werden. Nur bei Änderungen der Symptome sind erneute Untersuchungen notwendig (siehe Abb. 16.1).

📢 Für ein Reizdarmsyndrom spricht, wenn Ihre Beschwerden schon lange bestehen und Sie zwischendurch auch beschwerdefreie Phasen haben. Ferner wenn Sie neben den Darmbeschwerden noch weitere körperliche Symptome haben und wenn Ihre Beschwerden unter Stress zunehmen.

Wesentlicher Bestandteil der Diagnosestellung ist eine sorgfältige **Anamnese**. Durch eine umfassende Befragung des Patienten werden zunächst die typischen, das RDS definierenden Beschwerden erfasst. Leitsymptom sind intermittierende, abdominelle Schmerzen. Sie sind typischerweise schlecht lokalisierbar, häufig krampfartig und wechseln in ihrem Ausmaß zwischen mild und schwer.

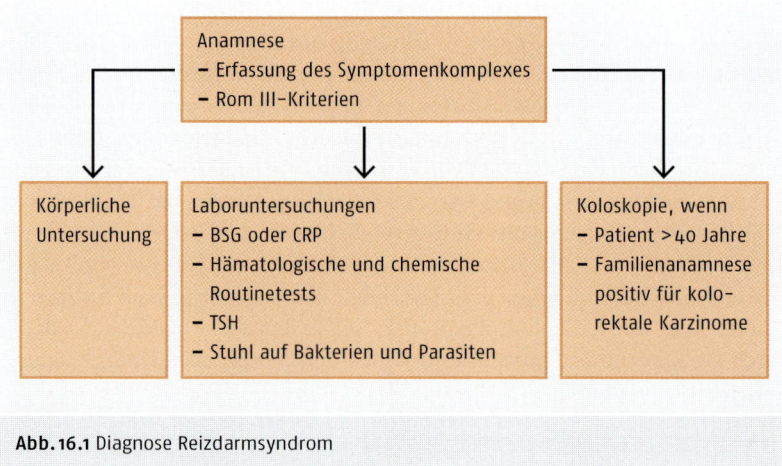

Abb. 16.1 Diagnose Reizdarmsyndrom

Bei Diarrhö werden häufig mehrere breiige oder wässrige Stühle pro Tag entleert, vorwiegend morgens oder unmittelbar nach einer Mahlzeit. Gelegentlich besteht ein imparativer Stuhldrang. Nächtliche Durchfälle sind dagegen sehr selten. In einigen Fällen ist aber auch nur die Stuhlfrequenz erhöht, während der Stuhl seine feste Konsistenz behält. Bei Obstipation ist die Stuhlfrequenz nur wenig erniedrigt. Typisch sind harte Stühle, die nur mühsam abgesetzt werden können. Oft bleibt das Gefühl der unvollständigen Entleerung. Häufig treten Diarrhö und Obstipation im Wechsel auf. Schleimbeimengungen im Stuhl sind ebenfalls häufig. Daneben werden oft Blähungen und ein Distensionsgefühl im Bauch empfunden, das sich als Zunahme des Leibumfanges messen lässt.

Um Erkrankungen mit ähnlichen Symptomen auszuschließen, sind die Patienten gezielt nach sog. Alarmsymptomen zu fragen (siehe Kasten). Zu diesen Alarmzeichen, die gegen das Vorliegen eines RDS sprechen, gehören ein Gewichtsverlust, Blut im Stuhl, ein sich verstärkendes Beschwerdebild und nächtliche Beschwerden. Wenn die Beschwerden erst nach dem 50. Lebensjahr auftreten oder erst seit kurzem bestehen, ist ebenfalls eher an eine organische Erkrankung zu denken, die diagnostisch abgeklärt werden muss.

Wenn Sie dagegen erst seit kurzem Beschwerden haben, abgenommen oder Blut im Stuhl haben, liegt wohl eher eine organische Erkrankung vor. Auch wenn nachts Beschwerden auftreten oder sich die Beschwerden stetig verschlimmern, sollten Sie unbedingt zum Arzt gehen und sich untersuchen lassen.

Alarmsymptome, die gegen die Diagnose eines Reizdarmsyndroms sprechen

- Kurze Anamnese
- Gewichtsverlust
- Blut im Stuhl und/oder Anämie
- Fieber und/oder erhöhte Entzündungszeichen
- Monotones, aber progredientes Beschwerdebild
- Störung der Nachtruhe durch Diarrhö
- Beginn jenseits des 50. Lebensjahres
- Keine Verschlimmerung unter Stress; keine Besserung in Entlastungssituationen

---

Die Anamnese sollte auch Fragen nach psychosozialen Belastungen und nach Symptomen einer psychischen Störung, wie z. B. einer Angsterkrankung oder Depression, umfassen. Für die Diagnosestellung und zur Identifikation von Triggerfaktoren ist das Führen eines Symptomtagebuchs hilfreich. Darin sollte der Patient nicht nur Zeitpunkt, Art, Intensität, Dauer und Ausmaß der Beschwerden festhalten, sondern auch situative Begleitumstände wie Angst- und Stresssituationen.

Daneben sollten auch die Ernährungsgewohnheiten des Patienten erfragt werden, um Malabsorptionsstörungen und Lebensmittelunverträglichkeiten zu

Der Arzt wird Sie ausführlich zu Ihren Beschwerden befragen und körperlich untersuchen, eventuell auch einige Laboruntersuchungen durchführen. Ergeben sich daraus keine auffälligen Ergebnisse und liegen keine Alarmzeichen vor, sind weitere Untersuchungen in der Regel nicht erforderlich.

erfassen. Da Durchfall und Obstipation häufige Nebenwirkungen zahlreicher Medikamente sind, sollte auch die Medikation des Patienten erfragt werden.

Die **körperliche Untersuchung** dient dem Ausschluss relevanter organischer Erkrankungen, denn typische körperliche Befunde liegen beim RDS nicht vor. Auffallend ist allein die Diskrepanz zwischen dem meist guten Allgemeinzustand der Patienten und ihrer oft eindringlichen Schilderung ihrer Beschwerden.

💬 Eine Darmspiegelung ist erst erforderlich, wenn der Patient älter als 45 Jahre ist, es Fälle von Dickdarmkrebs in der Familie gab oder wenn Alarmzeichen vorliegen.

Die Basisdiagnostik umfasst das Blutbild und Entzündungsparameter wie die Blutsenkungsgeschwindigkeit oder das CRP. Empfohlen werden weitere **Laboruntersuchungen** wie ein Urinstatus und ein Stuhltest auf okkultes Blut, sofern keine Koloskopie vorgesehen ist. Bei Diarrhö sind ferner Bestimmungen der Elektrolyte, Leber- und Pankreasenzyme, des TSH (Thyreoidea-Stimulierendes Hormon) und des Blutzuckers sowie Stuhluntersuchungen auf bakterielle und parasitäre Erreger sinnvoll. Weitere Laboruntersuchungen sind in Abhängigkeit von differentialdiagnostischen Erwägungen gezielt auszuwählen.

Zum Ausschluss organischer Erkrankungen werden ferner eine **Abdomensonografie** und eine **Koloskopie** empfohlen. Eine Koloskopie besitzt den höchsten Stellenwert in der differentialdiagnostischen Abklärung. Sie ist allerdings erst bei Patienten ab dem 40. Lebensjahr indiziert (DGVS; andere Leitlinien empfehlen sie erst ab dem 50. Lebensjahr). Bei positiver Familienanamnese bezüglich kolorektaler Karzinome sollte sie allerdings schon bei jüngeren Patienten durchgeführt werden. Bei Verdacht auf Vorliegen einer chronisch-entzündlichen Darmerkrankung ist eine Koloskopie mit Ileoskopie angezeigt, auch wenn systemische Entzündungszeichen fehlen. Auch bei Krebsangst der Patienten sollte eine Koloskopie durchgeführt werden.

💬 Für den Nachweis von Lebensmittelunverträglichkeiten stehen verschiedene Tests zur Verfügung, z.B. bei Verdacht auf eine Milchzuckerunverträglichkeit ein Atemtest. Dazu nimmt der Patient eine bestimmte Menge Milchzucker ein. Liegt eine Unverträglichkeit vor, wird der Milchzucker im Darm nicht vollständig aufgespalten, sondern im Dickdarm durch Bakterien zersetzt. Dabei entstehen Gase, die z. T. auch ins Blut aufgenommen und über die Lunge abgeatmet werden. Der Patient bläst dann in ein Messröhrchen – wie bei der Alkoholkontrolle –, und die Gase werden gemessen. Aus der gemessenen Menge kann man dann Rückschlüsse ziehen.

Weitere **spezielle diagnostische Untersuchungen** hängen von den jeweiligen Symptomen des Patienten ab. Malabsorptionstests wie die Sprue-Diagnostik oder der H_2-Atemtest sind bei Verdacht auf Lebensmittelunverträglichkeiten indiziert. Ein RDS kann aber nur dann ausgeschlossen werden, wenn nach einem positiven Test durch eine Diät Symptomfreiheit erreicht werden kann. Bei hartnäckiger Obstipation sind im Einzelfall durch weitergehende Untersuchungen verschiedene Formen der Beckenbodendysfunktion, eine Slow-Transit-Obstipation und eine chronische intestinale Pseudoobstruktion auszuschließen. Da ein mild verlaufender Morbus Crohn des Dünndarms mit einem RDS verwechselt werden kann, sollte bei einer Verstärkung der Symptome eine Doppelkontrastuntersuchung des Dünndarms nach Sellink durchgeführt werden.

16.4 Therapie

Das Behandlungskonzept orientiert sich an der Art und Schwere der individuellen Symptome, dem Grad der Beeinträchtigung und an dem Vorhandensein psychosozialer Auffälligkeiten. Im Zentrum der Therapie steht die Aufklärung, Beratung und Beruhigung des Patienten. Der Patient sollte über die Art seiner Erkrankung informiert werden, über die erhöhte viszerale Schmerzempfindlichkeit sowie den funktionellen Charakter der Erkrankung. Dabei ist es wichtig, die Beschwerden des Patienten ernst zu nehmen und nicht zu bagatellisieren. Durch die Vermittlung positiv behafteter Informationen soll der Patient beruhigt werden, dass es sich um eine gutartige Erkrankung handelt und der Patient eine normale Lebenserwartung hat. Der Patient soll sich klar werden, dass eine Heilung im Sinne einer vollständigen Beschwerdefreiheit nicht möglich ist, wohl aber eine Linderung der Symptome und eine Verbesserung der Lebensqualität. Dabei stützt sich die Therapie des RDS auf ein abgestuftes System mit drei Säulen (siehe Abb. 16.2):

1. Allgemeinmaßnahmen
2. Medikamentöse Therapie
3. Psychosomatische Grundversorgung und Psychotherapie

Bei leichtgradigen Formen des RDS genügen neben der Aufklärung Änderungen in Lebensstil und Ernährung. Wenn die Beschwerden stärker sind und zu einer Beeinträchtigung im Alltagsleben führen, kann eine zeitlich befristete medikamentöse Behandlung der Symptome erwogen werden. Bei Patienten mit vorwiegend psychosomatischen Störungen können Medikamente jedoch kontraproduktiv sein, da die Patienten abgehalten werden, sich mit der zugrunde-

> 💬 Ihr Reizdarm ist für Sie sehr belastend, aber das Positive ist, dass es sich dabei um eine gutartige Erkrankung handelt. Die Wahrscheinlichkeit, eine gefährliche Darmerkrankung zu entwickeln, ist **nicht** erhöht. Vielmehr ist die Lebenserwartung genauso hoch wie beim Gesunden. Man kann einen Reizdarm nicht heilen in dem Sinne, dass Sie völlig beschwerdefrei werden. Aber man kann die Beschwerden deutlich lindern.

> 💬 Die Therapie richtet sich nach Art und Schwere Ihrer individuellen Beschwerden. Sinnvoll ist es, zunächst Lebensstil und Ernährung zu ändern. Wenn das nicht reicht, kann man die Symptome mit verschiedenen Medikamenten behandeln. Es gibt aber auch einige psychotherapeutische Maßnahmen wie Entspannungstechniken oder Verhaltenstherapie, die Ihnen helfen können.

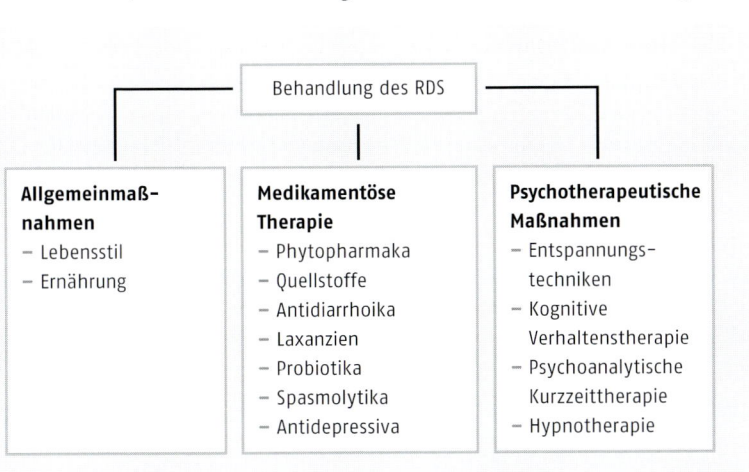

Abb. 16.2 Behandlungsmaßnahmen beim Reizdarmsyndrom

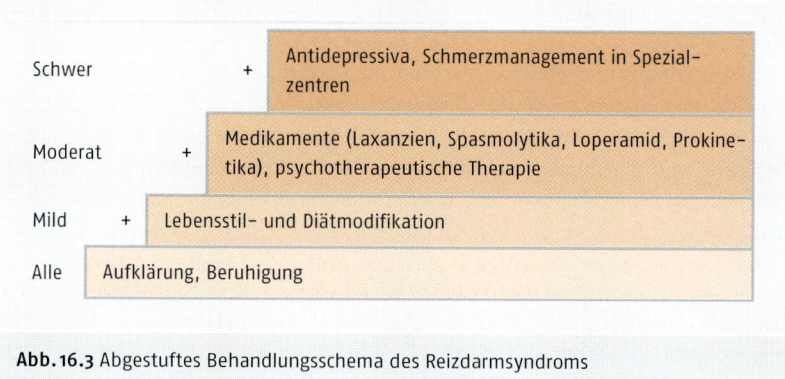

Abb. 16.3 Abgestuftes Behandlungsschema des Reizdarmsyndroms

💬 Psychotherapeutische Verfahren sind zwar sehr zeitaufwändig, gehören aber zu den wirkungsvollsten Behandlungsmethoden des Reizdarmsyndroms.

liegenden psychischen Problematik auseinanderzusetzen. Bei klinisch relevanten psychischen Störungen wie Depression, Angststörung, somatoformen Störungen etc. ist eine Psychotherapie indiziert. Psychotherapeutische Maßnahmen zählen zu den wirkungsvollsten Behandlungsmethoden des RDS. Sie sind jedoch zeitaufwändig und nicht überall verfügbar. Da manche Patienten eine medikamentöse Therapie, andere eher psychologische Verfahren bevorzugen, sollten bei der Auswahl der Behandlungsmethode die Wünsche des Patienten berücksichtigt werden. Bei Verlaufsformen mit mittelschweren bis schweren Schmerzzuständen und bei therapierefraktären Fällen werden Antidepressiva bzw. eine Behandlung in Spezialkliniken, z. B. für Schmerzmanagement, empfohlen (siehe Abb. 16.3).

16.4.1 Allgemeinmaßnahmen

💬 Versuchen Sie, Stress und Hektik in Ihrem Leben zu reduzieren, indem Sie sich mehr Zeit zum Schlafen und zur Erholung gönnen.

💬 Hilfreich ist auch ein Symptomtagebuch. Darin tragen Sie jeweils mit Uhrzeit ein, was Sie essen und welche Beschwerden auftreten. Auch Stresssituationen und Gefühle wie Ärger sollten Sie eintragen, damit Sie erkennen können, was Ihre Beschwerden auslöst oder verschlimmert.

Die wichtigsten Allgemeinmaßnahmen umfassen neben der Aufklärung und Beruhigung des Patienten den Aufbau einer vertrauensvollen therapeutischen Beziehung durch wiederholte Arzt-Patienten-Gespräche. Empfehlungen zum Lebensstil und zur Ernährung gehören ebenfalls dazu. Der Patient sollte zu ausgewogener Ernährung, ausreichendem Schlaf und angemessener Erholung ermuntert werden, bei Obstipation auch zu regelmäßiger, körperlicher Bewegung. Ein Symptomtagebuch, in dem Einzelbeschwerden, Ernährungsgewohnheiten, Gefühlszustände und Stressfaktoren notiert werden, kann dem Patienten helfen, auslösende und symptomverstärkende Faktoren zu erkennen. In der Regel sollte ein solches Tagebuch aber nicht länger als vier Wochen geführt werden (vier Wochen, um Hormonveränderungen während des Zyklus als Triggerfaktoren zu erkennen), damit der Patient sich nicht zu intensiv auf die körperlichen Symptome fokussiert.

Eine spezielle RDS-Diät gibt es nicht. Welche Nahrungsmittel nicht vertragen werden, ist individuell sehr unterschiedlich. Aber da folgende Nahrungsmittel sehr häufig zu Blähungen und Reizungen führen, sollten sie gemieden werden: fette Speisen, Hülsenfrüchte, Gewürze und Alkohol, gelegentlich auch Nikotin, Kaffee und Alkohol.

Daneben ist auch an eine Lactose-, Fructose- oder Histaminintoleranz zu denken. Lactose ist nicht nur in Milch und Milchprodukten zu finden, sondern auch in zahlreichen industriell hergestellten Lebensmitteln wie Wurst, Saucen, Fastfood-Produkten, Speiseeis und sogar Gewürzmischungen. Entweder sind lactosehaltige Speisen zu meiden oder zum Essen Enzympräparate zu empfehlen (z. B. Lactrase®).

Bei einer Fructoseintoleranz unterscheidet man die hereditäre (erbliche) und die intestinale Form. Während die erstere angeboren und den Betroffenen meist seit der Kindheit bekannt ist, beruht die intestinale Form auf einem Mangel an dem Transportprotein GLUT-5 im Darm. Dieses Protein transportiert die Fructose aus der Nahrung durch die Dünndarmwand. Reizdarmpatienten sind relativ häufig betroffen. Da Fructose ein natürlicher Bestandteil von Früchten und zahlreichen Gemüsesorten ist, finden sich hohe Fructosemengen vor allem in Fruchtsäften, Kompotten und Honig. Aber auch Marmeladen, Ketchup, Joghurts, Süßwaren und Limonaden enthalten Fructose. Beschwerden, insbesondere Durchfälle, können daneben durch Zuckerersatzstoffe wie Sorbitol, das häufig in Diät- und Diabetikerprodukten, Kaugummis und Bonbons enthalten ist, hervorgerufen werden.

Desgleichen ist an eine Histaminunverträglichkeit zu denken. Vor allem Speisen und Getränke, die einem Reifeprozess unterliegen, wie z. B. Rotwein und ältere Weißweinjahrgänge, aber auch gereifter Käse, geräucherter Fisch und Fischkonservern, enthalten viel Histamin. Liegen Unverträglichkeiten vor, sollten die entsprechenden Lebensmittel gemieden werden.

Ferner gehören zu den Allgemeinmaßnahmen Änderungen des Essverhaltens. Große und gasproduzierende Mahlzeiten wie auch eine hastige Nahrungsaufnahme unter Zeitdruck sollten vermieden werden. Eine ballaststoffreiche Kost kann Blähungen verstärken, andererseits kann sie beim obstipationsbetonten RDS-Typ hilfreich sein und sollte probeweise versucht werden. Beim diarrhöbetonten Typ können wasserlösliche Gelbildner wie Pektine und Flohsamen eingesetzt werden.

16.4.2 Medikamentöse Therapie

Medikamente sollen zeitlich begrenzt und symptomorientiert zum Einsatz kommen. Der Placeboeffekt ist mit bis zu 80 % sehr hoch, lässt aber mit der Zeit nach. Die Auswahl der Arzneimittel richtet sich nach den vorherrschenden Symptomen (siehe Tab. 16.1).

💬 Eine spezielle Reizdarmdiät gibt es nicht. Letztlich muss jeder Patient selbst herausfinden, was er gut verträgt und was nicht. Sehr oft verursachen allerdings fette Speisen, Hülsenfrüchte, Gewürze und Alkohol Blähungen und Reizungen.

💬 Bei einer Lactoseunverträglichkeit ist zu beachten, dass Milchzucker nicht nur in Milch und Milchprodukten, sondern auch in einer Vielzahl von industriell hergestellten Lebensmitteln wie Wurst, Fast-Food-Produkten oder Süßwaren enthalten ist. Die entsprechenden Lebensmittel sollte man meiden. Man kann aber auch das fehlende Enzym ersetzen. Dazu empfehle ich Ihnen folgende Tabletten…, die Sie zum Essen einnehmen sollten.

💬 Nehmen Sie sich ausreichend Zeit zum Essen und meiden Sie blähende Lebensmittel wie Kohlsorten.

Tab. 16.1 Substanzklassen, Wirkstoffe und deren symptomorientierte Indikation beim Reizdarmsyndrom

Substanzklasse	Wirkstoff	Vorwiegende Indikation
Motilitätshemmer	Loperamid	Nur beim Diarrhötyp mit und ohne Schmerzen
Quellstoffe	Flohsamenschalen	Diarrhö- und Obstipationstyp
Osmotische Laxanzien	Lactulose, Macrogol	Obstipationstyp
Antiresorptiv-sekretorische Laxanzien	Bisacodyl, Natriumpicosulfat	
Neurotrope Spasmolytika	N-Butylscopolamin	Schmerzen/Spasmen
Neurotrop-muskulotrope Spasmolytika	Mebeverin, Pfefferminzöl	
Tricyclische Antidepressiva	Amitryptilin, Desipramin, Imipramin, Trimipramin, Doxepin	Chronische Schmerzen, Komorbidität mit Depression
Selektive Serotoninwiederaufnahmehemmer (SSRI)	Fluoxetin, Paroxetin, Sertralin	
Phytotherapeutika	Iberogast®	Blähungen/Schmerzen bei allen RDS-Formen
	Pfefferminz-, Kümmelöl	Schmerzen, Krämpfe

💬 Die Auswahl der Medikamente richtet sich nach den vorherrschenden Symptomen. Dominieren Durchfälle, kommen Quellstoffe oder Loperamid zum Einsatz, bei Verstopfungen dagegen Quellstoffe und Abführmittel. Gegen Blähungen und Schmerzen helfen einige krampflösende pflanzliche Mittel, gegen Krämpfe auch N-Butylscopolamin bzw. das verschreibungspflichtige Mebeverin. Bei stärkeren Schmerzen zeigen verschreibungspflichtige Antidepressiva eine gute schmerzlindernde Wirkung.

💬 Wenn Sie vorwiegend an Verstopfung leiden, kann die langsame Umstellung auf eine ballaststoffreiche Kost helfen. Bei manchen Patienten verschlimmern Ballaststoffe aber die Beschwerden. Dann können Sie Quellstoffe wie Flohsamenschalen nehmen. Oder Sie nehmen Macrogol, das sehr gut verträglich ist.

Quellstoffe und Laxanzien

Ist Obstipation das Leitsymtom, können **Quellstoffe** wie Indische Flohsamenschalen oder **osmotische Laxanzien** wie Lactulose und Macrogol eingesetzt werden. Verschiedene Studien haben gezeigt, dass Indische Flohsamenschalen verträglicher als Ballaststoffe wie Weizenkleie sind. Da Lactulose verstärkt zu Blähungen führen kann, ist Macrogol der Vorzug zu geben. Reichen diese Mittel zur Stuhlregulierung nicht aus, kommen **antiabsorptiv-sekretorische Laxanzien** in Frage. Die synthetischen Laxanzien der Diphenol-Reihe Bisacodyl und Natriumpicosulfat sind gegenüber Anthrachinonen zu bevorzugen.

Antidiarrhoika

Steht eine Diarrhö im Vordergrund, ist der **Motilitätshemmer Loperamid** indiziert. Er verlängert die Transitzeit des Stuhls durch Dünn- und Dickdarm, erhöht die Stuhlkonsistenz und senkt sowohl Stuhlfrequenz als auch den Stuhldrang. Abdominelle Schmerzen werden dagegen kaum gelindert. Eine systematische Langzeittherapie wird nicht empfohlen. Die beschleunigte Dünndarmpassage bedingt bei zehn % der RDS-Patienten eine Gallensalzmalabsorption. In diesen Fällen kann eine Therapie mit dem gallensäurebindenden **Colestyramin** versucht werden, die allerdings oft schlecht vertragen wird. Darüber hinaus können sowohl zur Bedarfs- als auch zur Dauertherapie **Flohsamenschalen** eingesetzt werden, die als Quellmittel aufgrund ihrer großen Wasserbindungskapazität die Konsistenz flüssiger Stühle erhöhen.

> Leiden Sie vorwiegend unter Durchfall, ist Loperamid zu empfehlen. Es senkt die Darmbewegungen, der Stuhl wandert langsamer durch den Darm und wird fester. Sie müssen nicht mehr so oft zur Toilette.

Phytotherapeutika

Abdominelle Schmerzen können bei allen RDS-Typen auftreten. Zur Behandlung können **pflanzliche Carminativa** wie Pfefferminz- und Kümmelöl eingesetzt werden, die in leichten Fällen offenbar positive Effekte bei abdominellen Krämpfen zeigen. Für die meisten **Phytotherapeutika** fehlen gesicherte Belege für die Wirksamkeit. Für das Mischpräparat Iberogast®, das aus Extrakten von Iberis amara, Kamille, Kümmel, Anis, Minze, Angelika und Asa foetida besteht, konnte jedoch in einer randomisierten placebokontrollierten Doppelblindstudie ein positiver Wirkungsnachweis bei abdominellen Schmerzen und Blähungen erbracht werden. Es werden spasmolytische und motilitätsanregende Wirkungen angenommen. Iberogast® wird für alle RDS-Formen empfohlen.

> Gegen leichtere Bauchschmerzen und Blähungen kann ich Ihnen ein rein pflanzliches Mittel empfehlen. Es wirkt krampflösend und regt leicht die Darmtätigkeit an.

Probiotika

Probiotika verändern die Zusammensetzung der Darmflora und sind daher vor allem bei postinfektiösem Reizdarmsyndrom und bei bakteriellen Fehlbesiedlungen aussichtsreich. In mehreren randomisierten, doppelblinden Studien konnten für einige Beschwerden, insbesondere Meteorismus und Obstipation, positive Effekte aufgezeigt werden. Eine deutliche Verbesserung der Obstipation trat unter Lactobacillus casei Shirota und E. coli Stamm Nissle 1917 auf. Unter Lactobacillus acidophilus besserten sich vor allem abdominelle Schmerzen und Blähungen. Beim diarrhoebetonten RDS-Typ verringerte Lactobacillus GG die Zahl der ungeformten Stühle. Weitere Beschwerden wie Schmerzen und Blähungen wurden dagegen nicht gebessert. Auch für einzelne Bifidobakterien (B. infantis, B. animalis) konnten signifikante Verbesserungen hinsichtlich abdomineller Schmerzen, Flatulenz und Meteorismus gezeigt werden. Symptombesserung zeigten ferner einige Kombinationspräparate, darunter ein Mischpräpa-

> Eine mehrwöchige Einnahme von Probiotika kann die Symptome des Reizdarmsyndroms verbessern. Vor allem bei Obstipation und Blähungen wurden positive Effekte nachgewiesen.

rat aus verschiedenen Lactobacillen, Bifidobakterien und Streptococcus thermophilus (»VSL#3«).

Für das Monopräparat Lactobacillus plantarum liegen widersprüchliche Ergebnisse vor. In zwei doppelblinden, placebokontrollierten Studien konnte eine deutliche Besserung der RDS-Symptome gezeigt werden, in zwei weiteren hatte die Probiotikagabe geringe bis keine Effekte. Lactobacillus reuteri zeigte gegenüber Placebo ebenfalls keinen signifikanten Vorteil. Allerdings haben die meisten Studien den großen Nachteil, dass sie nur relativ kleine Patientenkollektive untersuchten und nur über einige Wochen durchgeführt wurden. Weitere Studien mit größeren Patientenkollektiven und längerer Therapiedauer sind daher für eine umfassende Bewertung des therapeutischen Nutzens von Probiotika beim Reizdarmsyndrom erforderlich (Krammer 2005 und 2009).

Spasmolytika

Zur Linderung schmerzhafter Krämpfe im Darm eignen sich **neurotrope Spasmolytika** wie *N*-Butylscopolaminiumbromid. Im Unterschied zu Scopolamin kann das Butylderivat die Blut-Hirn-Schranke kaum passieren und ist daher nicht zentral wirksam. Als peripher angreifender m-Cholinorezeptor-Antagonist hebt Butylscopolamin die Acetylcholin-vermittelte Erregungsübertragung an Muscarin-Rezeptoren auf und wirkt erschlaffend auf die glatte Muskulatur im Gastrointestinaltrakt.

Neurotrop-muskulotrop wirkende Spasmolytika wie Mebeverin besitzen einen zweifachen Angriffspunkt. Ihre krampflösende Wirkung ergibt sich einerseits aus der Hemmung der vegetativen Innervation der glatten Muskulatur, andererseits aus der direkten erschlaffenden Einwirkung auf die glatten Muskelzellen des Magen-Darm-Trakts. Eine Metaanalyse von 26 Doppelblindstudien mit Mebeverin zeigte eine signifikant größere Wirksamkeit gegenüber Placebo (64 % versus 47 %). Vor allem das Allgemeinbefinden wurde günstig beeinflusst, die Schmerzintensität nahm dagegen nur wenig ab (Propst A. u. a. o. J.).

Antidepressiva

Bei chronischen therapieresistenten abdominellen Schmerzzuständen werden **Antidepressiva** empfohlen. Sie haben neben ihren psychotropen (antidepressiven, anxiolytischen und/oder neuroleptischen) Wirkungen auch neuromodulatorische und analgetische Effekte, tricyclische Antidepressiva zudem anticholinerge. Antidepressiva wirken auf die Neurotransmitter des enterischen Nervensystems ein und modifizieren die viszerale Schmerzempfindung, die Darmmotilität und Sekretion. An erster Stelle werden **tricyclische Antidepressiva** (TCA, z. B. Amitryptilin, Imipramin, Doxepin, Trimipramin) empfohlen, die verbreitet auch bei anderen Krankheiten eingesetzt werden, um die schmerzhemmende Wirkung von Analgetika zu erhöhen. TCA können die Schmerzempfindlichkeit bei RDS-Patienten verändern, besonders in akuten Stresssituationen. In mehreren großen randomisierten Studien wurde ein signifikanter

---

Eine Wirksamkeit konnte in Studien nur für einzelne Bakterienstämme nachgewiesen werden. Die Ergebnisse sind nicht auf andere Stämme übertragbar.

Gegen schmerzhafte Krämpfe helfen krampflösende Mittel. Sie wirken erschlaffend auf die Darmmuskulatur und in der Folge lassen dann auch die Schmerzen nach.

Mebeverin ist ein verschreibungspflichtiges Arzneimittel mit einer hohen Wirksamkeit gegen Bauchkrämpfe. Es wirkt direkt erschlaffend auf die Darmmuskulatur.

Antidepressiva lindern sehr effektiv die erhöhte Schmerzempfindlichkeit von Reizdarmpatienten. Sie erhöhen die Schmerzschwelle, die Schmerzen werden nicht mehr so stark empfunden wie vorher.

Effekt auf die Schmerzempfindung bei RDS-Patienten nachgewiesen. Patienten vom diarrhöbetonten Typ scheinen dabei am meisten von der Behandlung zu profitieren.

> **Praxistipp**
>
> TCA entfalten ihre Wirksamkeit beim RDS bereits in Dosen (10–25 mg), die deutlich unter denjenigen liegen, die zur antidepressiven Therapie verwendet werden (50–150 mg). Aufgrund der anticholinergen Wirkung der TCA treten bei mehr als einem Drittel der Patienten unerwünschte Nebenwirkungen wie Obstipation, Mundtrockenheit, vermehrte Müdigkeit etc. auf. Der Patient sollte ausführlich über diese Nebenwirkungen informiert werden, ebenso über den verzögerten Wirkungseintritt (nach 1–2 Wochen), um Complianceprobleme zu vermeiden.

🗨 Die verminderte Schmerzwahrnehmung tritt unter Antidepressiva bereits in einer Dosierung auf, die weit unter derjenigen liegt, die man für eine antidepressive Therapie benötigt.

Ein Behandlungsversuch mit TCA sollte mindestens vier Wochen lang durchgeführt werden. Bei erfolgreichem Ansprechen kann nach sechs Monaten versucht werden, die Antidepressiva wieder auszuschleichen.

Bei unzureichender Wirksamkeit werden **selektive Serotoninwiederaufnahmehemmer** (SSRI, z. B. Fluoxetin, Paroxetin, Sertralin, Citalopram) verwendet, für die jedoch nur wenige Studien vorliegen. SSRI werden meist eingesetzt, wenn eine Komorbidität mit Depressionen, Angst- und Zwangsstörungen vorliegt. Für diese Indikationen sind die in Deutschland erhältlichen Fertigarzneimittel zugelassen, nicht jedoch für die Behandlung des Reizdarmsyndroms. Chronische RDS-Patienten, die nur unzureichend auf andere Behandlungsmethoden ansprechen, gewinnen vor allem an Lebensqualität, ohne dass allerdings die Darmbeschwerden und Schmerzen vermindert werden. Aufgrund des günstigeren Nebenwirkungsprofils sind SSRI sicherer als tricyclische Antidepressiva. Auch Obstipationen treten unter SSRI deutlich weniger ausgeprägt auf.

Neuroleptika (z. B. Sulpirid, Fluspirilen) und Tranquillanzien/Anxiolytika (z. B. Bromazepam, Lorazepam) werden wegen schwacher Wirksamkeit und dem bestehenden Abhängigkeitspotenzial beim RDS nicht empfohlen. Pflanzliche Psychopharmaka (z. B. Johanniskraut, Kava Kava) können wegen ihrer leichten sedierenden und antidepressiven/anxiolytischen Wirkungen im Einzelfall eingesetzt werden. Der Wirksamkeitsnachweis steht jedoch noch aus.

Serotonin-Agonisten und -Antagonisten

Ausgehend von der Überlegung, dass Serotonin im enterischen Nervensystem bei der viszeralen Reizwahrnehmung und bei der Regulierung der Darmmotilität eine wichtige Rolle spielt, wurden in den letzten Jahren **Serotonin-Agonisten und -Antagonisten** entwickelt. Im Unterschied zu den konventionellen Medikamenten, die meist nur einzelne Symptome des Reizdarmes wie z. B. die Obstipation, den Durchfall oder die Bauchschmerzen bekämpfen, zielen die

🗨 Zurzeit werden neue Arzneimittel gegen das Reizdarmsyndrom entwickelt, die einen anderen Ansatzpunkt haben und gegen mehrere Symptome gleichzeitig wirken sollen, also z. B. gegen Durchfall und Bauchkrämpfe.

neuen Arzneimittel auf eine Therapie des Syndroms. Serotonin-Agonisten und -Antagonisten zeigen eine hohe Wirksamkeit gegen abdominelle Schmerzen, beeinflussen aber auch die Stuhlgewohnheiten. 5-HT$_3$-Antagonisten wie Alosetron hemmen die Darmtätigkeit und lindern Schmerzen und Durchfälle, 5-HT$_4$-Agonisten wie Tegaserod fördern die Darmmotilität und wirken prokinetisch. Zurzeit sind in Deutschland aber keine Wirkstoffe dieser Substanzklassen zugelassen.

Als erster **5-HT$_3$-Antagonist** kam Alosetron in den USA auf den Markt, wurde nach schwerwiegenden gastrointestinalen Komplikationen wie ischämischen Koliken jedoch 2000 zurückgenommen. Unter Einschränkungen erhielt es 2002 eine erneute Zulassung von der FDA: Es darf nur eingesetzt werden bei Frauen mit einem schweren durchfallbetonten RDS, die auf andere Therapien nicht angesprochen haben. Ferner dürfen es nur Ärzte verordnen, die im Rahmen einer besonderen Fortbildung über die Gefahren informiert wurden. Cilansetron, ein weiterer 5-HT$_3$-Antagonist, ist ebenfalls bei durchfalldominantem RDS wirksam. Klinische Studien laufen noch für die Anwendung bei Männern und Frauen.

Der partielle **5-HT$_4$-Agonist** Tegaserod wurde Ende März 2007 in den USA wegen schwerwiegender kardiovaskulärer Nebenwirkungen vom Markt genommen. Die klinische Erprobung von Renzapride, einem vollen 5-HT$_4$-Agonisten und 5-HT$_3$-Antagonisten, wurde 2008 wegen unzureichender Wirksamkeit eingestellt. In Phase III-Studien zeigte die Substanz gegenüber Placebo nur eine geringfügige Besserung hinsichtlich Schmerzlinderung, Beeinflussung der Darmmotilität und Meteorismus (Pressemitteilung Alizyme 2008).

16.4.3 Psychotherapeutische Verfahren

Bei schwerem Verlauf, großem Leidensdruck oder behandlungsbedürftigen psychischen Störungen sollte eine psychotherapeutische Therapie erfolgen. Nach der derzeitigen Studienlage zählen psychotherapeutische Maßnahmen zu den wirkungsvollsten Behandlungsmethoden des RDS. Hinsichtlich der Reduzierung abdomineller Schmerzen und Diarrhö (nicht jedoch Obstipation) sowie von Angst- und anderen psychischen Störungen war die Psychotherapie herkömmlichen Therapien in der Mehrzahl signifikant überlegen. In langfristigen Nachuntersuchungen wurde der positive Effekt noch deutlicher. Die Indikation zur psychotherapeutischen Behandlung ist dann gegeben, wenn

- eine klinisch relevante psychische Störung wie Angst oder Depression vorliegt,
- psychosoziale Belastungen als Triggerfaktoren identifiziert werden konnten,
- Schmerz und Diarrhö die vorherrschenden Symptome sind, nicht jedoch Obstipation,
- die abdominellen Schmerzen sich mit Nahrungsaufnahme, Defäkation oder Stress verändern und nicht konstant vorhanden sind.

Bei einigen der neu entwickelten Arzneistoffe traten aber schwerwiegende Nebenwirkungen auf, so dass sie wieder vom Markt genommen werden mussten. Andere werden zurzeit in klinischen Studien erprobt.

Ein Reizdarm lässt sich auch sehr gut mit psychotherapeutischen Maßnahmen behandeln. Mehrheitlich sind diese Methoden sogar einer alleinigen medikamentösen Therapie überlegen, vor allem wenn man die Langzeitwirkung betrachtet.

> **Merke**
>
> Psychotherapeutische Maßnahmen gehören zu den wirkungsvollsten Behandlungsmethoden des RDS, insbesondere wenn psychische Störungen vorliegen oder abdominelle Schmerzen und Diarrhö dominieren.

Eine Psychotherapie sollte parallel zur internistischen Behandlung durch Psychotherapeuten erfolgen und Teil eines Gesamtkonzepts sein. Entscheidend für den Therapieerfolg sind der Leidensdruck des Patienten sowie seine Motivation für diese Behandlungsmethode. Manche Patienten lehnen sie entschieden ab.

Folgende psychotherapeutischen Verfahren werden nach Überprüfung in wissenschaftlichen Studien empfohlen:
- Kognitive Verhaltenstherapie
- Psychoanalytische Kurzzeittherapie
- Entspannungstechniken wie z. B. die progressive Muskelrelaxation
- Hypnotherapie

Kognitive Verhaltenstherapie

Bei der kognitiven Verhaltenstherapie geht es darum, unangemessene Wahrnehmungen und Gedanken, die zu Angst, Ärger und Depression führen, bewusst zu machen und zu verändern. In der Therapie analysiert der Patient die mit dem RDS verbundenen negativen Gedanken und selbstschädigenden inneren Überzeugungen (z. B. Das Essen werde ich wieder nicht vertragen, Wo ist die nächste Toilette?). Er macht sich die persönlichen Gedankenfehler bewusst. Anschließend ist es leichter, sie zu verändern und hilfreiche Bewältigungsstrategien einzuüben.

Psychoanalytische Kurzzeittherapie

Bei der psychoanalytischen Kurzzeittherapie werden die mit dem RDS verbundenen (unbewussten) Gefühle und inneren Konflikte verarbeitet. Da sie von der Vorstellung ausgeht, dass psychische Probleme durch ungünstig verarbeitete Ereignisse in der Vergangenheit bedingt sind, ist diese Methode besonders wirksam bei Patienten, die über sexuellen Missbrauch berichten.

Progressive Muskelrelaxation

Entspannungstechniken wie die progressive Muskelrelaxation nach Jacobsen sind besonders wirksam, wenn Stress die Beschwerden auslöst oder verschlimmert. Durch gezieltes Anspannen und Entspannen einzelner Muskeln und Muskelpartien werden innere Blockaden gelöst und eine Tiefenentspannung erreicht. Der Patient schärft seine Körperwahrnehmung und entwickelt mehr Gelassenheit gegenüber Außen- und Innenreizen.

💬 Psychotherapeutische Maßnahmen sollten in ein Gesamtkonzept eingebunden sein. Entscheidend für den Therapieerfolg ist Ihre Einstellung gegenüber diesen Behandlungsmethoden. Wenn Sie ihnen skeptisch bis ablehnend gegenüber stehen, werden sie Ihnen kaum helfen. Wenn Sie sie aber positiv beurteilen, können Sie sehr gute und anhaltende Therapieerfolge damit erzielen.

💬 Gerade wenn Stressfaktoren Ihre Beschwerden auslösen oder verschlimmern, können Ihnen Entspannungstechniken wie die progressive Muskelrelaxation oder Autogenes Training helfen. Durch gezieltes An- und Entspannen einzelner Muskeln lösen Sie innere Blockaden auf und nehmen Ihren Körper intensiver wahr.

Hypnotherapie

Bei der Hypnotherapie wird der Patient in einen veränderten Bewusstseinszustand (Trance) versetzt. Durch Suggestionen und darmbezogene Imaginationen wird dann das allgemeine Befinden des Patienten positiv beeinflusst. Teil der Therapie ist es, dem Patienten Methoden zur Selbsthypnose und Techniken zur Schmerzkontrolle zu vermitteln. Die viszerale Hypersensitivität und die Darmmotilität normalisieren sich nachweislich unter Hypnose.

Alle psychotherapeutischen Methoden zeigten die gleichen positiven Effekte.

Bislang konnte für keine der psychotherapeutischen Methoden eine Überlegenheit gegenüber den anderen aufgezeigt werden. Da eine Psychotherapie meist ambulant durchgeführt werden kann und sich in der Regel über einen längeren Zeitraum erstreckt, sollte sie möglichst wohnortnah durchgeführt werden. Je nach Verfügbarkeit können die einzelnen Methoden eingesetzt oder auch miteinander kombiniert werden.

17 Beratung bei der Abgabe von OTC-Arzneimitteln

17.1 Abgrenzung zum Arztbesuch

Nur ein kleiner Teil der Patienten mit Symptomen des RDS geht von sich aus zur ärztlichen Untersuchung, die Mehrheit hilft sich selbst etwa mit freiverkäuflichen Arzneimitteln. Allerdings sollte bei Verdacht auf ein Reizdarmsyndrom den Patienten dringend ein Arztbesuch angeraten werden, da zur Diagnosestellung nicht nur die Erfassung des Symptommusters der Rom-III-Kriterien, sondern auch der Ausschluss anderer Erkrankungen mit ähnlichen Symptomen gehört. Die Diagnose eines RDS kann daher nur durch einen Arzt gestellt werden. Ein Arztbesuch ist anzuraten bei:

– Wiederkehrenden Bauchschmerzen und –krämpfen
– Einem Wechsel von Diarrhö und Obstipation
– Schleimbeimengungen im Stuhl
– Weiteren körperlichen Beschwerden wie Kopf-, Rückenschmerzen, funktionellen Herzbeschwerden, innerer Unruhe, Konzentrations- und Schlafstörungen

Sowie bei folgenden Alarmsymptomen:

– Blutbeimengungen im Stuhl
– Störung der Nachtruhe durch Diarrhö
– Gewichtsverlust
– Kurze Dauer mit fortschreitender Verschlechterung der Beschwerden
– Erstmaliges Auftreten der Beschwerden nach dem 50. Lebensjahr.

> 💬 Sie vermuten ja, dass Sie unter einem Reizdarmsyndrom leiden. Viele der Beschwerden, die Sie geschildert haben, deuten darauf hin. Trotzdem kann ich Ihnen nur in Ihrem eigenen Interesse raten, zum Arzt zu gehen und sich untersuchen zu lassen, um mögliche andere Ursachen auszuschließen.

17.2 BAK-Leitlinie: fünf Fragen

Ausgehend von der BAK-Leitlinie zur Information und Beratung von Patienten im Rahmen der Selbstmedikation ist zunächst das Beschwerdebild des Patienten umfassend zu hinterfragen.

17.2.1 Fragen zur Person des Anwenders

Für wen soll das Arzneimittel sein? Für Sie selbst?

Zunächst ist abzuklären, ob das Arzneimittel für den Kunden selbst oder eine andere Person bestimmt ist. Ferner sind das Alter (erstmaliges Auftreten im höheren Lebensalter als Alarmsymptom) sowie besondere Lebensumstände des Patienten wie Schwangerschaft und Stillzeit zu berücksichtigen.

17.2.2 Fragen zum Beschwerdebild

Leiden Sie neben den Bauchkrämpfen und dem Durchfall manchmal auch unter Verstopfung? Treten die Beschwerden vor allem in Stresssituationen oder nach dem Verzehr bestimmter Lebensmittel auf? Oder wachen Sie eventuell sogar nachts wegen der Durchfälle auf? Haben Sie Blut oder Schleim im Stuhl?

Es soll geklärt werden, welche Beschwerden genau vorliegen, ob also z. B. schmerzhafte Bauchkrämpfe vorliegen. Ob diese mit Durchfall oder Verstopfung einhergehen bzw. ob ein Wechsel zwischen beiden vorliegt. Ferner ist nach der Stuhlbeschaffenheit zu fragen sowie nach eventuellen Schleimbeimengungen. Auch sollte geklärt werden, wann die Beschwerden auftreten (z. B. Durchfälle nach Nahrungsmitteln oder in Stresssituationen). Vor allem aber sollten Alarmsymptome erfragt werden, bei denen unbedingt ein Arztbesuch angeraten werden sollte (z. B. Gewichtsverlust, Blut im Stuhl, Fieber, Störung der Nachtruhe durch Durchfälle).

17.2.3 Fragen zur Dauer der Beschwerden

Seit wann leiden Sie denn unter den Beschwerden?

Ein langjähriges Beschwerdebild, das oft schon seit der Jugendzeit besteht, ist typisch für ein Reizdarmsyndrom. Bei kurzer Dauer bzw. Verschlimmerung der Beschwerden sollte dagegen auf jeden Fall ein Arztbesuch angeraten werden.

17.2.4 Fragen zu den bisherigen Behandlungsversuchen

Haben Sie sich schon ärztlich untersuchen lassen? Was haben Sie bisher gegen Ihre Beschwerden unternommen?

Wenn der Patient von einem Reizdarm spricht, ist zu klären, ob es sich um eine Eigendiagnose handelt oder ob er bereits ärztlich untersucht wurde. Des Weiteren ist zu klären, was der Patient bisher gegen seine Beschwerden unternommen hat, was ihm geholfen bzw. nicht geholfen hat.

17.2.5 Fragen zu weiteren Beschwerden bzw. anderen Erkrankungen

Haben Sie noch weitere Beschwerden? Haben Sie noch andere Erkrankungen und nehmen Sie noch weitere Medikamente ein?

Ein RDS geht häufig mit weiteren körperlichen Beschwerden wie Kopf-, Glieder-, Rückenschmerzen oder funktionellen Herzbeschwerden einher. Zudem können innere Unruhe, Konzentrations- und Schlafstörungen die Darmbeschwerden begleiten. Darüber hinaus sollten mögliche Grunderkrankungen und die Einnahme anderer Medikamente erfragt werden, da sie die Arzneimittelauswahl beeinflussen.

17.3 Beratung bei der Abgabe von Quellstoffen und Laxanzien

Die Beratung bei der Abgabe von Quellstoffen und Laxanzien wurde bereits ausführlich in den Kapiteln 10.4 bis 10.9 beschrieben.

17.4 Beratung bei der Abgabe von Loperamid und Quellstoffen

Die Beratung bei der Abgabe dieser Antidiarrhoika wurde bereits ausführlich in den Kapiteln 3.6 und 3.10 beschrieben.

17.5 Beratung bei der Abgabe von neurotropen Spasmolytika (m-Cholinozeptor-Antagonisten): Butylscopolaminiumbromid

17.5.1 Wirkungsweise

Butylscopolaminiumbromid ist ein Derivat des parasympatholytisch wirkenden Alkaloids Scopolamin. Als quartäre Ammoniumverbindung kann es die Blut-Hirn-Schranke nicht passieren und besitzt keine zentrale, sondern nur eine periphere anticholinerge Wirkung. Durch Hemmung der Muscarin-Rezeptoren (M-Rezeptoren, m-Cholinorezeptoren) der glatten Muskulatur hebt Butylscopolaminiumbromid die Acetylcholinwirkungen auf. Es senkt den Tonus der glatten Muskulatur des Magen-Darm-Trakts und der ableitenden Harnwege. Aus den weiteren anticholinergen Wirkungen wie Abnahme des Tonus der Bronchialmuskulatur sowie Verminderung der Speichel-, Bronchial- und Schweißsekretion, in hohen Dosen auch der Magensaftsekretion, leiten sich die typischen Nebenwirkungen dieser Substanz ab. Ferner kann die Herzfrequenz zunehmen.

💬 Zur Linderung schmerzhafter Krämpfe im Darm kann ich Ihnen das krampflösende Mittel Butylscopolaminiumbromid empfehlen. Es hemmt die Erregungsübertragung auf die Darmmuskulatur und senkt so den erhöhten Spannungszustand der Muskulatur.

17.5.2 Handelspräparate und Indikationen

Zur Behandlung leichter bis mäßiger Spasmen im Magen-Darm-Bereich sind Buscopan® Dragees und Zäpfchen zugelassen (siehe Tab. 17.1). Die Indikation für die Injektionslösungen ist weiter gefasst. Sie sind für Spasmen im Bereich von Magen und Darm, aber auch von Gallenwegen, ableitenden Harnwegen sowie der weiblichen Genitalorgane zugelassen, ferner zur Erleichterung von endoskopischen Untersuchungen im Gastrointestinaltrakt.

💬 Butylscopolaminiumbromid ist zugelassen zur Behandlung schmerzhafter Bauchkrämpfe beim Reizdarmsyndrom.

Tab. 17.1 Fertigarzneimittel neurotrope Spasmolytika

Handelspräparat®	Wirkstoff
Buscopan® Dragees, Supp., Inj.lös., BS-ratiopharm® Inj.lös., BS Lindopharm Inj.lös.	Butylscopolaminiumbromid

17.5.3 Dosierung und Einnahmehinweise

Für Erwachsene und Kinder ab sechs Jahren beträgt die Einzeldosis 10–20 mg, die Tageshöchstdosis 60 mg (bei Zäpfchen bis zu 100 mg) Butylscopolaminiumbromid (siehe Tab. 17.2). Die Dragees sollen unzerkaut mit ausreichend Flüssigkeit geschluckt werden.

Eine Behandlung von Kindern unter sechs Jahren wird nicht empfohlen, da keine ausreichenden Erfahrungen für diese Altersgruppe vorliegen.

🗨 Nehmen Sie bei mäßig starken Bauchkrämpfen dreimal täglich ein bis zwei Dragees mit ausreichend Flüssigkeit ein.

Tab. 17.2 Dosierung neurotroper Spasmolytika

Handelspräparat®	Dosis Erwachsene und Kinder > 6 J.
Buscopan® Dragees 10 mg	3 x tgl. 1–2 Dragees
Buscopan® Zäpfchen 10 mg	3–5 x tgl. 1–2 Zäpfchen

17.5.4 Neben-, Wechselwirkungen und Kontraindikationen

Nebenwirkungen

Die Nebenwirkungen sind vor allem auf die anticholinergen Eigenschaften des Butylscopolaminiumbromids zurückzuführen:

- Hautreaktionen, z. B. Urtikaria, Pruritus (gelegentlich)
- Tachykardie, Schwindel, Müdigkeit (gelegentlich)
- Hemmung der Speichelsekretion (gelegentlich)
- Diarrhoe, Übelkeit, Erbrechen, Magenbeschwerden (gelegentlich)
- Hemmung der Schweißsekretion (gelegentlich)
- Miktionsstörungen, z. B. Urinretention, Dysurie (selten)

🗨 Der Wirkmechanismus des Butylscopolaminiumbromids kann gelegentlich auch zu einigen unerwünschten Nebenwirkungen führen, z. B. zu einem verminderten Speichelfluss oder zu einer verminderten Schweißsekretion.

Wechselwirkungen

- Butylscopolaminiumbromid kann die anticholinergen Wirkungen von anderen Anticholinergika (z. B. Tiotropium, Ipratropium), Amantadin, tricyclischen Antidepressiva, Chinidin, Antihistaminika, Disopyramid u. a. verstärken.

🗨 Butylscopolaminiumbromid kann die Wirkungen von einigen anderen Arzneimitteln mit ähnlichem Wirkungsmechanismus verstärken.

— Butylscopolaminiumdbromid kann die tachykarde Wirkung von β-Sympathomimetika verstärken.
— Bei gleichzeitiger Therapie mit Dopaminantagonisten, z. B. Metoclopramid, kann es zu einer gegenseitigen Abschwächung der Wirkung auf die Motilität des Magen-Darm-Trakts kommen.

Kontraindikationen

— Mechanische Stenosen des Magen-Darm-Trakts
— Megakolon
— Harnverhalt bei subvesikaler Obstruktion (z. B. Prostataadenom)
— Engwinkelglaukom
— Tachykardie und Tachyarrhythmie
— Myasthenia gravis
— Kinder unter sechs Jahren
— In Schwangerschaft und Stillzeit sollte Butylscopolaminium nur nach strenger Indikationsstellung angewendet werden, da nicht bekannt ist, ob es die Planzenta passiert bzw. in die Muttermilch übergeht.

🗩 Sie sollten Butylscopolaminiumbromid nicht einnehmen, wenn Sie unter einem Harnverhalt oder einem Engwinkelglaukom leiden.

17.6 Beratung bei der Abgabe von Phytotherapeutika

17.6.1 Wirkungsweise

Iberogast® ist ein pflanzliches Kombinationspräparat, dessen verschiedene Inhaltsstoffe an Serotonin-, teilweise auch Muscarin- und Opioid-Rezeptoren binden. An schwach stimulierten Magen- und Darmabschnitten wird der Grundtonus der glatten Muskulatur insbesondere durch Iberis amara erhöht. An stark stimulierten Abschnitten kommen dagegen die spasmolytischen und karminativen Eigenschaften der ätherischen Öle aus Drogen wie Pfefferminzblättern und Kümmelfrüchten zur Wirkung. Der Tonus der verkrampften Darmmuskulatur sinkt, Schmerzen werden gelindert und angestaute Darmgase können entweichen.

Für Iberogast® liegen randomisierte placebokontrollierte Wirksamkeitsnachweise vor. Für Pfefferminzblätter und Kümmelfrüchte hat die Kommission E des BfArM positive Monographien erstellt. Die entsprechenden ätherischen Öle sind in Enteroplant® Kapseln enthalten. Medacalm® Kapseln enthalten reines Pfefferminzöl in magensaftresistenter Form. Das Öl wird über die gesamte Darmpassage freigesetzt und wirkt an der Darmmuskulatur krampflösend und entspannend.

🗩 Pflanzliche Arzneimittel regulieren die veränderte Wandspannung der Darmmuskulatur. Schwach stimulierte Abschnitte werden angeregt, an stark stimulierten Abschnitten kommen die krampflösenden und entspannenden Wirkungen der Inhaltsstoffe zum Tragen.

17.6.2 Handelspräparate und Indikationen

💬 Mit pflanzlichen Arzneimitteln lassen sich verschiedene Beschwerden beim Reizdarmsyndrom lindern. Durch die krampflösende Wirkung wird die Darmmuskulatur entspannt, Schmerzen werden gelindert und unangenehme Blähungen entweichen.

Die in Tabelle 17.3 genannten Fertigarzneimittel sind alle zugelassen zur Behandlung von Beschwerden beim Reizdarmsyndrom, die sich in Blähungen, Völlegefühl, Magen-Darm-Krämpfen usw. äußern. Iberogast® kann darüber hinaus zur Behandlung der Beschwerden beim Reizmagen sowie zur unterstützenden Therapie bei einer Gastritis angewendet werden.

Tab. 17.3 Fertigarzneimittel Phytotherapeutika

Handelspräparat®	Wirkstoff
Iberogast®	Auszüge aus Iberis amara (Bittere Schleifenblume), Angelikawurzeln, Kamillenblüten, Kümmelfrüchten, Mariendistelfrüchten, Melissenblättern, Pfefferminzblättern, Schöllkraut, Süßholzwurzeln
Enteroplant®	Kümmelöl, Pfefferminzöl
Medacalm®	Pfefferminzöl

17.6.3 Dosierung und Einnahmehinweise

💬 Nehmen Sie dreimal täglich 20 Tropfen vor oder zu den Mahlzeiten in etwas Flüssigkeit ein.

Iberogast® Tropfen werden dreimal täglich in der in Tabelle 17.4 genannten Dosierung eingenommen. Die Tropfen werden vor oder zu den Mahlzeiten in etwas Flüssigkeit eingenommen. Die Dauer der Einnahme richtet sich nach Art, Schwere und Verlauf der Beschwerden. Grundsätzlich besteht keine Beschränkung der Anwendungsdauer.

Auch Medacalm® und Enteroplant® Kapseln werden dreimal täglich eingenommen, die Anwendung ist aber auf Erwachsene und Kinder ab 12 Jahren beschränkt. Die magensaftresistenten Kapseln sollten unzerkaut 20 bis 30 Minuten vor den Mahlzeiten mit ausreichend Flüssigkeit (z. B. einem Glas Wasser) eingenommen werden.

Tab. 17.4 Dosierung von Phytotherapeutika

Handelspräparat®	Dosis Erwachsene u. Kdr. > 12 J.	Dosis Kinder
Iberogast® Flüssigkeit	3x tgl. 20 Tr.	Kdr. < 3 Mon.: 3x tgl. 6 Tr. Kdr. 3 Mon. – 3 J.: 3x tgl. 8 Tr. Kdr. 3 – 6 J.: 3x tgl. 10 Tr. Kdr. 6 – 12 J.: 3x tgl. 15 Tr.
Enteroplant®, Medacalm® magensaftrestente Kapseln	3x tgl. 1 Kps.	

17.6.4 Neben-, Wechselwirkungen und Kontraindikationen

Iberogast®

Nebenwirkungen

Überempfindlichkeitsreaktionen, z. B Hautausschlag, Juckreiz, Atembeschwerden (sehr selten)

Wechselwirkungen

Keine Wechselwirkungen bekannt

Kontraindikationen

Bekannte Allergien gegenüber den Wirkstoffen

Medacalm®, Enteroplant®

Nebenwirkungen

Magenbeschwerden

Wechselwirkungen

Bei gleichzeitiger Einnahme von magensäurebindenden Mitteln (Antacida) kann es zu einer vorzeitigen Auflösung des magensaftresistenten Kapselüberzugs kommen. Dadurch können Magenbeschwerden auftreten bzw. die erwünschte Wirkung im Darm kann vermindert werden. Darum sollten die Kapseln zeitversetzt (im Abstand von mindestens einer Stunde) zu den magensäurehemmenden Mitteln eingenommen werden.

Kontraindikationen

— Verschluss der Gallenwege
— Gallenblasenentzündungen
— schwere Leberschäden
— bei Gallensteinleiden nur nach Rücksprache mit dem Arzt
— Kinder unter 12 Jahren
— Schwangerschaft und Stillzeit wegen fehlender klinischer Daten

17.7 Beratung bei der Abgabe von Mitteln gegen Blähungen: Simeticon

17.7.1 Wirkungsweise

Simeticon ist ein Carminativum mit lokaler Antischaumwirkung im Gastrointestinaltrakt. Simeticon ist die Kurzbezeichnung für mit vier bis sieben Prozent Siliciumdioxid aktiviertes Dimeticon, ein Polydimethylsiloxan. Es ist chemisch inert und wird nach oraler Gabe nicht resorbiert, sondern unverändert ausgeschieden. Der Einsatz als Entschäumer beruht auf einer rein physikalischen Wirkung. Simeticon erhöht die Oberflächenspannung der im Nahrungsbrei und

💬 Bei empfindlichen Menschen kann Pfefferminzöl Magenbeschwerden hervorrufen.

💬 Die Kapseln haben einen besonderen Überzug, so dass die Wirkstoffe erst im Dünndarm freigesetzt werden. Wenn Sie gleichzeitig magensäurebindende Arzneimittel einnehmen, zerstören diese den Überzug. Dann können Magenbeschwerden auftreten.

💬 Bei Verschluss der Gallenwege und Gallenblasenentzündungen sollten Sie Pfefferminzöl nicht anwenden.

💬 Simeticon ist ein rein physikalisch wirkendes Arzneimittel. Es wird vom Körper nicht aufgenommen, sondern wirkt lokal im Magen-Darm-Trakt entschäumend. Es lässt die im Nahrungsbrei eingeschlossenen Gasbläschen zerfallen, so dass die Gase leichter durch die Darmbewegungen ausgestoßen werden können.

im Darminhalt eingeschlossenen Gasbläschen, die dadurch rasch zerfallen. Die frei werdenden Gase können anschließend von der Darmwand resorbiert oder durch die Darmbewegungen ausgestoßen werden.

Aufgrund seiner entschäumenden Wirkung wird Simeticon auch zur Behandlung oraler Vergiftungen mit Tensiden eingesetzt.

17.7.2 Handelspräparate und Indikationen

Simeticon ist zur symptomatischen Behandlung von gasbedingten Magen-Darm-Beschwerden, wie z. B. Blähungen, geeignet.

Die in Tabelle 17.5 genannten Fertigarzneimittel sind alle zur symptomatischen Behandlung von funktionellen Magen-Darm-Beschwerden zugelassen, die mit einer übermäßigen Gasbildung und Gasansammlung einhergehen.

Darüber hinaus werden sie zur Behandlung verstärkter Gasbildung nach Operationen und zur Vorbereitung diagnostischer Untersuchungen im Darmbereich angewendet. Die Suspensionen sind ferner zur symptomatischen Behandlung bei Säuglingskolik, der sog. Dreimonatskolik, zugelassen. Dreimonatskoliken sind heftige, dauerhafte Schreiattacken ansonsten gesunder Säuglinge vorwiegend in den ersten drei Lebensmonaten. Die Ursachen sind nicht bekannt, psychische und körperliche Faktoren kommen infrage. Aber da der Bauch der Kinder oft geschwollen und gespannt ist, wird die Gabe von Simeticon empfohlen.

Tab. 17.5 Fertigarzneimittel Simeticon

Handelspräparat®	Wirkstoff
Elugan®, Imogas®, Lefax®, Sab simplex®, Dimeticon-CT	Simeticon (Dimeticon-Siliciumdioxid)

17.7.3 Dosierung und Einnahmehinweise

Nehmen Sie die Kautabletten drei- bis viermal täglich zu oder nach den Mahlzeiten ein. Die Kautabletten sollten Sie gut zerkauen.

Simeticon-Präparate werden drei- bis viermal täglich in den in Tabelle 17.6 genannten Dosierungen eingenommen. Die Tabletten oder Tropfen werden zu oder nach den Mahlzeiten eingenommen, bei Bedarf auch vor dem Schlafengehen. Die Kautabletten sollen gut zerkaut werden. Säuglingen können die Tropfen zu den Milchmahlzeiten direkt in das Fläschchen gegeben werden. Gestillten Säuglingen können die Tropfen vor dem Stillen mit einem Teelöffel verabreicht werden.

Praxistipp

Die Anwendung der Dosierpumpe sollte den Eltern bzw. Patienten erklärt werden. So sollte darauf verwiesen werden, dass die Suspension vor dem Gebrauch kräftig zu schütteln und die Flasche beim Pumpen senkrecht zu halten ist. Die ersten beiden Pumpstöße sind zu verwerfen.

Falls erforderlich, können Simeticon-Präparate auch über einen längeren Zeitraum eingenommen werden.

💬 Die Flasche ist vor Gebrauch kräftig zu schütteln. Nach dem Entriegeln der Dosierpumpe ist die Flasche beim Pumpen senkrecht zu halten. Bei der ersten Anwendung sollten Sie pumpen, bis Flüssigkeit austritt. Die beiden ersten Pumpstöße sollten Sie verwerfen.

Tab. 17.6 Dosierung von Simeticon

Handelspräparat®	Dosis Erwachsene	Dosis Kinder
Lefax® Kautbl. (42 mg)	3–4x tgl. 1–2 Kautbl.	Kdr. 6–14 J.: 3–4x tgl. 1–2 Kautbl.
Lefax® extra Kautbl. (105 mg)	3–4x tgl. 1–2 Kautbl.	
Lefax® Pump-Liquid (41,2 mg/ml)	3–5x tgl. 4 Pumpstöße (= 2 ml)	Kdr. 7–14 J.: 3–5x tgl. 2–4 Pumpstöße (= 1–2 ml) Kdr. 1–6 J.: 3–5x tgl. 2 Pumpstöße (= 1 ml) Säugl.: 1–2 Pumpstöße zu den Milchmahlzeiten (= 0,5–1 ml)
Sab simplex® Kautbl. (80 mg)	3–4x tgl. 1–2 Kautbl.	Kdr. 6–14 J.: 3–4x tgl. 1 Kautbl.
Sab simplex® Susp. (69,19 mg/ml)	30–45 Tr. alle 4–6 Stunden	Schulkdr.: 20–30 Tr. alle 4–6 Stunden Kleinkdr.: 3–4x tgl. 15 Tr. Säugl.: 15 Tr. in jedes Fläschchen

17.7.4 Neben-, Wechselwirkungen und Kontraindikationen

Nebenwirkungen und Wechselwirkungen

Bisher nicht bekannt.

💬 Simeticon ist gut verträglich. Nebenwirkungen sind bisher nicht bekannt.

Kontraindikationen

Überempfindlichkeit gegen Simeticon oder einen der sonstigen Bestandteile.

18 Beratung bei der Abgabe von rezeptpflichtigen Arzneimitteln

18.1 BAK-Leitlinien

Die Empfehlungen und Beratungshilfen bei der Abgabe von rezeptpflichtigen Arzneimitteln nach den BAK-Leitlinien wurden bereits in Kapitel 4.1 beschrieben.

18.2 Beratung bei der Abgabe von neurotrop-muskulotrop wirkenden Spasmolytika: Mebeverin

18.2.1 Wirkungsweise

Mebeverin wirkt auf zweifache Weise. Einmal wirkt es direkt erschlaffend auf die glatte Muskulatur vor allem im Dickdarm. Daneben hemmt es Nervenreize, die den Darm zu stärkeren Darmbewegungen aktivieren. Vorteilhaft ist es, dass Mebeverin vor allem am überaktiven Darm wirkt. Bei normaler Darmtätigkeit zeigt es dagegen kaum Wirkung.

Mebeverin ist ein neurotrop-muskulotrop wirkendes Spasmolytikum mit einer selektiven Wirkung auf die glatte Muskulatur des Gastrointestinaltrakts, besonders des Kolons. Durch den Austausch von Calciumionen und die Stabilisierung von erregbaren Membranen entfaltet Mebeverin eine papaverinartige, direkt spasmolytische Wirkung auf die glatte Muskulatur. Diese ist jedoch drei- bis fünfmal stärker ausgeprägt als beim Papaverin. Daneben wirkt es neurotrop, indem es durch die kompetitive Hemmung von Muscarin-Rezeptoren (m-Cholinozeptoren) die Acetylcholinwirkung im parasympathischen Nervensystem unterdrückt. Dadurch werden die Nervenreize, die zur Kontraktion der glatten Muskulatur und zur Sekretionssteigerung der Drüsen führen, unterbrochen. Die spasmolytische Wirkung von Mebeverin zeigt sich vor allem bei Hypermotilität des Darmes, bei normaler intestinaler Peristaltik zeigt es dagegen nur eine geringe Wirkung.

18.2.2 Handelspräparate und Indikationen

Die in Tabelle 18.1 genannten Fertigarzneimittel sind zugelassen zur Behandlung des Reizdarmsyndroms, das durch Beschwerden wie abdominelle Schmerzen, Defäkationsstörungen und Meteorismus gekennzeichnet ist.

Tab. 18.1 Fertigarzneimittel Mebeverin

Handelspräparat®	Wirkstoff
Duspatal®, Mebeverin dura	Mebeverin

18.2.3 Dosierung und Einnahmehinweise

Von den schwächer dosierten (135 mg Mebeverin), einfach überzogenen Tabletten soll der Patient dreimal täglich eine Tablette unzerkaut mit ausreichend Flüssigkeit (mindestens 100 ml Wasser) einnehmen (siehe Tab. 18.2). Die Tabletten sind ungefähr 20 Minuten vor einer Mahlzeit einzunehmen. Die höher dosierten Retardkapseln (200 mg Mebeverin) werden nur zweimal täglich eingenommen, eine morgens und eine abends. Die Dauer der Anwendung ist zeitlich nicht begrenzt, Mebeverin kann über einen längeren Zeitraum eingenommen werden.

Während die Firma Solvay Arzneimittel eine Anwendung von Mebeverin für Kinder und Jugendliche unter 18 Jahren nicht empfiehlt, ist Mebeverin dura auch für Kinder über 10 Jahren in der in Tabelle 18.2 angegebenen Dosierung zugelassen.

Tab. 18.2 Dosierung von Mebeverin

Handelspräparat®	Dosis Erwachsene	Dosis Kinder
Duspatal® 135 mg	3x tgl. 1 überz. Tbl.	
Duspatal® 200 mg retard	2x tgl. 1 Retardkps.	
Mebeverin dura 135 mg	3x tgl. 1 Filmtbl.	Kdr. >10 J.: 3x tgl. 1 Filmtbl.

18.2.4 Neben-, Wechselwirkungen und Kontraindikationen

Nebenwirkungen

Allergische Reaktionen, hauptsächlich der Haut, in Einzelfällen anaphylaktischer Schock

Der Arzt hat Ihnen ein Mittel verordnet, das gegen die typischen Symptome des Reizdarmsyndroms wie Krämpfe und Bauchschmerzen wirksam ist.

Nehmen Sie dreimal täglich eine Tablette etwa 20 Minuten vor einer Mahlzeit mit ausreichend Flüssigkeit ein.

Nebenwirkungen treten im Allgemeinen sehr selten auf. Am ehesten sind allergische Reaktionen möglich.

💬 Säurebindende Mittel, die Magnesiumtrisilikat enthalten, können die Wirkung von Mebeverin abschwächen.

💬 Während der Schwangerschaft und Stillzeit sollte Mebeverin möglichst nicht eingenommen werden, da dazu bislang keine Daten vorliegen.

💬 Antidepressiva sind sehr effektive Arzneimittel zur Behandlung der schmerzhaften Überempfindlichkeit eines Reizdarms: die Schmerzschwelle wird erhöht und Sie empfinden die Bauchkrämpfe nicht mehr als so schmerzhaft. Diese schmerzlindernde Wirkung setzt bereits in einer Dosierung ein, die weit unter derjenigen liegt, die man für eine antidepressive Therapie benötigt. Außerdem werden die Darmbewegungen und damit die Durchfälle reduziert.

Wechselwirkungen

Arzneimittel, die Magnesiumtrisilikat enthalten, können die Wirkung von Mebeverin abschwächen.

Kontraindikationen

- Paralytischer Ileus
- Kinder
- Stillzeit, da nicht bekannt ist, ob Mebeverin und seine Metaboliten in die Muttermilch übergehen.
- In der Schwangerschaft nur nach besonders sorgfältiger Nutzen-Risiko-Abwägung, da keine klinischen Daten vorliegen.

18.3   Beratung bei der Abgabe von tricyclischen Antidepressiva

18.3.1   Wirkungsweise

Tricyclische Antidepressiva (TCA) zeigen neben ihrer antidepressiven und angstlösenden Wirkung eine Änderung der Schmerzwahrnehmung, so dass sie insbesondere bei Reizdarmpatienten geeignet sind, die unter chronischen abdominellen Schmerzen leiden. Der Wirkmechanismus der TCA beruht auf einer Beeinflussung von Neurotransmittersystemen im ZNS. Als nichtselektive Serotonin-/Noradrenalin-Wiederaufnahmehemmer unterbinden sie den aktiven Rücktransport dieser biogenen Amine in die präsynaptischen Speicher der Nervenzellen im ZNS. Dadurch wird die Konzentration von Serotonin und Norardrenalin an den Rezeptoren erhöht. Die einzelnen Substanzen blockieren zudem in unterschiedlichem Ausmaß einzelne Neurotransmitter-Rezeptoren, u. a. serotonerge, α-adrenerge, histaminerge und dopaminerge Rezeptoren. Durch beide Mechanismen, die Erhöhung der Neurotransmitter-Konzentration im synaptischen Spalt und die Blockade der Rezeptoren, kommt es zu einer Veränderung der Rezeptordichte. Aus dem regulativen Eingriff in die Rezeptordichte erklärt sich, dass die Wirkung der Antidepressiva erst mit einer Latenzzeit von zwei bis vier Wochen eintritt. Die Darmmotilität wird zudem durch eine periphere anticholinerge Wirkung günstig beeinflusst, von der vor allem Patienten vom Diarrhötyp profitieren. Die therapeutische Wirksamkeit der TCA gegen die viszerale Überempfindlichkeit und die funktionellen Darmbeschwerden setzt bereits in Dosen (10–50 mg z. B. bei Amitryptilin, Imipramin, Doxepin) ein, die deutlich unter denjenigen liegen, die zur antidepressiven Therapie (50–150 mg) verwendet werden (AGA Technical Review 2002).

18.3.2   Handelspräparate und Indikationen

TCA sind beim RDS mit chronischen, therapieresistenten abdominellen Schmerzen indiziert, vor allem wenn eine Komorbidität mit Depressionen und Zwangsstörungen vorliegt. Allerdings werden TCA auch unabhängig von ihren antidepressiven oder angstlösenden Eigenschaften eingesetzt, da sie das Schmerzempfinden verändern können. In mehreren randomisierten placebo-kontrollierten Studien konnte gezeigt werden, dass Amitriptylin, Trimipramin, Desipramin, Clomipramin und Doxepin effektiv das viszerale Schmerzempfinden bei RDS-Patienten senken. Doch nur einige der genannten Substanzen haben in Deutschland eine über die Behandlung von Depressionen hinausgehende Zulassung. So sind beispielsweise Saroten®, Amitriptylin Sandoz, Anafranil® und Tofranil® auch zur langfristigen Schmerzbehandlung im Rahmen eines therapeutischen Gesamtkonzepts zugelassen, Aponal® und Insidon® explizit zur Behandlung funktioneller Organbeschwerden (siehe Tab. 18.3).

Der Arzt hat Ihnen ein Antidepressivum verschrieben, mit dem die chronischen schmerzhaften Bauchschmerzen Ihres Reizdarms gut gelindert werden können.

Tab. 18.3 Fertigarzneimittel Tricyclische Antidepressiva

Handelspräparat®	Wirkstoff
Aponal®	Doxepin
Anafranil®	Clomipramin
Insidon®	Opipramol
Saroten®, Amitriptylin Sandoz	Amitriptylin
Tofranil®	Imipramin

18.3.3 Dosierung und Einnahmehinweise

Eine allgemeine Dosierung kann nicht angegeben werden, da die Dosierung dem Krankheitsbild und der Schwere der Erkrankung individuell angepasst werden muss. Dabei gilt der Grundsatz, dass bei einem Ansprechen des Patienten die Dosis so gering wie möglich gehalten werden sollte. Andererseits sollte bei einem Nichtansprechen der zur Verfügung stehende Dosierungsbereich ausgenutzt werden.

Die Therapie wird durch eine schrittweise Erhöhung der Dosis eingeleitet. Der Patient sollte darauf hingewiesen werden, dass die Wirkung erst verzögert nach ein bis zwei Wochen eintritt. Anticholinerge Nebenwirkungen wie z. B. Obstipation, Mundtrockenheit, Müdigkeit, Schwitzen, Kreislauf- und Herzbeschwerden können aber vor allem zu Beginn der Therapie recht ausgeprägt auftreten. Fehlt ein derartiger Hinweis, besteht die Gefahr von Complianceproblemen. Der Patient könnte wegen fehlender Besserung seiner Beschwerden, aber dem Auftreten ausgeprägter Nebenwirkungen die Therapie vorzeitig abbrechen. Dem Patienten sollte deutlich gemacht werden, dass ein Behandlungsversuch mit TCA mindestens vier Wochen umfasst. Erst wenn nach vier

Die Dosierung legt der Arzt individuell fest, wobei die Dosis langsam und schrittweise erhöht wird. Die schmerzlindernde Wirkung tritt erst nach etwa ein bis zwei Wochen ein. Einige Nebenwirkungen wie Mundtrockenheit, Kreislaufbeschwerden oder Herzrhythmusstörungen können aber sofort auftreten. Sie sollten das Medikament dann jedoch nicht absetzen, sondern weiternehmen. Der Arzt hat Ihnen sicher gesagt, dass Sie das Arzneimittel mindestens vier Wochen lang einnehmen sollten, um zu sehen, wie gut Sie darauf ansprechen.

Wochen bei ausreichender Dosierung keine Besserung eingetreten ist, wird der Arzt über einen Abbruch der Behandlung entscheiden.

👄 Nehmen Sie die Tabletten unzerkaut mit etwas Flüssigkeit vor oder nach den Mahlzeiten ein.

Die Tabletten oder Tropfen sind unzerkaut mit etwas Flüssigkeit vor oder nach den Mahlzeiten einzunehmen. Soll die schlafanstoßende Wirkung sedierend wirkender TCA, wie z. B. von Amitriptylin oder Doxepin, ausgenutzt werden, kann die gesamte Tagesdosis oder der größere Teil der Tagesdosis auch abends vor dem Schlafengehen eingenommen werden.

Zur Beendigung der Therapie ist eine langsame Verringerung der Dosis vorzunehmen, etwa die Hälfte der Dosis pro Woche. Bei einem plötzlichen Absetzen einer längerfristigen, hochdosierten Therapie mit TCA kann es andernfalls zu Absetzsymptomen wie Unruhe, Schweißausbrüchen, Übelkeit, Erbrechen und Schlafstörungen kommen.

18.3.4 Neben-, Wechselwirkungen und Kontraindikationen

Nebenwirkungen

👄 Zu Beginn der Therapie treten einige Nebenwirkungen wie Mundtrockenheit, verstopfte Nase, Müdigkeit sowie Kreislaufbeschwerden und Herzrasen recht häufig auf. Sie werden aber mit der Zeit schwächer. Darum sollten Sie die Therapie nicht sofort abbrechen, wenn Sie diese Nebenwirkungen spüren. Nehmen Sie das Medikament weiter, denn die positiven Effekte setzen erst etwas verzögert nach ein bis zwei Wochen ein.

— Am Nervensystem, Vegetativum, an der Psyche sowie am Herz-Kreislauf-System insbesondere zu Beginn der Behandlung häufig bis sehr häufig: Mundtrockenheit, verstopfte Nase, Müdigkeit sowie Hypotonie, orthostatische Dysregulation, Tachykardie, Herzrhythmusstörungen.

Die weiteren Nebenwirkungen treten gelegentlich bis häufig auf:
— Benommenheit, Schwindel, Miktionsstörungen, Akkommodationsstörungen, Tremor, Gewichtszunahme, Durstgefühl, innere Unruhe
— Obstipation
— Leberfunktionsstörungen (passagerer Anstieg der Leberenzymaktivitäten, Cholestase)
— Störungen der Sexualfunktion (Ejakulationsstörungen, erektile Impotenz)
— Allergische Hautreaktionen

Wechselwirkungen

👄 Das Arzneimittel kann mit einer Reihe von anderen Medikamenten Wechselwirkungen eingehen. Ich kann gerne einen Interaktions-Check für Sie durchführen. Welche weiteren Medikamente nehmen Sie denn noch ein?

— MAO-Hemmer vom irreversiblen Hemmtyp sollten mindestens 14 Tage, MAO-Hemmer vom reversiblen Hemmtyp mindestens 1 Tag vor Beginn der Behandlung mit einem TCA abgesetzt werden. Andernfalls muss mit schweren Nebenwirkungen wie Erregung, Delir, Koma, Krampfanfällen, Hyperpyrexie und starken Blutdruckschwankungen gerechnet werden.
— Antiarrhythmika, die das QT-Intervall verlängern, dürfen wegen der Möglichkeit einer Verstärkung der Herzrhythmusstörungen nicht gleichzeitig mit TCA angewendet werden.
— Arzneimittel, die zu einer Hypokaliämie führen, dürfen nicht gleichzeitig mit TCA angewendet werden.
— Arzneimittel, die den hepatischen Abbau von TCA hemmen können, z. B. Imidazol-Antimykotika, dürfen nicht gleichzeitig mit TCA angewendet werden.

- Wechselseitige Verstärkung der zentral dämpfenden Wirkung mit Alkohol und anderen zentraldämpfend wirkenden Arzneimitteln (andere Antidepressiva, Neuroleptika, Barbiturate, Analgetika, Narkotika, sedierende Antihistaminika, Antiepileptika).
- Wechselseitige Verstärkung der anticholinergen Wirkung mit anticholinerg wirkenden Arzneimitteln wie z. B. Antiparkinsonmittel, tetracyclische Antidepressiva.
- Cimetidin: Verstärkung der zentraldämpfenden und anticholinergen Wirkung.
- Verstärkung der sympathomimetischen Wirkung von Sympathomimetika durch TCA.
- Verstärkung der antihypertensiven Wirkung von Nitraten, Antihypertonika (z. B. β-Blocker) durch TCA.
- Wirkungsabschwächung von Antihypertensiva vom Typ des Guanethidin bzw. des Clonidin durch TCA.

Kontraindikationen

- Akute Alkohol-, Schlafmittel-, Schmerzmittel- oder Psychopharmakavergiftungen
- Delirien
- Unbehandeltes Engwinkelglaukom
- Harnretention
- Prostatathyperplasie mit Restharnbildung
- Pylorusstenose
- Paralytischer Ileus
- Stillzeit

Nur mit Vorsicht sollten TCA angewendet werden bei:
- Prostatahyperplasie ohne Restharnbildung
- Schweren Leber- und Nierenschäden
- Störungen der Blutbildung
- Erhöhter Krampfbereitschaft
- Hirnorganischem Psychosyndrom
- Kardialer Vorschädigung, insbesondere bei Erregungsleitungsstörungen
- Bradykardie
- Kindern und Jugendlichen < 18 Jahren, da ein erhöhtes Risiko für das Auftreten von suizidalem Verhalten, Selbstschädigung und Aggression besteht.
- In der Schwangerschaft, insbesondere im ersten sowie im letzten Trimenon, sollten TCA nicht angewendet werden, es sei denn, dies ist im Einzelfall dringend erforderlich.

💬 Antidepressiva darf man beispielsweise bei einer gutartigen Prostatavergrößerung, bei einem Harnverhalt, aber auch bei einem unbehandelten Engwinkelglaukom nicht einnehmen.

19 Pharmazeutische Dienstleistungen

19.1 Give aways und Zusatzinfos

19.1.1 Informationsbroschüren zum Thema Reizdarm

Erhältlich z. B. bei der Gastro-Liga e. V. und der Deutschen Reizdarmselbsthilfe, aber auch bei verschiedenen Pharmafirmen.

19.1.2 Symptomtagebücher

Da die Beschwerden eines RDS in vielen Fällen allein durch das Erkennen und Meiden von Triggerfaktoren reduziert werden können, kommt dem Führen eines Symptomtagebuchs große Bedeutung zu. Darin werden Einzelbeschwerden, Gefühlszustände und Stressfaktoren, aber auch Ernährungsgewohnheiten über einen Zeitraum von zwei bis vier Wochen notiert. Insbesondere im Hinblick auf das Austesten von potenziellen Nahrungsmittelunverträglichkeiten kann das Tagebuch eine große Hilfe sein. Im Rahmen einer Suchdiät meidet der Patient in dieser Zeit konsequent die Lebensmittel, die er für unverträglich hält und notiert, ob sich seine Beschwerden bessern. Um den Patienten das Führen des Symptomtagebuchs zu erleichtern, empfiehlt sich die Mitgabe eines entsprechenden Vordrucks. Diese sind bestellbar unter www.reizdarmselbsthilfe.de oder kostenlos aus dem Internet herunterzuladen. Einen Tagebuchvordruck enthält z. B. der »Ratgeber bei regelmäßigen Bauchbeschwerden«, der unter www.buscopan.de heruntergeladen werden kann.

> Das Führen eines Symptomtagebuchs hilft Ihnen zu erkennen, welche Faktoren Ihre Beschwerden auslösen oder verschlimmern. In diesen Vordruck tragen Sie maximal vier Wochen lang jeweils mit Uhrzeit ein, was Sie essen, welchen Belastungen Sie ausgesetzt waren und welche Beschwerden aufgetreten sind. Sie können dann unverträgliche Lebensmittel und belastende Situationen leicht erkennen, die Sie künftig möglichst meiden sollten.

19.1.3 Tabellen über den Milchzucker-, Fruchtzucker- bzw. Histamingehalt verschiedener Lebensmittel

Lactose, Fructose oder Histamin bedingen bei Reizdarmpatienten sehr häufig Unverträglichkeiten, wobei das Beschwerdebild sowohl von der konsumierten Menge als auch von der individuellen Toleranzgrenze des Betroffenen abhängig ist. Informationen über den Milchzucker-, Fruchtzucker- oder Histamingehalt in Lebensmitteln erleichtern dem Patienten die Ernährungsumstellung. Allgemeine Informationen und entsprechende Tabellen sind beispielsweise zu finden unter www.was-wir-essen.de (Ernährungstipps bei Krankheiten/Unverträglichkeiten).

> Vertragen Sie Histamin nicht, ist eine Übersicht über den Histamingehalt verschiedener Lebensmittel hilfreich. Sie können dann sehen, welche Lebensmittel viel Histamin enthalten, damit Sie sie besser meiden können.

19.2   Alternative Therapiemaßnahmen

Es gibt Hinweise, dass Patienten mit funktionellen Beschwerden in höherem Maße als Patienten mit organischen Erkrankungen Hilfe bei komplementären oder alternativen Therapiemethoden suchen, meist aus Skepsis oder Enttäuschung über die konventionelle Schulmedizin. Die Wirksamkeit dieser Therapiekonzepte konnte aber bislang nicht in kontrollierten Studien nachgewiesen werden, mit einer Ausnahme zur Traditionellen Chinesischen Medizin (TCM).

19.2.1 Traditionelle Chinesische Medizin (TCM)

In einer Studie, in der die Patienten über 16 Wochen chinesische Kräutermischungen erhielten, konnte gegenüber Placebo eine deutliche Besserung der Darmbeschwerden sowie des Allgemeinbefindens aufgezeigt werden. Es wurden standardisierte Mischungen mit 20 Kräutern, aber auch individuell zusammengestellte Kräutermischungen verabreicht. Bei Patienten, die individuelle Mischungen erhielten, dauerten die positiven Effekte auch nach Abschluss der eigentlichen Behandlungsmethode an. Weitere Studien sind erforderlich, um zu klären, von welchen Zusammensetzungen die Reizdarmpatienten profitieren. Spezielle Empfehlungen können zurzeit nicht gegeben werden. Vom eigenständigen Kauf chinesischer Heilkräuter via Internet kann daher nur abgeraten werden.

> 🗨 Für Teemischung nach der traditionellen chinesischen Medizin konnte eine deutliche Besserung der Darmbeschwerden sowie des Allgemeinbefindens in einer viermonatigen Studie aufgezeigt werden. Allerdings waren die Teemischungen individuell zusammengestellt bzw. enthielten eine Mischung von 20 verschiedenen Kräutern. Man weiß daher nicht genau, welche Kräuter nun eigentlich gewirkt haben. Es ist daher nicht empfehlenswert, sich selbst chinesische Heilkräuter über das Internet zu bestellen.

19.2.2 Akupunktur

Die Akupunktur geht ebenfalls auf die traditionelle chinesische Medizin zurück. Dabei geht man davon aus, dass die Anregung bestimmter Körperpunkte durch Nadeln den Gesundheitszustand eines weiter entfernt liegenden Organs positiv beeinflussen kann. Die auf der Haut gesetzten Reize sollen bei funktionellen Darmbeschwerden auf das vegetative Nervensystem einwirken und die Schmerzempfindlichkeit vermindern.

19.2.3 Ozoninsufflation in den Darm

Ozon stellt eine besondere Molekülform des Sauerstoffs mit drei statt zwei Atomen dar. Es besitzt eine desinfizierende und eine durchblutungsfördernde Wirkung. Durch die Ozontherapie sollen die Selbstheilungskräfte des Körpers und das Immunsystem angeregt werden. Bei der rektalen Ozoninsufflation werden durch den After Sauerstoff und Ozon in den Darm eingeführt. Dort soll das Ozon nicht nur lokal stimulierend wirken, sondern nach Resorption auch eine systemische Wirkung entfalten.

> 🗨 Für weitere alternative Therapiekonzepte gibt es bislang keine Wirksamkeitsnachweise. Akupunktur, Ozontherapie, Symbioselenkung oder eine Behandlung des Hefepilzes Candida albicans können daher nicht empfohlen werden.

19.2.4 Symbioselenkung/mikrobiologische Therapie

Mit der mikrobiologischen Therapie sollen das Milieu an der Darmschleimhaut verändert und damit die Nährstoffversorgung der Enterozyten verbessert werden. Ziel ist es, die infolge verschiedener chronischer oder selten akuter Erkrankungen gestörte Darmflora wiederherzustellen, da die menschliche Darmflora – anders als bei der Schulmedizin – als Zentrum der menschlichen Immunabwehr angesehen wird. Ähnlich wie bei einer Impfung soll durch das Einbringen von Immunkeimen das gestörte Mukosa-Immunsystem reguliert werden. Dazu werden Darmbakterien wie E. coli und Enterokokken in lebender oder abgetöteter Form oral appliziert oder in Form von Autovakzinen injiziert. Das Einbringen abgetöteter Bakterien unterscheidet die mikrobiologische Therapie von der probiotischen Therapie. Bei der Injektion von Bakterienpräparaten besteht grundsätzlich das Risiko eines allergischen Schocks.

19.2.5 Behandlung von Candida albicans

Candida-Pilze gehören zu den Hefepilzen, wobei Candida albicans als möglicher Krankheitserreger die größte Bedeutung besitzt. Bei einem Befall des Darms kann es zu lokalen Krankheitssymptomen wie Blähungen und Durchfall, aber auch zu einer Beeinträchtigung des Allgemeinbefindens mit Müdigkeit und Abgeschlagenheit kommen. Vorschläge, bei positivem Stuhlnachweis von Candida albicans eine medikamentöse Antimykotikatherapie einzuleiten, lehnen die Leitlinien allerdings ab, denn normalerweise verhindert die gesunde Darmflora eine Vermehrung von Hefepilzen. Bei etwa zwei Drittel aller Menschen sind Candidaarten auf der Haut und/oder im Magen-Darm-Trakt nachzuweisen. Nur bei geschwächter Immunabwehr, z. B. bei Tumor- oder AIDS-Kranken, kann es zu einem übermäßigen Wachstum von Hefen kommen. Ein Zusammenhang zwischen dem Vorkommen von Candida albicans und dem Auftreten von RDS ist weder bewiesen noch wahrscheinlich.

19.2.6 Homöopathie

Auf homöopathische Mittel gehen die Leitlinien nicht ein. Kontrollierte Studien und Wirksamkeitsnachweise fehlen, so dass allgemeine Empfehlungen nicht gegeben werden können. Homöopathische Mittel können aber hilfreich sein. Da das Beschwerdebild bei Reizdarmpatienten jedoch sehr uneinheitlich ist und auch ein Wechsel zwischen den verschiedenen Subtypen auftreten kann, ist eine individualisierte Homöopathie zu empfehlen. Zur Findung des geeigneten Mittels ist eine spezielle Erstanamnese mit genauer Erfassung des Symptomenkomplexes und der Konstitution des Patienten erforderlich, möglichst durch einen Arzt mit Fortbildung in Homöopathie.

20 Der Reizdarmkunde im HV

20.1 »... ich weiß ja, dass ich auf Stress mit Darmproblemen reagiere«

Frau Mitte 30, betritt die Apotheke.

Apothekerin: Guten Tag. Was kann ich für Sie tun?

Kundin: Guten Tag. Ich brauche etwas gegen Durchfall.

Apothekerin: Soll das Medikament für Sie selbst sein?

Kundin: Ja, ich habe seit einigen Tagen Probleme mit dem Darm.

Apothekerin: Welche Beschwerden haben Sie genau?

Kundin: Ich habe Durchfall, aber ich kenne das mittlerweile schon. Ich habe das in letzter Zeit häufiger. Ein paar Tage Durchfall mit starken Bauchkrämpfen. Ich nehme dann meist Lopedium®, dann hört der Durchfall schnell wieder auf.

> Beschwerdebild stressbedingter Durchfall

Apothekerin: Sie haben diese Beschwerden häufiger?

Kundin: Ja, in letzter Zeit. Ich denke, das ist stressbedingt. Ich bin seit einigen Monaten beruflich sehr stark eingespannt. Und dann ist meine Kleine auch noch in die Schule gekommen. Da stehe ich im Moment etwas unter Druck. Ich bekomme in solchen Situationen sehr leicht Darmprobleme. Das war schon in meiner Jugend so, z. B. vor Prüfungen.

Apothekerin: Haben Sie noch weitere Beschwerden? Leiden Sie manchmal auch unter Verstopfung?

Kundin: Ja, manchmal kann ich tagelang nicht zur Toilette. Das ist nicht weniger unangenehm, denn dann fühle ich mich so aufgebläht. Und selbst wenn ich Stuhlgang hatte, fühle ich mich danach nicht wirklich besser. Manchmal nehme ich auch etwas zum Abführen, um den Darm richtig zu entleeren.

> Grenzen der Selbstmedikation werden überschritten

Apothekerin: Nehmen Sie noch weitere Medikamente ein?

Kundin: Nein.

Apothekerin: Und waren Sie wegen Ihrer Beschwerden schon mal beim Arzt?

Kundin: Nein, ich weiß ja, dass ich auf Stress sehr leicht mit Darmproblemen reagiere. Und meist ist es ja auch schnell wieder besser geworden.

Apothekerin: Viele der Symptome, die Sie schildern, deuten auf stressbedingte Beschwerden hin. Aber Sie sollten sich doch einmal ärztlich untersuchen lassen, um sicherzugehen, dass keine organische Ursache Ihre Beschwerden hervorruft.

> Arztbesuch anraten

Kundin: Ja, gedacht habe ich mir auch schon, dass ich mal zum Arzt gehen sollte. Denn in den letzten Wochen sind die Krämpfe und Durchfälle häufiger und intensiver als früher aufgetreten.

Apothekerin: Ich kann Ihnen nur in Ihrem eigenen Interesse und zu Ihrer Beruhigung raten, sich einmal ärztlich untersuchen zu lassen.

Kundin: Sie haben ja Recht. Ich muss mich wirklich mal untersuchen lassen. Aber heute und morgen habe ich keine Zeit. Ich habe morgen einen wichtigen Termin. Da kann ich nicht fehlen. Danach gehe ich zum Arzt. Aber bis dahin brauche ich Lopedium®. Und können Sie mir etwas gegen die Bauchkrämpfe empfehlen?

Apothekerin: Haben Sie viel Flüssigkeit verloren?

Kundin: Nein, der Stuhl ist nicht so dünnflüssig. Ich weiß schon, dass ich viel trinken muss, um den Wasserverlust auszugleichen.

◖◗ Symptomatische Behandlung des Durchfalls

Apothekerin: (holt Lopedium® akut Kapseln und Buscopan® Dragees. Sie gibt der Kundin die Lopedium® akut Kapseln in die Hand.) Die Lopedium® Kapseln kennen Sie ja und wissen, dass Sie sie immer nach einem Stuhlgang nehmen sollten. Aber insgesamt nicht mehr als sechs am Tag.

Kundin: Ja, das weiß ich. So viele brauche ich meist nicht. Und was ist das? (nimmt die Buscopan® Dragees in die Hand)

◖◗ Symptomatische Behandlung der schmerzhaften Bauchkrämpfe

Apothekerin: Das ist ein krampflösendes Mittel gegen Ihre schmerzhaften Bauchkrämpfe. Wenn Sie Bauchkrämpfe haben, ist der Tonus der Darmmuskulatur übermäßig erhöht. Buscopan® verhindert eine weitere Erregungsübertragung auf die Darmmuskulatur, so dass sich die Muskulatur entspannen kann. Davon nimmt man dreimal täglich ein bis zwei Dragees mit ausreichend Flüssigkeit ein.

Kundin: Gut. Die werde ich mal versuchen. (bezahlt) Und dann gehe ich Ende der Woche zum Arzt.

◖◗ Hinweis auf unterstützende Maßnahmen

Apothekerin: Und wenn der Arzt einen Reizdarm feststellen sollte, gibt es ja eine Reihe nichtmedikamentöser Maßnahmen, die Ihnen weiterhelfen können. Man kann lernen mit Stress, der sich nicht vermeiden lässt, anders umzugehen. Besonders wirksam bei stressbedingten Darmbeschwerden sind verschiedene Entspannungstechniken wie Yoga, Autogenes Training oder die progressive Muskelentspannung nach Jacobsen. Sie alle sind leicht erlernbar und lassen sich ohne großen Aufwand praktisch überall durchführen. Aber warten Sie erst einmal die Untersuchung ab, dann können wir Ihnen gern weitere Informationen geben.

Kundin: Darauf komme ich gern zurück. Vielen Dank, Sie haben mir sehr weitergeholfen.

Apothekerin: Bitte sehr. Auf Wiedersehen und gute Besserung.

Kundin: Danke. Auf Wiedersehen.

21 Adressen und Links

21.1 Bezugsquellen

Informationen für Fachkreise zum Thema Reizdarmsdyndrom

- Leitlinien der Deutschen Gesellschaft für Verdauungs- und Stoffwechselkrankheiten
www.dgvs.de
- Rom-Kriterien
www.romecriteria.org
- Typische Symptome des Reizdarmsyndroms, Informationen des Instituts für
Qualität und Wirtschaftlichkeit im Gesundheitswesen (IQWiG)
http://www.gesundheitsinformation.de/typische-symptome.278 196.html

Allgemeinverständliche Informationen zum Thema Reizdarm

- www.apotheken-umschau.de/Reizdarm
- www.netdoktor.de/krankheiten/Fakta/Reizdarm.htm
- Patientenratgeber der Gastro-Liga e. V.
www.gastro-liga.de
- Patienteninformationsdienst des Ärztlichen Zentrums für Qualitätssicherung in der Medizin
http://www.patienten-information.de

Informationen zur Psychotherapiesuche

- Berufsverband Deutscher Psychologinnen und Psychologen e. V. (BDP)
www.bdp-verband.de
- www.klinikum-saarbruecken.de/np_show.phtml?nID= 39
- www.klinikum-saarbruecken.de/np_show_print.phtml?nID= 50
- www.psychotherapiesuche.de
- Die Deutsche Gesellschaft für Ärztliche Hypnose und Autogenes Training
richtet sich vornehmlich an Ärzte, bietet aber auch einen Überblick über

Therapeuten. Leitlinien sind in Bearbeitung.
www.dgaehat.de
- Der Berufsverband der Yogalehrenden in Deutschland e. V. bietet viele Informationen zum Thema Yoga. Mit einer Suchfunktion kann man Yogalehrer in der Nähe suchen.
www.yoga.de

Ernährungsberatung

- Deutsche Gesellschaft für Ernährung
www.dge.de
- Deutsches Ernährungsberatungs- und –informationsnetz
www.ernaehrung.de/tipps
- aid infodienst Ernährung, Landwirtschaft, Verbraucherschutz e. V.
www.aid.de bzw. die Verbraucherseite des aid www.was-wir-essen.de
- Internetportal Laktonova Gesundheitsprodukte zu Intoleranzen und zum Reizdarmsyndrom
www.laktonova.de

Selbsthilfegruppen

- Deutsche Reizdarmselbsthilfe e. V.
www.reizdarmselbsthilfe.de
- Größtes deutschsprachiges Internetforum zum RDS
www.rds-forum.de

Chronisch–entzündliche Darmerkrankungen

22 Beratung zum Krankheitsbild der chronisch-entzündlichen Darmerkrankungen (CED)

Unter dem Begriff chronisch-entzündliche Darmerkrankungen fasst man die beiden Erkrankungen Morbus Crohn und Colitis ulcerosa zusammen. Es sind lebensbegleitende Erkrankungen, deren Ursache bislang nicht bekannt ist. Sie verlaufen in der Regel schubweise, d. h. auf Phasen hoher Krankheitsaktivität folgen beschwerdefreie Zeiten ohne Krankheitserscheinungen.

Unter dem Begriff der chronisch-entzündlichen Darmerkrankungen (CED) fasst man schubweise verlaufende, rezidivierende Entzündungen des Gastrointestinaltrakts unbekannter Ursache zusammen. Beschwerdefreie Phasen wechseln mit Phasen erhöhter Krankheitsaktivität ab. Leitsymptome sind Durchfälle und Bauchschmerzen. Die beiden häufigsten chronisch-entzündlichen Darmerkrankungen sind Morbus Crohn und Colitis ulcerosa. Bei etwa 10 % der Patienten gelingt zunächst keine eindeutige Zuordnung zu einem der beiden Krankheitsbilder. Man spricht dann von einer Colitis indeterminata. Daneben gibt es seltene Formen chronisch-entzündlicher Darmerkrankungen wie kollagene und lymphozytäre Kolitis.

Grundlage für die folgende Darstellung bilden die von der Deutschen Gesellschaft für Verdauungs- und Stoffwechselkrankheiten (DGVS) zusammen mit dem Kompetenznetz Chronisch entzündliche Darmerkrankungen erarbeiteten Leitlinien zum Morbus Crohn bzw. zur Colitis ulcerosa. Für die Empfehlungen zur Ernährungstherapie wurde die Leitlinie der Deutschen Gesellschaft für Ernährungsmedizin (DGEM) zur enteralen Ernährung in der Gastroenterologie herangezogen.

22.1 Epidemiologie und Ätiologie

Die Erkrankungen beginnen vorwiegend im jungen Erwachsenenalter zwischen dem 15. und 35. Lebensjahr. Auch Ältere über 60 Jahren sind noch etwas häufiger betroffen, aber grundsätzlich können die Erkrankungen in jedem Lebensalter auftreten. Frauen und Männer erkranken etwa gleich häufig.

Die Neuerkrankungsrate von Morbus Crohn und Colitis ulcerosa liegt in Deutschland bei 5 bis 6 pro 100 000 Einwohnern, in Mitteleuropa bei 5 bis 25 pro 100 000 Einwohnern. Die Angaben zur Prävalenz schwanken erheblich und liegen jeweils bei 100 bis 200 pro 100 000 Einwohnern. Auffallend ist ein deutliches Nord-Süd-Gefälle in Europa: die Erkrankungshäufigkeit liegt in Nordeuropa deutlich höher als in Südeuropa. Beide Erkrankungen manifestieren sich typischerweise zwischen dem 15. und 35. Lebensjahr. Ein zweiter Erkrankungsgipfel findet sich ab dem siebenten Lebensjahrzehnt, doch können alle Altersgruppen betroffen sein. Bei der Colitis ulcerosa gibt es keine Geschlechtsunterschiede, an Morbus Crohn erkranken Frauen geringfügig häufiger (Frauen/Männer: 1,3:1).

Die Ätiologie der chronisch-entzündlichen Darmerkrankungen ist noch immer nicht vollständig geklärt. Als sicher gilt, dass eine genetische Disposition mit familiärer Häufung eine Rolle spielt. Bei Verwandten ersten Grades treten die Erkrankungen etwa doppelt so häufig (ca. 9 %) auf wie in der Normalbevölkerung. Sind beide Eltern erkrankt, erhöht sich der Anteil auf 30 %. Verschiedene krankheitsassoziierte Gene wurden identifiziert, z. B. das NOD 2 / CARD 15-Gen beim Morbus Crohn. Es weist gehäuft Mutationen auf, die zusammen mit weiteren, noch unbekannten Faktoren zu einer veränderten Darmflora, Störungen der Barrierefunktion des Darms und/oder zu einer pathologischen Aktivierung des intestinalen Immunsystems führen. Intestinale Lymphozyten und proinflammatorische Zytokine werden übermäßig aktiviert. Sie fördern den Einstrom weiterer Entzündungszellen aus den Blutgefäßen, die dann zu Entzündungen und Gewebszerstörungen der Darmschleimhaut führen. Diskutiert wird auch eine infektiöse Genese, ein spezifischer Krankheitskeim konnte bisher aber noch nicht nachgewiesen werden. Als Risikofaktor für einen Morbus Crohn konnte eine Blinddarmoperation identifiziert werden. Dagegen senkt eine entsprechende Operation vor dem 20. Lebensjahr das Risiko für eine Colitis ulcerosa.

Es scheinen auch Umwelteinflüsse an der Entstehung der chronisch-entzündlichen Darmerkrankungen beteiligt zu sein. Raucher tragen ein erhöhtes Krankheitsrisiko für Morbus Crohn. Außerdem führt das Rauchen zu einem schlechteren Krankheitsverlauf mit mehr Komplikationen wie z. B. Operationen. Im Gegensatz dazu tritt eine Colitis ulcerosa bei Rauchern seltener auf als bei Nichtrauchern. Der genaue pathophysiologische Zusammenhang ist jedoch unklar.

Da chronische Darmerkrankungen seit 50 Jahren in den westlichen Industrieländern konstant zunehmen, wird auch ein hoher hygienischer Standard in der Kindheit als Risikofaktor vermutet. Hinreichende Belege fehlen jedoch. Ein Einfluss von Ernährungsgewohnheiten, ebenso von Stress und psychosozialen Faktoren wird ebenfalls diskutiert. Einen primären psychologischen Defekt scheint es aber nicht zu geben. Psychische Faktoren können jedoch den weiteren Krankheitsverlauf beeinflussen (siehe Abb. 22.1).

Rauchen erhöht das Risiko an Morbus Crohn zu erkranken. Außerdem verläuft die Krankheit bei Rauchern schwerer und heftiger. Im Gegensatz dazu erkranken Raucher seltener an Colitis ulcerosa und erleiden weniger Krankheitsschübe.

💬 Die Ursache der Erkrankungen ist nicht vollständig geklärt, wahrscheinlich sind mehrere Faktoren beteiligt. Eine genetische Veranlagung ist sicher, da beide Erkrankungen familiär gehäuft auftreten. Daneben scheint die natürliche Barrierefunktion des Darms gestört zu sein mit der Folge, dass es zu einer überschießenden Abwehrreaktion des Immunsystems und zu einer chronischen Entzündung kommt. Umwelteinflüsse, Infektionen, Nahrungsmittelbestandteile und eventuell auch psychosoziale Faktoren können die Erkrankungen auslösen oder ihren Verlauf verschlechtern.

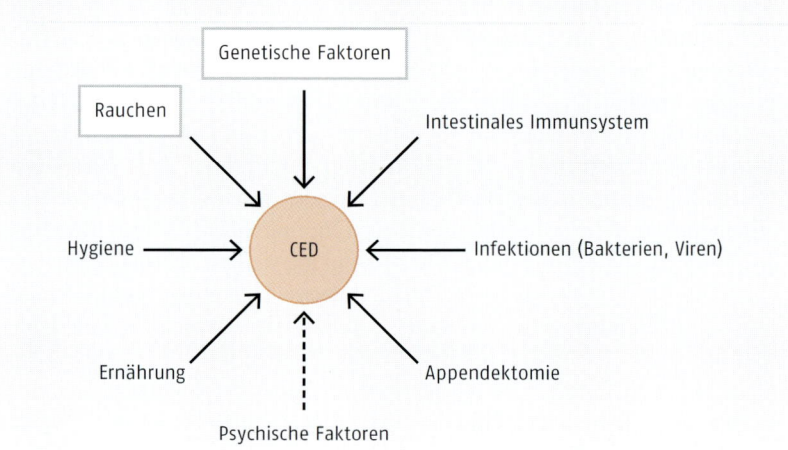

Abb. 22.1 Einflussfaktoren auf die Entstehung von chronisch-entzündlichen Darmerkrankungen

22.2   Beratung zum Krankheitsbild Morbus Crohn

22.2.1 Definition, Befallsmuster und Pathologie

Definition

Der Morbus Crohn ist eine chronisch-entzündliche Darmerkrankung, bei der der **gesamte Verdauungstrakt** befallen sein kann, vorzugsweise jedoch der untere Dünndarm und das Kolon. Charakteristischerweise liegt ein **diskontinuierlicher Befall** vor. Die Entzündung befällt **alle Wandschichten**. Durch die wandüberschreitende Entzündung kommt es zu apthoiden Ulzerationen, Fistelbildung und Abszessen. Bei einem Teil der Betroffenen treten zusätzlich extraintestinale Komplikationen wie Gewichtsverlust, Leber-Galle-Manifestationen, Arthralgien etc. auf.

💬 Beim Morbus Crohn kann die Entzündung abschnittsweise den gesamten Magen-Darm-Trakt vom Mund bis zum After befallen.

Die Entzündung kann beim Morbus Crohn den gesamten Verdauungstrakt vom Mund bis zum Anus erfassen. Hauptlokalisationen sind jedoch der untere Dünndarm und das Kolon. Als grobe Einteilung kann gelten, dass 40–55 % der Patienten Manifestationen in Dünn- und Dickdarm aufweisen. Bei 25–40 % der Patienten zeigt sich ein Befall nur im terminalen Ileum, bei 15–30 % der Patienten ein alleiniger Befall des Kolons. Mit 3–5 % sind Ösophagus, Magen und Duodenum nur selten befallen. Ein alleiniger Befall des Rektums findet sich bei 15–25 % der Patienten (siehe Abb. 22.2).

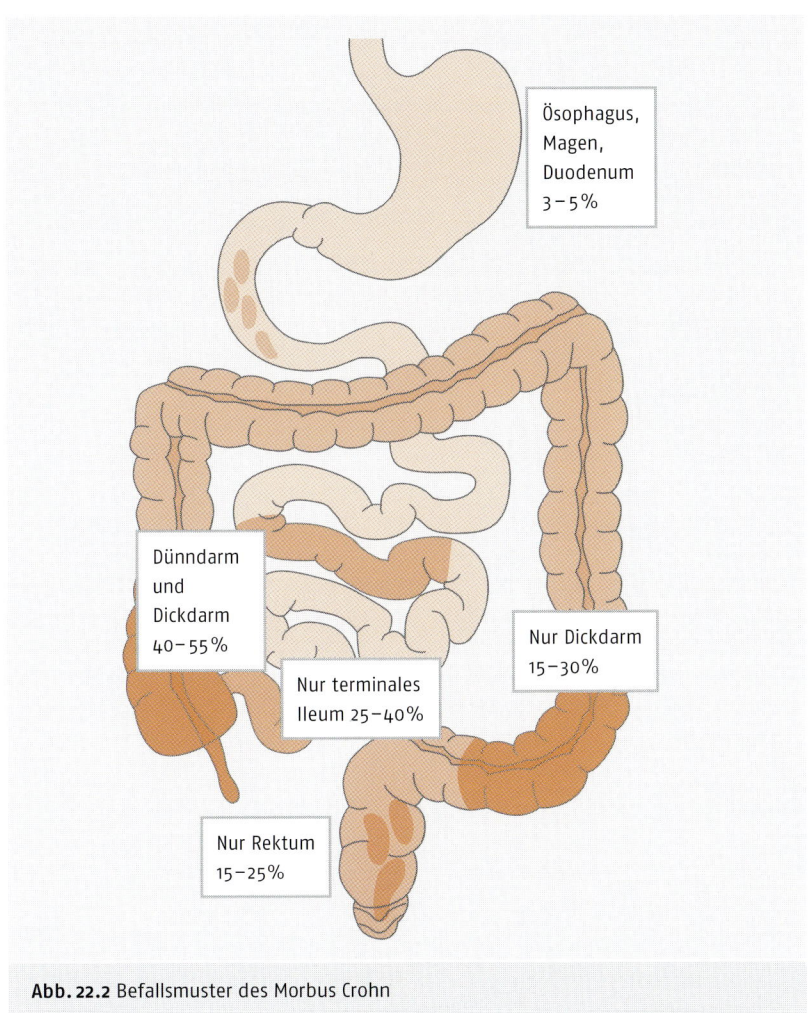

Ösophagus,
Magen,
Duodenum
3 – 5 %

Dünndarm
und
Dickdarm
40 – 55 %

Nur terminales
Ileum 25–40 %

Nur Dickdarm
15–30 %

Nur Rektum
15–25 %

Abb. 22.2 Befallsmuster des Morbus Crohn

🗨 Grundsätzlich können beim Morbus Crohn entzündliche Veränderungen im gesamten Magen-Darm-Trakt auftreten. Als grobe Einteilung kann gelten, dass bei etwa der Hälfte der Patienten Dünn- und Dickdarm befallen sind. Die Übergangsregion zwischen Dünn- und Dickdarm ist besonders häufig entzündlich verändert. Bei einem Drittel der Patienten findet sich ein alleiniger Befall des unteren Dünndarms, bei einem Viertel ein alleiniger Befall des Dickdarms. Bei einem Fünftel ist nur das Rektum befallen.

Der Morbus Crohn tritt diskontinuierlich und segmental auf, d. h. oftmals sind mehrere, nicht zusammenhängende Stellen des Verdauungstrakts betroffen. Im Verlauf der Erkrankung kann sich das Befallsmuster ändern. Es kann zu einer deutlichen Ausdehnung, aber auch zu einer Abnahme der Entzündung kommen. Charakteristisch ist eine transmurale Entzündung, d. h. die entzündlichen Veränderungen betreffen alle Schichten der Darmwand. Zunächst bilden sich flache, aphthoide Schleimhautveränderungen, die sich später zu ausgedehnten Geschwüren mit teilweise tiefen Fissuren ausweiten können. Ulzera und Fissuren sind von gesunder Schleimhaut umgehen. Vernetzen sich die Ulzera, spricht man vom typischen »Pflastersteinrelief«. Die entzündliche Ver-

🗨 Charakteristischerweise wechseln sich entzündlich veränderte und gesunde Bereiche ab. Die Entzündung erfasst alle Schichten der Darmwand.

Beim Morbus Crohn bilden sich aus zunächst kleinen, flachen Schleimhautveränderungen größere Geschwüre mit tiefen Rissen, die alle Schichten der Darmschleimhaut durchdringen. Als Reaktion auf den chronischen Entzündungsreiz verdickt sich die Darmwand und es kommt zur Einlagerung von knötchenförmigen Gewebeneubildungen (Granulomen).

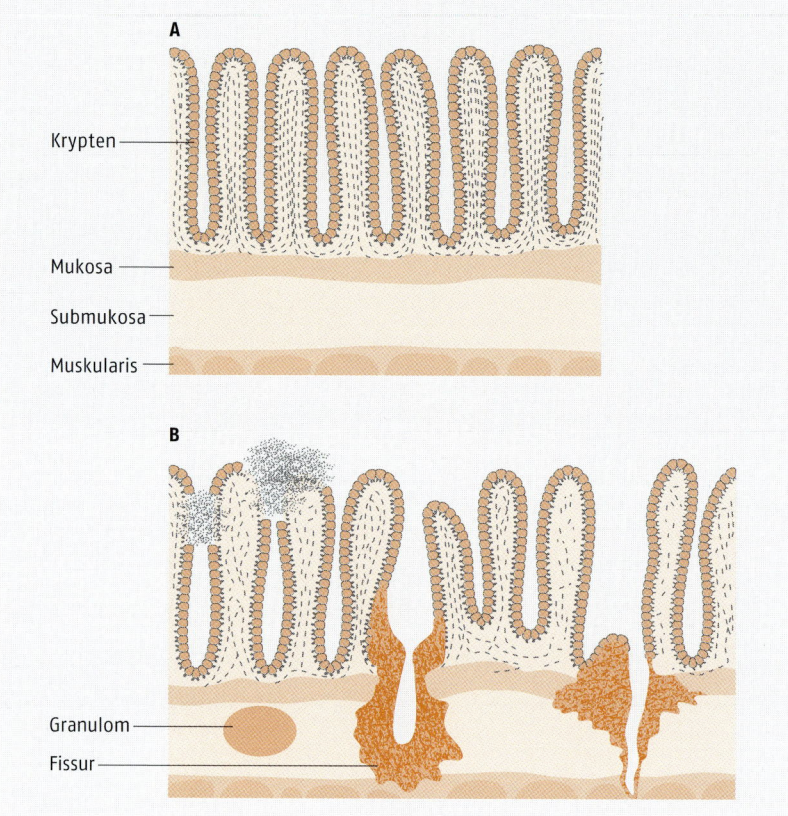

Abb. 22.3 Veränderungen der Darmschleimhaut beim Morbus Crohn. A: Normale Schleimhaut, B: Entzündlich veränderte Schleimhaut mit tiefen Fissuren

änderung führt zur Verdickung der Darmwand. Bei etwa der Hälfte der Patienten finden sich histologisch rundliche Granulome, also knötchenförmige Gewebeneubildungen, als Reaktion auf den chronischen Entzündungsreiz (siehe Abb. 22.3).

22.2.2 Symptome, extraintestinale Manifestationen und Komplikationen

Schleimig-breiige Durchfälle, die nur selten mit Blut vermengt sind, Bauchschmerzen und Gewichtsverlust sind typische Symptome eines Morbus Crohn. Daneben können wiederkehrendes Fieber und ein allgemeines Krankheitsgefühl auftreten.

Symptome

Die Leitsymptome der chronisch-entzündlichen Darmerkrankungen sind Bauchschmerzen und Durchfälle. Für den Morbus Crohn sind Bauchschmerzen im Unterbauch und breiig-schleimige Durchfälle länger als sechs Wochen typisch. Ein allgemeines Krankheitsgefühl und Fieber als Ausdruck der ent-

Tab. 22.1 Symptomatik des Morbus Crohn und der Colitis ulcerosa (n. Koop)

Symptom	Morbus Crohn	Colitis ulcerosa
Bauchschmerzen	70 – 80 %	40 – 80 %
Durchfall	70 – 90 %	80 – 90 %
Blutungen	20 – 25 %	90 – 100 %
Gewichtsverlust	50 – 60 %	20 – 40 %
Fieber	25 – 40 %	10 – 20 %
Anämie	20 – 30 %	20 – 50 %
Analfistel	10 – 40 %	0 – 5 %

Typisch für den Morbus Crohn sind schleimig-breiige Durchfälle, die nur bei etwa einem Viertel der Patienten mit Blut vermischt sind. Fieber und ein schleichender Gewichtsverlust treten relativ häufig auf. Bei der Colitis ulcerosa dominieren dagegen blutige Durchfälle. Aufgrund der Blutungen kommt es recht häufig zu einer Blutarmut.

zündlichen Aktivität sind ebenfalls häufig. Blutungen und Anämie treten dagegen deutlich seltener auf als bei der Colitis ulcerosa (siehe Tab. 22.1).

Da die Symptome vom Befallsmuster und dem Ausmaß der Entzündung abhängig sind, kann das klinische Bild von Patient zu Patient stark variieren. Bei etwa der Hälfte der Patienten findet sich ein schleichender Gewichtsverlust, der insbesondere bei Dünndarmbefall mit Malabsorption und Mangelerscheinungen einhergeht.

Die Beschwerden entwickeln sich oftmals langsam. Auf Phasen mit mittleren Beschwerden folgen beschwerdefreie Intervalle, so dass vielfach erst nach längerer Krankheitsdauer die Beschwerden einer chronisch-entzündlichen Darmerkrankung zugeordnet werden. Ein frühes Indiz für einen Morbus Crohn können aber auch Fissuren und Fisteln in der Afterregion sein, die manchmal für Hämorrhoiden gehalten werden.

Einrisse oder Fisteln in der Afterregion, die Sie vielleicht nur für Hämorrhoiden halten, sollten Sie vom Arzt untersuchen lassen.

Extraintestinale Manifestationen

Der Morbus Crohn betrifft nicht ausschließlich den Darm. Bei etwa 30 % der Patienten treten entzündliche Veränderungen auch außerhalb des Gastrointestinaltrakts auf, manchmal lange vor den typischen Darmbeschwerden. Betroffen sind vor allem Gelenke, Augen, Haut und das hepatobiliäre System (siehe Abb. 22.4). Einige dieser extraintestinalen Manifestationen treten vorwiegend im Rahmen von Schüben des Morbus Crohn auf, andere verlaufen weitgehend unabhängig von der Aktivität der Grunderkrankung.

Am häufigsten treten Manifestationen an den Gelenken auf (siehe Tab. 22.2). Sie äußern sich als Arthralgien, also als Schmerzen in den großen Gelenken der

Der Morbus Crohn ist eine Krankheit, die nicht nur den Darm betrifft. Bei einem Drittel der Patienten treten auch Beschwerden außerhalb des Magen-Darm-Trakts auf.

💬 Krankheitssymptome außerhalb des Darms treten vor allem an den Gelenken, den Augen, der Haut sowie an Leber und Galle auf.

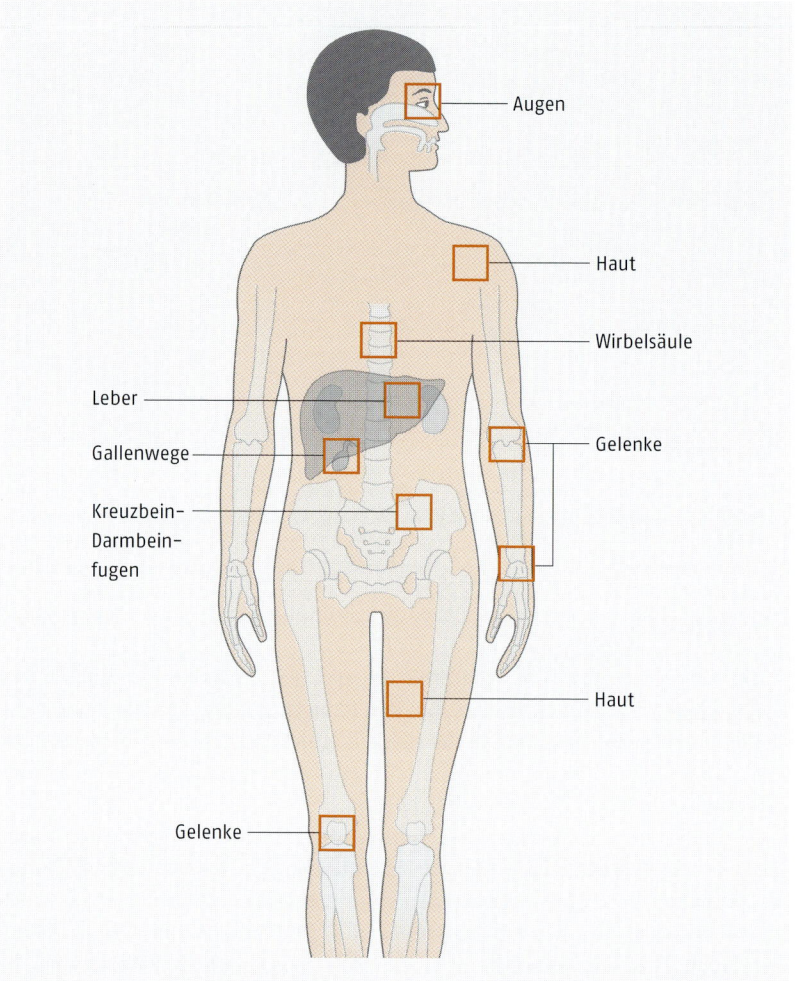

Abb. 22.4 Lokalisation möglicher extraintestinaler Manifestationen beim Morbus Crohn. Nach Jenss 2001

💬 Am häufigsten sind Schmerzen und Entzündungen an den Gelenken der Arme und Beine sowie im unteren Bereich der Wirbelsäule. Beschwerden an den großen Gelenken von Hüften, Knien und Schultern treten vor allem in einem akuten Krankheitsschub auf. Sie verschwinden auch wieder, wenn der Schub abklingt oder behandelt wird. Beschwerden an den kleinen Gelenken von Fingern und Zehen halten dagegen oft über Monate und Jahre an. Sie müssen gezielt behandelt werden.

Arme und Beine oder im unteren Bereich der Wirbelsäule. Daneben finden sich häufig entzündliche Veränderungen der peripheren Gelenke. Man unterscheidet zwei Arten von Arthritiden. Typ I betrifft große (vorwiegend tragende) Gelenke (Hüften, Knie, Schultern, Ellenbogen). Es sind weniger als fünf Gelenke betroffen und die Beschwerden treten üblicherweise im Zusammenhang mit einem akuten Krankheitsschub auf. Dieser Arthritistyp ist selbstlimitierend und hinterlässt an den Gelenken keine dauerhaften Schäden. Typ II dagegen betrifft meist die kleinen Gelenke (z. B. Hand, Zehen), wobei fünf oder mehr Gelenke

Tab. 22.2 Extraintestinale Manifestationen bei Morbus Crohn

Extraintestinale Manifestation	Häufigkeit
Gelenke: Arthralgien, Arthritis, Spondylitis	20 – 40 %
Knochenstoffwechsel: Osteopenie	30 – 92 %
Knochenstoffwechsel: Osteoporose	4 – 35 %
Augen: Konjunktivitis, Iritis, Uveitis	5 – 15 %
Haut: Erythema nodosum	2 – 15 %
Haut: Pyoderma gangraenosum	1 – 2 %
Hepatobiliäres System	9 – 16 %
Pankreas	3,5 %
Thromboembolische Ereignisse	1 – 6 %
Herz	Selten
Lunge	Selten

betroffen sind. Diese Arthritis tritt unabhängig von der Aktivität des Morbus Crohn auf und hält über Monate und Jahre an. Dabei führt sie zu strukturellen degenerativen Veränderungen und Funktionseinschränkungen.

Die wichtigste Hautmanifestation ist das Erythema nodosum, eine akute Entzündung mit rot-violetten schmerzhaften Knötchen unter der Haut. Am häufigsten ist die Haut über dem Schienbein befallen, die Knoten können aber auch an den Oberschenkeln und den Außenseiten der Unterarme auftreten. Die Veränderungen treten im Rahmen eines akuten Schubes auf und verschwinden mit dem Abklingen der Entzündung bzw. deren Behandlung.

An Armen und Beinen kann es auch zu einer weiteren schmerzhaften Hautveränderung kommen, dem Pyoderma gangraenosum. Dabei handelt es sich um münz- bis handtellergroße geschwürig zerfallende Flecken. Das Hautgeschwür wird nicht durch eine Infektion verursacht, sondern durch eine überschießende Reaktion des Immunsystems. Daher sind Antibiotika auch wirkungslos.

Ferner kann es zu Augenentzündungen sowie Manifestationen im hepatobiliären System kommen. Eine entzündliche Mitbeteiligung der Leber äußert

▶ Vor allem an den Unterschenkeln können rötliche knotige Verdickungen auftreten, die sehr schmerzhaft sind. Manchmal bilden sich auch Hautgeschwüre, die aber nicht durch Krankheitskeime verursacht, sondern Folge der Entzündung sind.

▶ Infolge der Entzündungsprozesse können sich die Gallenwege verhärten und verengen. Die zurückgestaute Gallenflüssigkeit schädigt dann das Lebergewebe, so dass es zu schwerwiegenden Lebererkrankungen kommt.

sich in erhöhten Leberenzymwerten. In seltenen Fällen tritt eine primär sklerosierende Cholangitis (PSC) auf. Dabei handelt es sich um eine cholestatische Lebererkrankung, bei der die Gallengänge durch entzündliche, fibrosierende und schließlich sklerosierende Veränderungen allmählich verschlossen werden. Die zurückgestaute Gallenflüssigkeit wirkt schädigend auf das Lebergewebe. Es entwickeln sich Fettleber, chronische Hepatitis, Leberzirrhose oder Gallensteine. Die PSC verläuft unabhängig von der Krankheitsaktivität des Morbus Crohn. Sie erhöht das Risiko für ein kolorektales Karzinom und sollte daher immer sofort mit hochdosierter Ursodeoxycholsäure (15–25 mg/kg KG) behandelt werden.

Von den extraintestinalen Manifestationen abzugrenzen sind extraintestinale Komplikationen wie Gallen- und Nierensteine. Letztere werden vor allem durch eine erhöhte Aufnahme von Oxalsäure verursacht. Zu den nicht krankheitsspezifischen Komplikationen zählen Osteoporose und Osteopenie. Die erniedrigte Knochendichte ist primär durch Ernährungsdefizite (Vitamin-D- und Calcium-Mangel, oft auch Lactoseintoleranz) bedingt, sekundär auch durch die Steroidtherapie.

Akute Komplikationen

Als akute Komplikationen können bei 40 % der Patienten **Fisteln** auftreten. Fistelgänge verlaufen häufig zwischen entzündeten Darmschlingen, aber auch nach außen zur Bauchwand (siehe Abb. 22.5). Besonders gefährlich können Fisteln zwischen Darm und benachbarten Organen wie Harnblase und Nieren sein, da dann Darmbakterien in das physiologischerweise sterile harnableitende System eindringen können. Kann das Sekret der Fisteln nicht ausreichend abfließen, können sich Abszesse ausbilden.

> 🗩 Bei vielen Patienten mit Morbus Crohn kommt es auch zu einer verminderten Knochendichte. Sie kann durch eine krankheitsbedingte verminderte Aufnahme von Vitamin D und Calcium bedingt sein. Sie kann aber auch Folge einer Therapie mit Cortisonen sein.

> 🗩 Häufige Komplikationen sind Fisteln, also Verbindungen zwischen entzündeten Darmschlingen. Kann das Sekret aus den Fistelgängen nicht abfließen, können sich leicht Abszesse ausbilden.

> 🗩 Durch die entzündliche oder auch narbige Verdickung der Darmwand können Darmeinengungen als weitere Komplikation entstehen. Sie treten besonders häufig im Bereich der Mündung des Dünndarms in den Dickdarm auf.

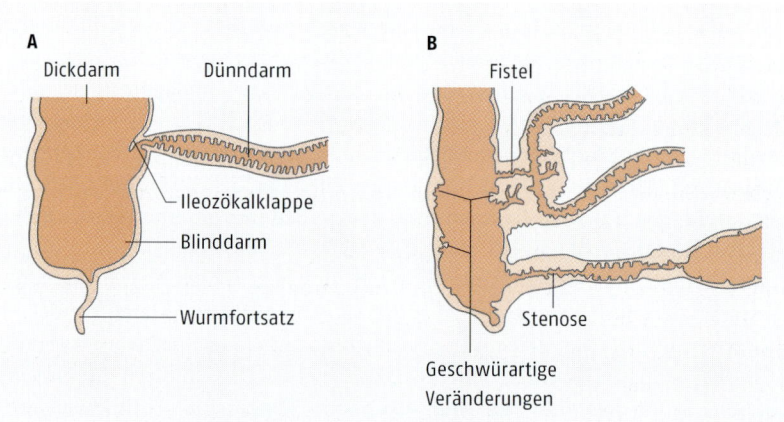

Abb. 22.5 Fisteln und Stenosen beim Morbus Crohn, A: Normale Verhältnisse, B: Fistelgang zwischen Dickdarm und einer Dünndarmschlinge, Stenose der letzten Dünndarmschlinge. Nach Jenss 2001

Bei 30 bis 50 % der Patienten treten **Darmstenosen** auf. Diese können infolge einer stark entzündlichen Verschwellung der Schleimhaut im akuten Schub symptomatisch sein. Im weiteren Krankheitsverlauf können jedoch auch narbige Verengungen entstehen, die zu einer deutlichen Verengung des Darmlumens führen. Bei rezidivierenden Schüben entstehen gemischt entzündliche und narbige Stenosen. Stenosen können im gesamten Gastrointestinaltrakt vorkommen, treten aber vor allem in der Ileozökalregion auf, also im Bereich der Mündung des Dünndarms in den Dickdarm (siehe Abb. 22.5). Vor den Stenosen kann es bei schweren akuten Schüben zu lebensbedrohlichen Perforationen kommen.

Eine weitere lebensbedrohliche, allerdings seltene Komplikation stellt das **toxische Megakolon** dar, das bei ausgedehntem Kolonbefall auftreten kann. Es ist durch eine akute massive Dilatation des Kolons (v. a. des Colon transversum) und eine plötzliche Verschlechterung des Allgemeinzustands gekennzeichnet. Das Abdomen ist schmerzhaft aufgetrieben, es besteht die Gefahr einer Bauchfellentzündung und einer Sepsis. Deshalb muss sofort chirurgisch eingegriffen werden. Lebensbedrohliche, da kaum zu stillende **Blutungen** treten darüber hinaus bei ein bis zwei % der Patienten auf.

> 💬 Vor den Darmeinengungen kann es im akuten Schub zu einer lebensbedrohlichen Perforation kommen, bei der sich der Darminhalt in die Bauchhöhle ergießt und die Darmkeime innerhalb kürzester Zeit eine Bauchfellentzündung bedingen.

22.2.3 Krankheitsverlauf

Man unterscheidet beim Morbus Crohn einen **chronisch rezidivierenden** und einen **chronisch aktiven Verlauf**. Beim chronisch rezidivierenden Typ kommt es zwischen den Schüben zu unterschiedlich langen Remissionsphasen, wobei die Erkrankung zum Teil über Jahre ruhen kann und keine Beschwerden verursacht. Beim chronisch aktiven Verlauf besteht dagegen auch zwischen den Schüben eine deutliche Krankheitsaktivität. Welche Faktoren im Einzelnen den Krankheitsverlauf beeinflussen, ist nicht genau bekannt. Häufig lösen schwere psychische Belastungen wie der Tod eines nahen Angehörigen oder privater und beruflicher Stress einen akuten Schub aus. Diskutiert wird ein Einfluss des zentralen Nervensystems auf das periphere Immunsystem, doch die genauen Mechanismen sind nicht bekannt.

Der Krankheitsverlauf ist individuell sehr verschieden und lässt sich nicht vorhersehen. Bei einem Teil der Patienten kommt es auch ohne medikamentöse Behandlung zu einer Besserung der Beschwerden. Andere neigen zu häufigen Entzündungsschüben mit ausgedehnten Beschwerden und Komplikationen. Aufgrund der Komplikationen müssen zwei Drittel der Morbus-Crohn-Patienten im Verlauf ihrer Erkrankung operiert werden, zum Teil auch mehrmals. Eine objektive Prognose ist daher schwierig. Patienten mit niedriger Krankheitsaktivität und seltenen Schüben haben eine gute Prognose, Patienten mit therapierefraktären Verläufen oder chronischer Krankheitsaktivität dagegen eine ungünstige. Für den Therapieentscheid hilfreich ist die Einteilung der **Krankheitsaktivität** in einen milden, mittleren und schweren Verlauf. Die Schübe sind dabei folgendermaßen charakterisiert:

> 💬 Der Krankheitsverlauf eines Morbus Crohn ist individuell sehr verschieden. Bei einigen Patienten kann die Erkrankung monate- oder gar jahrelang ruhen, bevor ein neuer Krankheitsschub auftritt. Andere dagegen haben recht häufig Entzündungsschübe mit ausgeprägten Beschwerden, und selbst zwischen den Schüben besteht eine deutliche Krankheitsaktivität. Auslöser für einen akuten Schub sind oft psychische Belastungen sowie privater und beruflicher Stress.

Milder Schub: mehrere Stühle am Tag, aber nur geringe bis mäßige Beeinträchtigung des Patienten, nur geringe Bauchschmerzen, keine weiteren Beschwerden.

🗨 Anhand der Schwere der Schübe bestimmt man die Krankheitsaktivität. Man unterscheidet milde, mittelschwere und schwere Schübe.

Mittelschwerer Schub: 4 – 8 Stühle am Tag, mäßige Beeinträchtigung des Patienten, Druckschmerz im Abdomen, kein oder geringes Fieber, keine oder nur geringe Anämie.

Schwerer Schub: 10 – 20 Stühle am Tag mit und ohne Blut, schwere Beeinträchtigung des Patienten, der schwer krank wirkt, Bauchschmerzen und Fieber hat und kaum Nahrung zu sich nehmen kann bzw. sie erbricht. Beim schweren Schub ist eine stationäre Behandlung erforderlich, beim akuten Abdomen eine notfallmäßige Operation.

Zur Beurteilung der Krankheitsaktivität dient darüber hinaus ein Aktivitätsindex (CDAI = Crohn's Disease Activity Index), der klinische und laborchemische Faktoren, u. a. Häufigkeit und Intensität der Durchfälle, Grad der Bauchschmerzen, Allgemeinbefinden, Gewicht, Anämie etc. in die Berechnung einbezieht. CDAI-Werte unter 150 sind als Remissionen, Werte über 150 als Schübe und über 350 als schwere Schübe definiert. Für die tägliche Praxis sind die CDAI-Werte aber weniger relevant, vielmehr finden sie vornehmlich in klinischen Studien Verwendung.

🗨 Morbus-Crohn-Patienten haben ein erhöhtes Risiko, an Dickdarmkrebs zu erkranken, vor allem bei einem ausgedehnten Befall des Dickdarms. Zur Früherkennung von bösartigen Zellveränderungen sollten Sie nach langjähriger Krankheitsdauer jährlich eine Darmspiegelung vornehmen lassen. Wenn nur Teile des Dickdarms befallen sind, reicht es, wenn Sie nach 15 Jahren mit den Spiegelungen beginnen, wenn der ganze Darm befallen ist, sollten Sie schon nach acht Jahren damit beginnen.

Patienten mit Morbus Crohn haben im Vergleich zur Normalbevölkerung ein 2,5-fach **erhöhtes Risiko für ein Dickdarmkarzinom**, vor allem wenn die Entzündung das Kolon befallen hat. Zur Früherkennung werden für Morbus-Crohn-Patienten jährlich endoskopische Vorsorgeuntersuchen empfohlen, und zwar beginnend nach 15-jähriger Krankheitsdauer, wenn nur Teile des Dickdarms befallen sind, beginnend nach achtjähriger Krankheitsdauer, wenn der ganze Dickdarm befallen ist. Eine primär sklerosierende Cholangitis (PSC) erhöht das Krebsrisiko weiter. Bei entsprechender Diagnosestellung ist sofort jährlich eine Koloskopie erforderlich. Bösartige Gewebeveränderungen gehen beim Morbus Crohn vor allem von intraepithelialen Neoplasien (IN, früher: Dysplasien) aus, also Zellveränderungen im Epithel, die unterschiedlich ausgeprägt sind und in ein Krebswachstum übergehen können. Häufig ist dann eine Kolektomie erforderlich, doch muss zur sicheren Diagnosestellung vorher eine unabhängige Zweitmeinung eingeholt werden.

22.2.4 Diagnostik

Bei der Diagnosestellung geht es darum, einen Morbus Crohn eindeutig von einer Colitis ulcerosa, aber auch von weiteren Darmerkrankungen mit ähnlichen klinischen Symptomen abzugrenzen. Die Diagnose beruht auf vier Säulen:

1. Klinische Untersuchung und Anamnese
2. Bildgebende Verfahren
3. Endoskopische Verfahren
4. Histologische Untersuchung entnommener Gewebeproben

Da es keine spezifischen **Laborparameter** für einen Morbus Crohn gibt, sind sie für die Diagnosestellung von untergeordneter Bedeutung. Die Bestimmung von Blutsenkung bzw. CRP, Blutbild und Transaminasen dient in erster Linie dazu, das Ausmaß der entzündlichen Reaktion und eventuelle Komplikationen zu erkennen. Bei Verdacht auf Mangelerscheinungen, insbesondere bei starkem Dünndarmbefall, sind auch die Werte von Albuminen, Eisen, Vitamin B_{12}, Zink, Vitamin D etc. zu überprüfen.

Nach der **klinischen Untersuchung und Anamnese** bildet eine **Sonografie** des Bauchraums meist das erste Verfahren, um die Verdachtsdiagnose zu erhärten. Mit einer Ultraschalluntersuchung kann man entzündliche Verdickungen der Darmwand erkennen und damit Informationen über das Ausmaß der Entzündungsausbreitung gewinnen. Außerdem lassen sich Komplikationen wie Fisteln und Abszesse identifizieren. Eine Ultraschalluntersuchung ist daher auch immer zur Verlaufskontrolle und beim Auftreten von Rezidiven erforderlich. Außerdem lassen sich im gleichen Untersuchungsgang die übrigen Organe wie Leber, Gallenblase, Gallenwege usw. beurteilen.

Unerlässlich für die Diagnose ist eine **Koloskopie**, die auch eine Beurteilung des terminalen Ileums einschließt, da dieser Bereich bei der Mehrheit der Patienten befallen ist. Charakteristische Merkmale wie die diskontinuierliche Ausbreitung, aphthoide Läsionen und längliche fissurale Ulzerationen lassen sich endoskopisch gut erkennen. Zudem kann man über das Endoskop Gewebeproben für die histologische Beurteilung gewinnen. Da die klinischen Symptome und der endoskopische Befund nicht korrelieren, ist nicht bei jedem neuen Krankheitsschub eine erneute endoskopische Untersuchung erforderlich. Für die Erstdiagnose ist ferner eine endoskopische Untersuchung von Speiseröhre, Magen und Duodenum erforderlich, um das Befallsmuster des Morbus Crohn zu erkennen.

Die bei der Endoskopie aus verschiedenen Darmabschnitten entnommenen Gewebeproben sollten histologisch untersucht werden. Die Bedeutung des **histologischen Befunds** liegt nicht so sehr in der positiven Diagnose, sondern vielmehr in der Ergänzung der makroskopischen und klinischen Beurteilung sowie der Feststellung, dass andere Erkrankungen wie z. B. Tumore nicht vorliegen.

Eine erste einfache Untersuchung ohne jegliche Unannehmlichkeit stellt die Ultraschalluntersuchung dar. Mit dieser Methode kann man die Ausbreitung der Entzündung, aber auch Komplikationen wie Fisteln und Abszesse erkennen.

Entscheidend für eine sichere Diagnosestellung des Morbus Crohn ist eine Spiegelung des gesamten Dickdarms und des letzten Dünndarmabschnitts. Mit dieser Methode lassen sich charakteristische Veränderungen der Darmwand sicher erkennen. Da auch Speiseröhre, Magen und Zwölffingerdarm befallen sein können, müssen auch sie gespiegelt werden. Der Vorteil der Spiegelungen gegenüber röntgenologischen Verfahren ist, dass man Gewebeproben entnehmen kann. Diese werden anschließend mikroskopisch untersucht und ergänzen den Befund.

📢 Können einzelne Darmabschnitte aufgrund von Darmeinengungen bei einer Spiegelung nicht erreicht werden, kommen Verfahren wie die Computertomografie oder die Magnetresonanztomografie zum Einsatz.

Ergänzend werden **weitere bildgebende Verfahren** herangezogen, insbesondere wenn aufgrund von Stenosen bestimmte Darmabschnitte bei der Spiegelung nicht erreicht werden konnten. Zu den konventionellen röntgenologischen Untersuchungsmethoden gehört die Doppelkontrastdarstellung nach Sellink, bei der ein Kontrastmittel über eine Nasensonde in den Dünndarm geleitet wird. Da dieses Verfahren aber den Nachteil einer relativ hohen Strahlenbelastung vor allem bei jungen Patienten hat, werden heute die Schnittbildverfahren Computertomografie (CT) und Magnetresonanztomografie (MRT) bevorzugt. Die Computertomografie ist ein spezielles Röntgenverfahren, das mittels Röntgenstrahlen aus verschiedenen Richtungen Querschnittsbilder erstellt und im Computer zu einem dreidimensionalen Graustufenbild zusammenführt. Die Magnetresonanztomografie benötigt im Gegensatz zur Computertomografie keine Röntgenstrahlen, sondern lediglich ein starkes Magnetfeld und Radiowellen. Damit entfällt die Strahlenbelastung. Außerdem lassen sich entzündliche Reaktionen des umgebenden Gewebes sowie Fisteln und Abszesse sehr gut erfassen.

Zur Differenzialdiagnose des Morbus Crohn gegenüber Colitis ulcerosa und weiteren Darmerkrankungen vgl. Kapitel 22.3.4.

22.3   Beratung zum Krankheitsbild Colitis ulcerosa

22.3.1 Definition, Befallsmuster und Pathologie

Definition

Die Colitis ulcerosa ist eine chronisch-entzündliche Darmerkrankung mit Befall **des Kolons**, in seltenen Fällen auch des terminalen Ileums. Die Entzündung beginnt im Rektum und breitet sich in unterschiedlichem Ausmaß **kontinuierlich** im gesamten Kolon aus. Dabei bleiben die entzündlichen Veränderungen auf die **oberflächlichen Schleimhautschichten** beschränkt. Zusätzlich können extraintestinale Manifestationen an Gelenken, Leber und Galle, Haut und Auge auftreten.

📢 Die Colitis ulcerosa ist eine chronisch entzündliche Darmerkrankung, bei der die Entzündung auf den Dickdarm beschränkt ist. Die Erkrankung beginnt im Mastdarm. Bei einigen Patienten bleibt sie immer auf diesen Abschnitt beschränkt, bei anderen breitet sie sich kontinuierlich in höhere Abschnitte des Dickdarms aus. Bei einigen wenigen erfasst sie schließlich den gesamten Dickdarm.

Die Entzündung ist bei der Colitis ulcerosa im Unterschied zum Morbus Crohn auf den Dickdarm beschränkt. Sie beginnt fast immer unmittelbar hinter dem Analring und breitet sich von dort über das Rektum kontinuierlich in proximal gelegene Dickdarmabschnitte aus. Nur in wenigen Fällen wird die Colitis ulcerosa bereits erkannt, solange sie noch auf den letzten Mastdarmabschnitt beschränkt ist. Etwa 40 bis 50 % der Patienten weisen initial einen Befall des Rektums (Proctitis ulcerosa) auf, weitere 35 % bereits eine linksseitige Kolitis (bis zur linken Flexur). Bei dem Rest der Patienten hat sich die Entzündung bei Diagnosestellung schon bis zur rechten Flexur ausgebreitet (subtotale Kolitis)

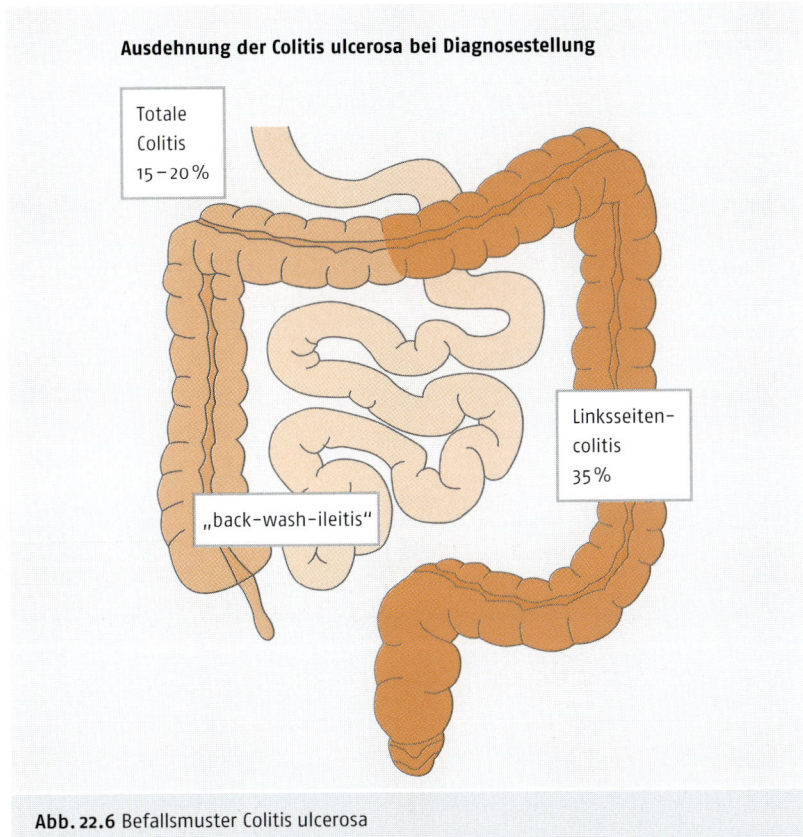

Ausdehnung der Colitis ulcerosa bei Diagnosestellung

Totale Colitis 15–20 %

Linksseitencolitis 35 %

„back-wash-ileitis"

Abb. 22.6 Befallsmuster Colitis ulcerosa

💬 Bei knapp der Hälfte der Patienten ist bei Diagnosestellung der Mastdarm befallen, bei einem Drittel bereits die linke Seite des Dickdarms. Bei den übrigen Patienten haben sich die Entzündungen bereits über den restlichen Dickdarm ausgebreitet.

oder das gesamte Kolon erfasst (totale Kolitis oder Pankolitis). Bei einigen Patienten mit Pankolitis greift die Entzündung als so genannte Backwash-Ileitis auch auf das terminale Ileum über (siehe Abb. 22.6).

Die entzündlichen Veränderungen bleiben im Unterschied zum Morbus Crohn vorwiegend auf die Mukosa begrenzt. Nur in aktiven Krankheitsphasen dehnen sie sich auch in die Submukosa aus (siehe Abb. 22.7).

Die Veränderungen beginnen zunächst mit Erythem- und Ödembildung. Die entzündlich gerötete Schleimhaut wirkt granuliert und blutet leicht, die Gefäße sind nicht mehr sichtbar. Im weiteren Krankheitsverlauf entstehen netzartig ineinanderfließende flache Ulzerationen. Zwischen diesen bleiben intakte Schleimhautinseln stehen, die bei einem Rückgang der Entzündung durch die Bildung von regeneratorischem Epithel und Granulationsgewebe sogar wuchern können und dann als Pseudopolypen bezeichnet werden. Mikroskopisch ist das gehäufte Vorkommen von Kryptenabszessen typisch, wenn auch nicht beweisend. Sie entstehen durch die Infiltration der Schleimhaut mit Granulozy-

💬 Die entzündlichen Veränderungen betreffen bei der Colitis ulcerosa nur die oberflächlichen Schleimhautschichten der Darmwand. Zunächst ist die Schleimhaut entzündlich gerötet und blutet leicht, später bilden sich flache, ineinanderfließende Geschwüre, zwischen denen intakte Schleimhautinseln stehen bleiben.

Während beim Morbus Crohn die Entzündungen alle Wandschichten betreffen und tiefe, längliche Geschwüre ausgebildet werden, sind bei der Colitis ulcerosa die Geschwüre auf die obere Schleimhautschicht begrenzt. Zwischen den Geschwüren bleiben intakte Schleimhautinseln stehen.

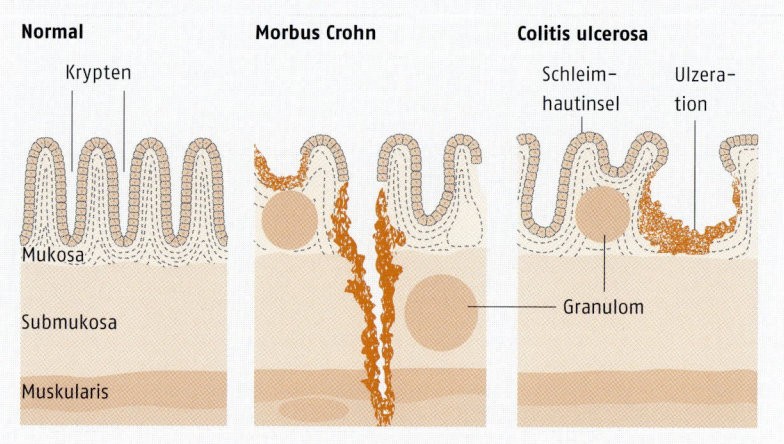

Abb. 22.7 Veränderungen der Darmschleimhaut beim Morbus Crohn und bei der Colitis ulcerosa im Vergleich

Tab. 22.3 Charakteristische pathomorphologische Befunde bei Morbus Crohn und Colitis ulcerosa

Morbus Crohn	Colitis ulcerosa
Lokalisation im gesamten Gastrointestinaltrakt	Lokalisation nur im Kolon
Diskontinuierlicher Befall	Kontinuierlicher Befall von distal nach proximal
Entzündung betrifft alle Wandschichten	Entzündung betrifft die Mukosa, selten die Submukosa
Längsgestellte, teils tiefe Ulzerationen	Flache, netzartig ineinanderfließende Ulzerationen
Häufiger Nachweis von Epitheloidzellgranulomen	Kryptenabszesse
Kaum verminderte Becherzellzahl	Deutlich reduzierte Becherzellzahl

ten, insbesondere in den Krypten. Es kommt zur Schleimhautatrophie mit einer Reduktion der Becherzellen. Tabelle 22.3 stellt die charakteristischen pathomorphologischen Befunde bei Morbus Crohn und Colitis ulcerosa vergleichend gegenüber.

22.3.2 Symptome, extraintestinale Manifestationen und Komplikationen

Symptome

Die Leitsymptome der Colitis ulcerosa sind blutige, wässrig-schleimige Durchfälle und meist krampfartige Bauchschmerzen. Ist nur das Rektum befallen, ist das Blut dem häufig normal geformten Stuhl eher aufgelagert, bei mehr proximalem Befall des Kolons wird das Blut stärker mit dem Stuhl vermischt. Bei schweren Krankheitsschüben wird auch reines Blut abgesetzt. Postprandial, aber auch nachts tritt ein vermehrter Stuhldrang auf, dem bis zu zwanzig Stuhlentleerungen pro Tag folgen können. Vor der Entleerung kommt es häufig zu krampfartigen Schmerzen, die mit der Defäkation nachlassen. Oft bleibt aber ein Gefühl der inkompletten Entleerung zurück.

Daneben treten systemische Symptome wie Fieber, allgemeines Krankheitsgefühl und Gewichtsverlust auf, jedoch seltener als beim Morbus Crohn (vgl. Tab. 22.4).

Ein signifikanter Gewichtsverlust findet sich vor allem bei ausgedehnter Entzündung und schwerem Krankheitsverlauf. Infolge der rektalen Blutungen leiden Patienten mit einer aktiven Colitis ulcerosa häufiger unter Anämien als Morbus Crohn-Patienten. Fisteln und Stenosen treten dagegen sehr selten auf (vgl. Tab. 22.1).

Die klinischen Symptome können in Abhängigkeit vom Ausmaß des Befalls sehr stark variieren. Die Erstmanifestation ist sowohl als Proktitis mit relativ geringen Beschwerden, aber auch als Pankolitis mit schwerer Symptomatik und zum Teil lebensbedrohlichen Komplikationen möglich.

💬 Die typischen Symptome einer Colitis ulcerosa sind häufige blutig-schleimige Durchfälle, denen vor der Entleerung starke Bauchschmerzen vorausgehen. Bei schweren Verläufen kann es infolge der heftigen Durchfälle zu starken Flüssigkeits- und Blutverlusten kommen.

💬 Leitsymptome der Colitis ulcerosa sind häufige blutig-wässrige Durchfälle, begleitet von einem beständigen schmerzhaften Stuhldrang. Beim Morbus Crohn dominieren dagegen breiig-schleimige Durchfälle mit Bauchschmerzen. Allgemeine Krankheitssymptome wie Fieber, Gewichtsverlust und schweres Krankheitsgefühl treten beim Morbus Crohn häufiger auf. Verursachen bei der Colitis ulcerosa die Blutungen die häufigsten Komplikationen, so beim Morbus Crohn die Fisteln und Darmeinengungen. Ein erhöhtes Darmkrebsrisiko besteht sowohl bei Colitis-ulcerosa- als auch bei Morbus-Crohn-Patienten.

Tab. 22.4 Krankheitsbilder von Colitis ulcerosa und Morbus Crohn

	Colitis ulcerosa	Morbus Crohn
Klinische Symptome	– Blutige Diarrhoen – Rektale Blutungen – Häufiger Stuhldrang mit Tenesmen (auch nachts)	– Breiig-schleimige Diarrhoen – Bauchschmerzen
Systembeteiligung	– Selten	– Häufig
Komplikationen	– Blutungen – Toxisches Megakolon – Erhöhtes Risiko für kolorektale Karzinome	– Fisteln, Abszesse – Stenosen – Erhöhtes Risiko für kolorektale Karzinome

Extraintestinale Manifestationen

Bei der Colitis ulcerosa können wie beim Morbus Crohn extraintestinale Manifestationen auftreten. Insgesamt sind sie jedoch etwas seltener (vgl. Kap. 22.2.2).

Akute Komplikationen

Die wichtigste akute Komplikation stellt das toxische Megakolon dar, eine lebensbedrohliche Weitstellung des Dickdarms. Es tritt bei ca. 5 % der Patienten auf. Als weitere sehr gefährliche Komplikationen treten bei 1–2 % der Patienten Perforationen des Dickdarms auf. Dabei ergießt sich der Darminhalt in den Bauchraum und es droht eine Sepsis mit lebensbedrohlicher Störung der Vitalfunktionen. Diese Komplikationen treten in der Regel bei einer Pankolitis auf, also bei einem schweren Befall des gesamten Dickdarms. Ferner kann es zu unstillbaren, lebensbedrohlichen Blutungen kommen. In all diesen Fällen muss der Patient sofort intensivmedizinisch betreut werden.

22.3.3 Krankheitsverlauf

Die Erkrankung verläuft in der Regel schubweise oder kontinuierlich progredient. Nur etwa 1 % der Colitis ulcerosa-Patienten haben nur einen einzigen Erkrankungsschub. Bei den übrigen Patienten unterscheidet man einen
- **rezidivierenden Verlauf** (80 – 85 %),
- **chronisch-aktiven Verlauf** (10 – 15 %),
- **akut fulminanten Verlauf** (5 %) mit einer Letalität von 30 %.

Beim **rezidivierenden Verlauf** kommt es zu wiederholten Schüben, zwischen denen Phasen der Beschwerdefreiheit liegen, z. T. Monate oder Jahre. Leichte Schübe scheinen auch ohne Therapie verschwinden zu können. Welche Faktoren einen erneuten Schub auslösen, ist nicht endgültig geklärt. Psychologische Belastungen scheinen ein Auslöser zu sein. Eine gute Schub-Vorsorge scheint zudem die vollständige Ausheilung eines früheren Schubs zu sein. Darum sollte ein Schub immer ausreichend lange therapiert werden, bevor man die Medikation absetzt oder reduziert.

Beim **chronisch-aktiven Verlauf** fehlen Phasen von kompletten Remissionen. Die Intensität der Beschwerden kann dabei stark variieren. Häufig haben Patienten mit einem chronisch-aktiven Verlauf einen ausgedehnten Befall, während bei rezidivierenden Fällen der Befall oft auf Rektum, Sigma und distales Kolon beschränkt ist.

Die Klassifizierung der Krankheitsaktivität bzw. der Schwere eines akuten Schubs orientiert sich an klinischen und laborchemischen Parametern. Je nach Anzahl der Diarrhöen, Stärke der Blutungen, dem Vorliegen von Entzündungsparametern und einer Anämie sowie der Beurteilung des Allgemeinbefindens unterscheidet man eine milde, mäßige und eine schwere Krankheitsaktivität (siehe Tab. 22.5).

💬 Bei der Colitis ulcerosa können auch außerhalb des Darms Krankheitsbeschwerden auftreten. Vor allem an den Gelenken sind Schmerzen und Entzündungen häufig. Daneben können auch Gallenwege, Haut und Augen betroffen sein.

💬 Lebensbedrohliche Komplikationen der Colitis ulcerosa wie unstillbare Blutungen oder eine Perforation des Dickdarms sind zum Glück selten. Sie entwickeln sich vor allem bei schwerem Befall des Dickdarms.

💬 Die Colitis ulcerosa verläuft bei den meisten Patienten schubweise, d. h. akute Phasen mit hoher Entzündungsaktivität und meist starken Beschwerden wechseln sich mit Phasen der Beschwerdefreiheit ab. Die Ruhephasen können zum Teil Monate oder Jahre dauern. Die große Mehrheit der Patienten kann daher ihren Lebens- und Berufsalltag weitgehend unbeeinträchtigt führen. Dagegen fehlen bei einem kleinen Teil der Patienten die Ruhephasen, d. h. bei ihnen bleibt auch zwischen den akuten Phasen die Entzündungsaktivität erhöht.

Tab. 22.5 Klassifikation der Erkrankungsaktivität bei Colitis ulcerosa

	Mild	Mäßig	Schwer
Stuhlfrequenz	< 4	4 – 6	> 6
Blutungen	Wenig	Stark	Sehr stark
Fieber	Keines	Keines	Hoch
Anämie	Keine	Leicht	Hb < 10 g%
Entzündungs- zeichen	Keine	Leicht	CRP erhöht
Allgemein- befinden	Keine Beeinträchtigung	Leichte Beeinträchtigung	Starke Beeinträchtigung

Ein **fulminanter Schub** ist durch den plötzlichen Beginn mit septischem Krankheitsbild und folgenden klinischen Symptomen gekennzeichnet:

— Hohes Fieber (> 38,5 °C)
— Herzrasen
— Häufige blutige Durchfälle
— Gewichtsabnahme und reduzierter Allgemeinzustand
— Blutarmut und erhöhte Entzündungsparameter

Ein toxisches Megakolon und eine Perforation können als zusätzliche Komplikationen auftreten.

Das Risiko, **ein kolorektales Karzinom** zu entwickeln, ist bei der Colitis ulcerosa im Vergleich zur Normalbevölkerung deutlich erhöht. Es steigt mit langjähriger Krankheitsdauer, hoher Erkrankungsaktivität und Ausdehnung des Befalls im Kolon. Bei einer Proktitis und einem Befall nur bis zum Sigma scheint das Risiko nicht erhöht zu sein. Bei der linksseitigen Kolitis jedoch beginnt der Anstieg des Karzinomrisikos nach 15 – 20 Krankheitsjahren, bei der Pankolitis bereits nach 8 – 10 Krankheitsjahren. Liegt eine primär sklerosierende Cholangitis vor, ist das Kolonkarzinomrisiko zusätzlich erhöht. Auch Gallengangskarzinome treten unter der Colitis ulcerosa gehäuft auf.

Zur Früherkennung eines kolorektalen Karzinoms sind bei Patienten mit subtotaler und totaler Colitis nach acht Jahren Krankheitsverlauf, bei linksseitiger Colitis nach 15 Jahren regelmäßige endoskopische Untersuchungen mit Biopsienahme indiziert. Die Untersuchung sollte möglichst während einer Remissionsphase erfolgen, da andernfalls die Abgrenzung zwischen entzündlichen Veränderungen und beginnenden bösartigen Abnormalitäten schwierig sein kann. Wie beim Morbus Crohn entwickeln sich auch bei der Colitis

Ein so genannter fulminanter Schub ist durch das plötzliche Auftreten außergewöhnlich heftiger Beschwerden und lebensbedrohlicher Komplikationen gekennzeichnet. Zum Glück ist ein solcher Schub selten.

Patienten mit Colitis ulcerosa haben im Vergleich zur Normalbevölkerung ein deutlich höheres Risiko, an Dickdarm- oder Mastdarmkrebs zu erkranken. Das Krebsrisiko nimmt mit Ausdehnung des Befalls und der Krankheitsdauer deutlich zu. Bei schwerem Befall sollten Sie nach achtjähriger Krankheitsdauer jährlich eine Darmspiegelung vornehmen lassen, damit Vorstadien bösartiger Schleimhautveränderungen frühzeitig erkannt und durch eine Operation entfernt werden können.

ulcerosa die Karzinome vorwiegend aus intraepithelialen Neoplasien. Bei eindeutigem Nachweis und Bestätigung durch eine Referenzbegutachtung ist häufig eine komplette Entfernung des Dickdarms inklusive des Rektums erforderlich.

22.3.4 Diagnostik

Ergibt sich aus Anamnese und klinischen Symptomen der Verdacht einer Colitis ulcerosa, ist zur Diagnosestellung eine **Endoskopie** des gesamten Kolons und des terminalen Ileums unabdingbar. Sollte in einem schweren Schub aufgrund der erhöhten Perforationsgefahr nur eine partielle Koloskopie möglich sein, muss nach Besserung der Symptome eine vollständige Koloskopie durchgeführt werden. Die Differentialdiagnose zwischen Morbus Crohn und Colitis ulcerosa lässt sich anhand des endoskopischen Befundes in der Regel leicht stellen (siehe Tab. 22.6).

🗨 Für eine sichere Diagnosestellung ist eine Darmspiegelung des gesamten Dickdarms und des unteren Dünndarms unverzichtbar. Bei der Colitis ulcerosa beginnt die entzündliche Veränderung der Schleimhaut im Mastdarm und breitet sich kontinuierlich zum Dickdarm hin aus. Charakteristisch für eine Colitis ulcerosa sind Schwellungen, Blutungen und Pseudopolypen. Im Gegensatz zum Morbus Crohn fehlen tiefe längliche Geschwüre, Aphthen und Fisteln.

Tab. 22.6 Endoskopische Befunde bei Morbus Crohn und Colitis ulcerosa (n. Koop)

Endoskopischer Befund	Morbus Crohn	Colitis ulcerosa
Befall	Diskontinuierlich	Kontinuierlich
Rektumbeteiligung	20 %	Immer
Erythem/Ödem	++	+++
Blutung	+	+++
Schleim/Eiter	+	++
Aphten	+++	–
Definierte lokale Ulzera	+++	(+)
Fissurartige Ulzera	+++	–
Granuläre Mukosa	(+)	+++
Pseudopolypen	++	+++
Fisteln	++	(+)

Charakteristisch für die Colitis ulcerosa ist eine im Rektum beginnende kontinuierliche Entzündung der Schleimhaut, die vom Rektum nach proximal hin abnimmt. Ödeme, eine aufgehobene Gefäßzeichnung und flache, ineinanderfließende Ulzerationen sind ebenso wie Pseudopolypen kennzeichnend für die Colitis ulcerosa. Nach der Erstuntersuchung sind bei wiederholten akuten Schüben nicht jedes Mal Kontrollendoskopien zwingend erforderlich, wohl aber bei Therapieresistenz und bei Änderung des Befallsmusters. Unabhängig vom Befallsmuster sind bei der Endoskopie aus jedem Darmsegment **Gewebeproben** zu entnehmen und histologisch zu untersuchen.

Viele gastrointestinale Infektionen rufen ähnliche klinische Symptome hervor wie eine Colitis ulcerosa. Darum sind sowohl bei Erstmanifestation als auch bei akuten Schüben einer bekannten Colitis ulcerosa **mikrobiologische Stuhluntersuchungen** zum Ausschluss einer infektiösen Genese erforderlich (siehe Tab. 22.7). Beim fulminanten Schub muss ebenfalls eine entsprechende Stuhluntersuchung durchgeführt werden, da Darminfektionen bzw. durch Toxine verursachte Darmentzündungen (Clostridium difficile-Toxin) auch zu einer fulminanten Colitis oder einem toxischen Megakolon führen können.

🗨 Bei der Darmspiegelung werden Gewebeproben entnommen, deren mikroskopische Untersuchung zur Sicherung der Diagnose beiträgt.

🗨 Mikrobiologische Stuhluntersuchungen sind erforderlich, um die chronisch-entzündlichen Darmerkrankungen von Darmerkrankungen abzugrenzen, die durch eine Infektion mit Bakterien oder Viren bedingt sind und anders behandelt werden müssen.

Tab. 22.7 Diagnostik bei Colitis ulcerosa und Morbus Crohn. Quelle: J.G. Bode, Vortrag CED

	Colitis ulcerosa	Morbus Crohn
Erstdiagnose und Schub	**Koloskopie,** Bildgebung	**Koloskopie, Gastroskopie,** Bildgebung Dünndarm
	Labor: Entzündungsparameter: **BSG, Leukozyten, CRP** Elektrolyte: K^+, Ca^{2+}, Mg^{2+} Transaminasen Bei Verdacht auf Mangelerscheinungen: Eiweiß, Fieber, Vit. B_{12}, Vit. A, Zink Stuhl: **pathogene Keime**	Labor: Entzündungsparameter: **BSG, Leukozyten, CRP** Elektrolyte: K^+, Ca^{2+}, Mg^{2+} Transaminasen Bei Verdacht auf Mangelerscheinungen: Eiweiß, Fieber, Vit. B_{12}, Vit. A, Zink Stuhl: **pathogene Keime**
Kontrolle	**Sonografie** (Koloskopie) (CT)	**Sonografie** (CT)
	Labor: Entzündungsparameter: BSG, Leukozyten, CRP	Labor: Entzündungsparameter: BSG, Leukozyten, CRP

🗨 Während zur Diagnosestellung der chronisch-entzündlichen Darmerkrankungen eine Darmspiegelung unverzichtbar ist, genügt später zur Verlaufskontrolle häufig eine Ultraschalluntersuchung.

Wie beim Morbus Crohn gibt es keine typischen Laborparameter. Die **Labordiagnostik** wird nur ergänzend herangezogen, um das Ausmaß der entzündlichen Reaktion (unspezifische Entzündungszeichen wie CRP-Erhöhung, BSG), eine Anämie oder Mangelzustände und Komplikationen zu erkennen.

Eine **Sonografie** ermöglicht es, eine Darmwandverdickung als Zeichen der Entzündung darzustellen. Sie wird zur Anfangs- und Differentialdiagnostik z. B. gegenüber Morbus Crohn und Divertikulitis eingesetzt. Eine infektiöse Ursache lässt sich mit sonografischen Verfahren jedoch nicht erkennen. Da die Sonografie Hinweise auf die Ausbreitung der Colitis ulcerosa liefert, ist sie auch zur Verlaufsbeurteilung gut geeignet.

Weitere bildgebende Verfahren wie die Doppelkontrastuntersuchung nach Sellink zur Dünndarmdarstellung oder Schichtbildverfahren wie CT und MRT sind ergänzende Verfahren, die vor allem zu differentialdiagnostischen Zwecken eingesetzt werden.

In der Regel ist die Unterscheidung zwischen Morbus Crohn und Colitis ulcerosa recht eindeutig. In 10 bis 20% der Fälle gelingt es anfänglich jedoch nicht, eine eindeutige Diagnose zu stellen. Wenn bei einem Morbus Crohn nur ein Befall des Colons vorliegt, kann dieser manchmal zunächst nicht eindeutig von einer Colitis ulcerosa abgegrenzt werden. Man spricht dann von einer Colitis indeterminata. Im weiteren Krankheitsverlauf gelingt dann aber die eindeutige Zuordnung.

Die chronisch-entzündlichen Darmerkrankungen müssen nicht nur differentialdiagnostisch voneinander abgegrenzt werden, sondern auch von einer Reihe anderer Darmerkrankungen, die ein ähnliches klinisches Bild hervorrufen. Bei schleichendem Verlauf und/oder gering ausgeprägter Symptomatik der CED sind funktionelle Beschwerden wie das Reizdarmsyndrom, aber auch Malabsorptionsstörungen wie die Lactoseintoleranz auszuschließen. Die einheimische Sprue, die durch eine Unverträglichkeit gegen Getreidegliadin und die Symptome Diarrhö, Bauchschmerzen, Gelenkschmerzen und Malabsorption gekennzeichnet ist, kann durch den histologischen Befund und den serologischen Nachweis spezifischer Antikörper abgegrenzt werden.

Neben gastrointestinalen Infektionen ist auch eine antibiotikaassoziierte, pseudomembranöse oder medikamentös induzierte Kolits (NSAR, Zytostatika u. a.) auszuschließen. Eine Divertikulitis, strahleninduzierte, ischämische und kollagene Kolitis dürfen ebenfalls nicht in Frage kommen, bevor endgültig die Diagnose eines Morbus Crohn oder einer Colitis ulcerosa gestellt werden kann (Tab. 22.8).

🔊 Durch eine Blutuntersuchung kann man weder eine Colitis ulcerosa noch einen Morbus Crohn nachweisen. Die Untersuchung gibt aber wichtige Hinweise auf das Ausmaß der entzündlichen Reaktion sowie auf eventuelle Mangelzustände.

🔊 Die Ultraschalluntersuchung des Darms ist eine sehr effektive Methode, um die krankhafte Wandverdickung des Darms und das Ausmaß des Befalls darzustellen.

Tab. 22.8 Differenzialdiagnostik von CED zu anderen Erkrankungen

Differenzialdiagnose	Ausschlussmaßnahme
Infektiöse Darmerkrankungen	Stuhlkulturen
Pseudomembranöse Kolitis	Vorhergehende Antibiotikaeinnahme, Clostridium-difficile-Nachweis
Ischämische Kolitis	Patientenalter, Begleiterkrankungen (Arteriosklerose), endoskopisch-histologischer Befund
Divertikulitis	Sonografie
Strahlenkolitis	Anamnese, vor allem nach Bestrahlung im Beckenbereich
Kollagene Kolitis	Histologischer Nachweis
Einheimische Spue	Histologischer Befund, serologischer Nachweis spezifischer Antikörper
Lactoseintoleranz	H_2-Atemtest
Hämorrhoiden	Proktoskopie

💬 Die chronisch-entzündlichen Darmerkrankungen müssen nicht nur gegeneinander, sondern auch gegen eine Reihe weiterer Darmerkrankungen abgegrenzt werden, z.B. gegen infektiöse Darmerkrankungen, nichtinfektiöse Entzündungen des Darms aufgrund von Durchblutungsstörungen oder gegen die Divertikelkrankheit. Da die Symptome der CED vor allem bei schleichendem Verlauf denen verschiedener Nahrungsmittelunverträglichkeiten gleichen, müssen diese durch verschiedene Tests zunächst ausgeschlossen werden.

22.4 Therapie der chronisch-entzündlichen Darmerkrankungen

22.4.1 Therapieoptionen

Die Therapie der CED zielt darauf, akute Schübe einzudämmen und die Beschwerden zu lindern (Remissionsinduktion), Rezidive zu verhindern (Remissionserhaltung) sowie Komplikationen und Mangelerscheinungen zu vermeiden bzw. zu behandeln. Dadurch sollen die Lebensqualität gesteigert und ein Verlust der Darmfunktion verhindert werden. Die Therapie gründet sich auf drei Säulen:

- Ernährung und supportive Therapie
- Medikamentöse Therapie
- Chirurgische Therapie

💬 Die Therapie der CED zielt auf eine Beschwerdelinderung im akuten Schub und auf eine Verlängerung der beschwerdefreien Phasen zwischen den Schüben. Außerdem sollen Komplikationen und Mangelerscheinungen verhindert werden.

🗨 Es gibt keine spezifische Crohn- oder Colitis-Diät. Empfohlen wird eine ausgewogene und verträgliche Kost nach den Prinzipien der leichten Vollkost.

🗨 Chronisch-entzündliche Darmerkrankungen sollen frühzeitig mit Medikamenten in effektiver Dosierung behandelt werden.

🗨 Falls eine medikamentöse Therapie ohne Erfolg bleibt, die Beschwerden andauern oder Komplikationen auftreten, kann eine Operation erforderlich werden.

🗨 Beim Morbus Crohn werden nur Teile des Darms entfernt. Dabei soll soviel Darm wie möglich erhalten werden.

🗨 Bei einer Colitis ulcerosa werden üblicherweise Mast- und Dickdarm vollständig entfernt und ein sog. Pouch angelegt, in dem fortan der Darminhalt gesammelt wird. Auf diese Weise kann ein künstlicher Darmausgang vermieden werden.

🗨 Eine Colitis ulcerosa ist durch die Entfernung des Dickdarms prinzipiell heilbar, ein Morbus Crohn dagegen nicht, da er den ganzen Verdauungstrakt befallen kann.

Ernährung und supportive Therapie: Es gibt keine spezifische Crohn- oder Colitis-Diät. Die Patienten sollen vor allem darauf achten, dass Mangelzustände infolge von Malabsorption vermieden bzw. ausgeglichen werden. Grundsätzlich ist eine ausgewogene Kost nach den Richtlinien der Deutschen Gesellschaft für Ernährung (»leichte Vollkost«) zu empfehlen. Lebensmittel, die Beschwerden verursachen, sollen gemieden werden. Bei schweren Krankheitsschüben oder Komplikationen kann eine künstliche Ernährung auf enteralem oder parenteralem Weg erforderlich werden (vgl. Kap. 24).

Medikamentöse Therapie: Die Wahl der Medikamente richtet sich nach der Krankheitsaktivität, dem Verlauf und dem Befallsmuster der Erkrankung sowie dem Vorhandensein extraintestinaler Manifestationen.

Chirurgische Therapie: Falls die konservative Therapie keinen Erfolg zeigt, gravierende Beschwerden andauern oder Komplikationen auftreten, ist eine chirurgische Therapie erforderlich.

Beim Morbus Crohn werden wegen des diskontinuierlichen Befalls nur Teile des Darms operativ entfernt. Wegen der starken Tendenz zu postoperativen Rezidiven (30 – 50 %) gilt aber der Grundsatz: Eine Resektion sollte so sparsam wie möglich, so ausgedehnt wie nötig vorgenommen werden. Die Indikation zum chirurgischen Eingriff sollte zurückhaltend gestellt und die Operation möglichst organerhaltend durchgeführt werden.

Bei einer Colitis ulcerosa ist ein chirurgischer Eingriff bei schweren Blutungen, toxischem Megacolon oder therapeutisch nicht beeinflussbaren Verläufen indiziert. Als Standard gilt eine Proktokolektomie mit ileoanaler Pouchanlage, d. h. Rektum und Kolon werden vollständig entfernt, zugleich wird aus dem terminalen Ileum und dem Anus der sogenannten Pouch geformt, ein Reservoir, das den flüssigen Inhalt des Dünndarms sammelt und die direkte Entleerung hinauszögert. Auf diese Weise kann ein dauerhafter künstlicher Darmausgang (Ileostoma) vermieden werden. Durch den Wegfall der Resorptionsfunktion des Dickdams wird der Stuhl allerdings nicht mehr ausreichend eingedickt, es kommt zu sechs bis acht Stuhlgängen pro Tag.

Merke

Während eine Colitis ulcerosa durch eine Kolektomie, also eine vollständige Entfernung des Dickdarms, geheilt werden kann, ist eine operative Heilung beim Morbus Crohn nicht möglich, da er sich ja diskontinuierlich im gesamten Magen-Darm-Trakt manifestiert.

Tab. 22.9 Standardmedikamente bei CED

Wirkstoffgruppe	Wirksubstanzen
5-Aminosalicylate	Mesalazin, Olsalazin, Sulfasalazin
Glucocorticoide, systemisch	Prednison, Prednisolon, Methylprednisolon
Glucocorticoide, topisch	Budesonid
Immunsuppressiva	Azathioprin, 6-Mercaptopurin, Methotrexat, Ciclosporin
TNF-α-Antikörper	Infliximab, Adalimumab

🗩 Aminosalicylate und Cortisone sind Medikamente der ersten Wahl bei chronisch-entzündlichen Darmerkrankungen. Bei schweren Krankheitsverläufen kommen zusätzlich Immunsuppressiva und TNF-α-Antikörper zum Einsatz, also Arzneimittel, die die überschießende Immunabwehr der Patienten dämpfen.

Medikamentöse Therapie

Die bei den CED empfohlenen Standardmedikamente lassen sich den in Tabelle 22.9 aufgeführten Wirkstoffgruppen zuordnen. Im Allgemeinen wird dabei nach einem Stufenschema verfahren, wobei man zunächst mit Aminosalicylaten und Glucocorticoiden beginnt. Bei chronisch aktiven Verläufen kommen zusätzlich zur antiinflammatorischen Therapie Immunsuppressiva zum Einsatz, so dass man vom Step-up-Prinzip spricht.

5-Aminosalicylate

5-Aminosalicylate gehören wie Glucocorticoide zur Basismedikation bei CED. Sie werden in der Therapie und Rezidivprophylaxe bei der Colitis ulcerosa eingesetzt, beim Morbus Crohn nur zu Behandlung eines akuten Schubs.

Zur Wirkstoffgruppe der Aminosalicylate gehören **Mesalazin** (5-Aminosalicylsäure, 5-ASA), **Sulfasalazin** (ein Konjugat aus Sulfapyridin und 5-ASA) und **Olsalazin** (ein Konjugat aus zwei Molekülen 5-ASA). Die 5-Aminosalicylsäure ist das eigentliche therapeutische Prinzip. Sie hat eine lokale antiinflammatorische Wirkung auf die Darmmukosa. Diese Wirkung beruht auf verschiedenen Mechanismen. Die Aminosalicylate greifen in den Stoffwechsel von Entzündungsmediatoren ein und hemmen die Leukotrien- und Prostaglandinsynthese sowie die Bildung von Zytokinen. Ferner hemmen sie die

🗩 Aminosalicylate wirken entzündungshemmend auf die Darmschleimhaut, indem sie die Bildung entzündungsfördernder Botenstoffe unterdrücken und als Radikalfänger wirken.

Mesalazin wird im oberen Dünndarm rasch vom Körper aufgenommen. Da es aber erst im unteren Dünndarm bzw. Dickdarm wirken soll, hat man Präparate mit verzögerter Wirkstofffreisetzung entwickelt. Sie geben den Wirkstoff erst dort frei, wo er auch wirken soll.

Sulfasalazin und Olsalazin bestehen aus zwei aneinandergekoppelten Molekülen, die erst durch Bakterien des Dickdarms aufgespalten werden. Sie werden also erst am Wirkort in die Wirkform überführt.

Glucocorticoide sind chemische Abwandlungen des körpereigenen Hormons Cortisol. Sie haben vielfältige Wirkungen auf den Organismus. Vereinfachend nennt man sie häufig Cortisone. Bei CED gehören sie zu den Medikamenten der 1. Wahl, da sie stark antientzündlich wirken und das Immunsystem modulieren. Die Bildung entzündungshemmender Botenstoffe wird angeregt, die Bildung entzündungsfördernder Stoffe gehemmt.

Aus den vielfältigen Wirkungen der Cortisone auf den Organismus resultieren viele Nebenwirkungen, so dass für eine Langzeittherapie andere Medikamente geeigneter sind. Da diese aber oft erst verzögert nach Wochen oder Monaten wirken, muss man zunächst parallel noch Cortisone geben.

Chemotaxis von Makrophagen und Granulozyten und fangen Sauerstoffradikalen ab.

Die freie 5-ASA wird nach oraler Aufnahme nahezu vollständig im proximalen Dünndarm resorbiert. Da die Substanz aber erst im terminalen Ileum bzw. im Kolon wirken soll, wurden galenische Zubereitungen mit verzögerter Wirkstofffreisetzung entwickelt (vgl. Kap. 23.2.1). Sulfasalazin und Olsalazin müssen erst im Kolon durch die Darmbakterien in die Einzelmoleküle gespalten und in die Wirkform überführt werden. Durch diese verschiedenen Maßnahmen ist die Resorption der 5-ASA deutlich erniedrigt. Die systemische Bioverfügbarkeit liegt bei 30 %. Noch geringer ist sie bei rektal zu verabreichenden Zubereitungen. Klysmen werden zur Behandlung einer linksseitigen Colitis, Suppositorien zur Behandlung eines Rektumbefalls eingesetzt.

Aufgrund der nur geringen Resorption sind Mesalazin und Olsalazin deutlich besser verträglich als Sulfasalazin. Letzteres hat ein sehr breites Spektrum an Nebenwirkungen, die im Wesentlichen auf den Sulfonamidanteil zurückzuführen sind. Aus diesem Grund besitzt es heute in der Therapie nur noch einen geringen Stellenwert.

Glucocorticoide

Glucocorticoide kommen aufgrund ihrer außerordentlich starken antiphlogistischen und immunsuppressiven Wirkungen bei chronisch-entzündlichen Darmerkrankungen zum Einsatz. Die Wirksamkeit im akuten Schub ist sowohl für die Colitis ulcerosa als auch für den Morbus Crohn belegt. Sie werden bei mäßiger bis schwerer Krankheitsaktivität angewendet. Da sie insbesondere bei längerfristiger Anwendung erhebliche Nebenwirkungen zeigen (s. u.), sind sie für eine remissionserhaltende Therapie nicht geeignet.

Glucocorticoide greifen auf mehreren Ebenen in das Entzündungsgeschehen ein. Der Schwerpunkt der Wirkung ergibt sich aus der Modulation bedeutender Entzündungsmediatoren. Die Expression antiinflammatorischer Proteine wird induziert, die Produktion proinflammatorischer Substanzen wie Zytokine jedoch gehemmt. Darüber hinaus wird die Proliferation von T-Lymphozyten gehemmt.

Zur Behandlung werden die **systemischen Glucocorticoide Prednisolon,** dessen inaktive Vorläufersubstanz **Prednison** und **Methylprednisolon** verwendet. Methylprednisolon wirkt etwa 20 % stärker als Prednisolon, d. h. 10 mg Prednisolon entsprechen 8 mg Methylprednisolon. Alle drei Substanzen werden zur Behandlung der CED bevorzugt oral verabreicht. Sie werden rasch und nahezu vollständig resorbiert. Prednison wird bei der primären Leberpassage zu Prednisolon aktiviert.

Insbesondere bei längerfristiger Gabe der Glucocorticoide treten eine Reihe von Nebenwirkungen wie Akne, Hirsutismus, Myopathien, Hypertonie, Glucoseintoleranz und Diabetes, Gewichtszunahme mit Ödemen und ein erhöhtes Infektionsrisiko auf. Eine der schwerwiegendsten Nebenwirkungen bei der

Langzeitanwendung ist die steroidinduzierte Osteoporose, die vor allem beim Morbus Crohn durch erkrankungsbedingte Resorptionsstörungen für Vitamin D begünstigt wird. Bereits nach einigen Tagen wird der körpereigene Regelkreis der Glucocorticoidproduktion in der Nebennierenrinde supprimiert. Bei plötzlichem Absetzen oder zu starker Dosisreduktion besteht die Gefahr einer Nebennierenrindeninsuffizienz. Darum muss bei Beendigung der Glucocorticoidtherapie die Dosis langsam reduziert werden.

Ist nur der untere Dickdarmbereich bzw. der Enddarm befallen, kann durch eine lokale Applikation der Glucocorticoide in Form von Rektalschäumen die Nebenwirkungsrate deutlich vermindert werden. Das z. B. in Colifoam® Rektalschaum enthaltene Hydrocortisonacetat wird nur bis zu 5% aus dem Darm resorbiert. Nebenwirkungen treten allenfalls sehr selten ($< 0,01$%) auf.

Ein geringes systemisches Nebenwirkungspotenzial weisen auch **topische Glucocorticoide** wie **Budesonid** auf. Aufgrund des hohen First-Pass-Effekts werden 90% des Wirkstoffs bei der ersten Leberpassage zu Metaboliten mit nur geringer Glucocorticoidaktivität umgewandelt. Aus magensaftresistenten Zubereitungen erfolgt die Freisetzung bei oraler Gabe zudem erst im terminalen Ileum und im Colon ascendens. Budesonid wirkt daher vorwiegend lokal. Es wird vor allem bei Patienten mit einem Befall der Ileozökalregion und einer nur leichten bis mäßigen Entzündungsaktivität eingesetzt. Die Nebenwirkungsrate ist zwar deutlich geringer, trotzdem muss prinzipiell mit den für systemische Glucocorticoide beschriebenen unerwünschten Wirkungen gerechnet werden. So kann eine dauerhafte Gabe der üblichen Dosierung von 9 mg Budesonid täglich ebenfalls zu einem erhöhten Osteoporoserisiko führen.

Immunsuppressiva

Bei chronisch aktiven Krankheitsverläufen oder fehlender bzw. unzureichender Wirksamkeit von Glucocorticoiden sind Immunsuppressiva indiziert. Sie hemmen über verschiedene Mechanismen das bei den CED überschießend aktivierte Immunsystem. Gleichzeitig haben sie eine Glucocorticoid-einsparende Wirkung. In erster Linie kommen Azathioprin und 6-Mercaptopurin zum Einsatz. **Azathioprin** ist eine inaktive Vorläufersubstanz des **6-Mercaptopurin**, das in der Leber zu verschiedenen 6-Thioguanin-Nukleotiden metabolisiert wird. Diese stellen die eigentlichen Wirksubstanzen dar. Sie hemmen als Purin-Analoga die Nukleinsäuresynthese und damit die Proliferation und Aktivität von Lymphozyten. Darüber hinaus induzieren sie die Apoptose, also den programmierten Zelltod, von T-Zellen. Man geht davon aus, dass Azathioprin der pathophysiologisch wichtigen Apoptoseresistenz von mukosalen T-Zellen entgegenwirkt.

Azathioprin wird in einer Dosis von 2–2,5 mg/kg KG/Tag, 6-Mercaptopurin in einer Dosis von 1–1,5 mg/kg KG/Tag eingesetzt. Die maximale therapeutische Wirkung wird oft erst nach drei bis sechs Monaten erreicht.

Mit langer Einnahmedauer von Cortisonen steigt das Risiko für einen Knochenschwund, vor allem bei Morbus-Crohn-Patienten, bei denen die Aufnahme von Vitamin D schon krankheitsbedingt häufig vermindert ist.

Topische Glucocorticoide wie Budesonid wirken nicht im ganzen Körper, sondern nur lokal. Sie werden nach der Aufnahme ins Blut in der Leber rasch abgebaut, so dass Nebenwirkungen an anderen Organen deutlich seltener auftreten. Zudem wird Budesonid meist in magensäurebeständigen Kapseln angeboten. Aus diesen wird es erst im unteren Dünndarm und Dickdarm freigesetzt, also direkt am Wirkort.

Bei den chronisch-entzündlichen Darmerkrankungen ist die natürliche Immunabwehr des Körpers, die normalerweise ein Eindringen von Krankheitserregern und Fremdstoffen verhindert, übermäßig gesteigert und führt zu entzündlichen Reaktionen der Darmschleimhaut. Immunsuppressiva sind Medikamente, die die überschießenden Abwehrreaktionen bremsen. Sie greifen in den Stoffwechsel der Abwehrzellen ein und hemmen deren Entwicklung und Aktivität. Gleichzeitig leiten sie ein beschleunigtes Absterben der Abwehrzellen ein. Die Wirkung setzt aber erst verzögert nach einigen Monaten ein.

💬 Ein weiteres Medikament mit dämpfender Wirkung auf das Immunsystem ist Methotrexat. Es stört die Bildung und Entwicklung von Abwehrzellen, indem es die dafür erforderliche Folsäure verdrängt. Folsäure ist aber auch für viele andere Zellen lebensnotwendig, so dass der Organismus nicht darauf verzichten kann. Daher ist es wichtig, am Tag nach einer Methotrexatgabe zusätzlich Folsäuretabletten einzunehmen.

Zu den Immunsuppressiva gehört auch **Methotrexat**, das beim Morbus Crohn die wichtigste Alternative zu Azathioprin/6-Mercaptopurin darstellt. Bei der Behandlung der Colitis ulcerosa dient es dagegen nur als Reservemedikament.

Methotrexat wirkt als Antimetabolit. Als Folsäureantagonist hemmt es die Bereitstellung von Tetrahydrofolsäure, die als wichtigste Überträgersubstanz von Einkohlenstofffragmenten bei der Synthese von Thymidin und Purin dient. Infolge einer gestörten Nucleinsäuresynthese wird dann die Proliferation von Lymphozyten gehemmt.

Praxistipp

Da Folsäure für den Organismus lebensnotwendig ist, sollte eine Methotrexat-Behandlung von einer Folsäuregabe begleitet werden. 24 bis 36 Stunden nach einer Methotrexatgabe sollten 5 mg Folsäure eingenommen werden.

💬 Methotrexat wird vor allem in der Tumor- und Rheumabehandlung eingesetzt, aber auch beim Morbus Crohn. Meist wird Methotrexat einmal wöchentlich in einer Dosis von 25 mg gespritzt. Die Wirkung setzt erst verzögert nach einigen Wochen ein. Ist eine Remission eingetreten, genügt meist eine Erhaltungsdosis von einmal wöchentlich 15 mg.

Methotrexat kommt in hoher Dosierung in der onkologischen Behandlung akuter Leukämien, Lymphome, Sarkome und verschiedener Karzinome zum Einsatz. In niedriger Dosierung wird es zur Behandlung von Autoimmunerkrankungen (insbesondere schweren Formen der rheumatoiden Arthritis), sowie gegen schwere Formen der Psoriasis vulgaris eingesetzt. Die Anwendung bei CED erfolgt im Off-label-use. Die Dosis beträgt 25 mg einmal wöchentlich (bei Kindern 15 mg/1,73 m^2 Körperoberfläche, max. 25 mg). Als Darreichungsformen stehen Tabletten und Injektionslösungen zur Verfügung. Da die Resorption nach peroraler Gabe aber großen individuellen Schwankungen unterliegt, wird in der Regel die parenterale Gabe bevorzugt. Auch bei Methotrexat tritt die Wirkung erst verzögert ein. Wird nach etwa acht Wochen eine Remission erreicht, kann die Dosis auf 15 mg einmal wöchentlich zur Erhaltung der Ruhephase reduziert werden.

💬 Ciclosporin ist ein weiteres Medikament, das die Immunabwehr dämpft. Es wird vor allem bei einem schweren Schub einer Colitis ulcerosa eingesetzt, wenn hochdosierte Cortisone ohne Erfolg blieben.

Zwei weitere Immunsuppressiva sind **Ciclosporin** und **Tacrolismus**. Sie stellen eine Alternative bei der Therapie schwerer steroidrefraktärer Schübe der Colitis ulcerosa dar. Beim Morbus Crohn spielen sie dagegen nur eine untergeordnete Rolle. Sie hemmen die Funktion von T-Lymphozyten, indem sie jeweils mit einem Immunophilin einen Komplex bilden (Ciclosporin mit Ciclophilin, Tacrolismus mit FK-Bindungs-Protein-12, Makrophilin). Die Komplexe unterbrechen durch Bindung an Calcineurin in T-Zellen die Synthese von Interleukin-2, das über eine intrazelluläre Signalkaskade die Aktivierung und Teilung von T-Zellen anregt. Da IL-2 auch B-Zellen aktiviert, wird durch die Immunsuppressiva auch dieser Schritt gehemmt. Beide Substanzen werden bei CED im Off-label-use angewendet. Die Wirkung tritt rasch ein. Die intravenöse Gabe eignet sich, um eine notfallmäßige Kolektomie zu vermeiden.

TNF-α-Antikörper

Bei schweren, refraktären oder fistulierenden Verlaufsformen des Morbus Crohn oder bei schwerwiegenden Kontraindikationen gegen die Standardtherapien mit Glucocorticoiden oder anderen Immunsuppressiva kommen die TNF-α-Antikörper **Infliximab** und **Adalimumab** zum Einsatz. Infliximab ist darüber hinaus seit 2006 auch zur Behandlung einer schweren aktiven Colitis ulcerosa zugelassen, die auf eine konventionelle Therapie nur unzureichend angesprochen hat. Die TNF-α-Antikörper gehören zu den sog. »Biologicals«, also Medikamenten, die körpereigenen, natürlichen Substanzen nachempfunden sind.

Sie entfalten ihre immunmodulierende Wirkung durch die gezielte Blockade des entzündungsfördernden Zytokins Tumornekrosefaktor-α (TNF-α). In der intestinalen Mukosa von Morbus-Crohn-Patienten konnten deutlich erhöhte TNF-α-Spiegel nachgewiesen werden. TNF-α ist ein wichtiger Entzündungsmediator, der weitere proinflammatorische Zytokine wie IL-1b und IL-6 freisetzt. In der Folge wandern vermehrt Entzündungszellen in die Darmmukosa ein und setzen gewebetoxische Substanzen frei, die zu Schwellungen und Läsionen führen. TNF-α-Antikörper binden spezifisch an TNF-α und blockieren ihn, so dass die Entzündung nicht weiter vermittelt und unterhalten werden kann. Die antientzündliche Wirkung wird darüber hinaus durch den programmierten Zelltod und die Lyse von Monozyten und T-Helferzellen unterstützt. Die Wirkung setzt rasch bereits nach wenigen Tagen ein.

22.4.2 Therapie des Morbus Crohn

Akuter Schub

Zur Remissionsinduktion wird beim Morbus Crohn folgendes Stufenschema empfohlen (siehe Abb. 22.8).

Bei leichter bis mäßiger Entzündungsaktivität und Ausbreitung in der Übergangsregion zwischen Dünn- und Dickdarm (**Ileozökalbefall**) ist Budesonid (9 mg/Tag) die Therapie der Wahl. Bei 51 – 60 % der Patienten wird damit innerhalb von acht bis zehn Wochen eine Remission erreicht. Mesalazin ist im Vergleich zu Placebo zwar auch effektiv, doch die Behandlung mit Budesonid ist überlegen. Ist der Schub schwach und liegen keine extraintestinalen Manifestationen vor, kann auch eine Ernährungstherapie oder eine symptomatisch orientierte Therapie mit Analgetika (Paracetamol, Metamizol), Spasmolytika und niedrig dosierten Antidiarrhoika ausreichend sein. Die Ernährungstherapie ist weniger wirksam als die Glucocorticoidtherapie, sie kann auch als unterstützende Maßnahme bei reduziertem Allgemeinzustand sinnvoll sein.

Bei mäßiger Entzündungsaktivität sollte der Patient, wenn er auf Budesonid nicht anspricht, ein systemisch wirkendes Glucocorticoid (z. B. Prednison 1 mg/kg KG/Tag) erhalten. Unter dieser Therapie kann bei bis zu 92 % der Patienten innerhalb von sechs Wochen eine Remission erreicht werden. Die Dosierung wird beibehalten, bis sich die Symptome bessern. Dann wird die Dosis wöchent-

💬 Die TNF-α-Antikörper Infliximab und Adalimumab gehören zu den sog. »Biologicals«. Das sind Medikamente, die körpereigenen, natürlichen Substanzen nachempfunden sind. Sie blockieren ganz gezielt den Tumornekrosefaktor-α, der die Freisetzung von entzündungsfördernden Botenstoffen steuert. Außerdem unterstützen sie das Absterben von Abwehrzellen. Sie kommen bei schweren Formen der chronisch-entzündlichen Krankheiten zum Einsatz, wenn andere Therapien versagt haben. Die Wirkung setzt sehr rasch nach wenigen Tagen ein.

💬 Die Therapie des Morbus Crohn folgt einem Stufenschema, das sich an dem Befallsmuster und der Stärke des Schubs orientiert. Bei Ihnen ist, wie Sie sagen, die Übergangsregion zwischen Dünn- und Dickdarm befallen. In einem leichten Schub kann es reichen, die Ernährung umzustellen oder schmerz- und krampflösende Arzneimittel einzunehmen. Meistens ist jedoch ein Cortisonpräparat erforderlich, das stärker entzündungshemmend wirkt. Da Budesonid lokal im Darm wirkt und die geringsten Nebenwirkungen unter den Cortisonen zeigt, beginnt man zunächst damit. Nur wenn keine ausreichende Besserung eintritt, kommt ein systemisches, also im ganzen Körper wirkendes, Cortison zur Anwendung. Bei 90 % der Patienten bessern sich damit die Beschwerden innerhalb von sechs Wochen.

lich in 10 mg-Schritten, ab einer Tagesdosis von 20 mg in 5 mg-Schritten redu-ziert. Auf eine ausreichende Osteoporoseprophylaxe (Calcium 1000–1500 mg/ Tag, Vit. D 400–1200 I. E./Tag) ist zu achten.

Ist dagegen das Kolon befallen (**Colitis Crohn**), kann bei einem leichten bis mäßigen Schub Sulfasalazin (3–6 g/Tag) eingesetzt werden. Allerdings brechen aufgrund der Nebenwirkungen 10 bis 30 % der Patienten die Therapie ab. Für die orale Gabe von Mesalazin-Präparaten besteht kein Wirkungsnachweis.

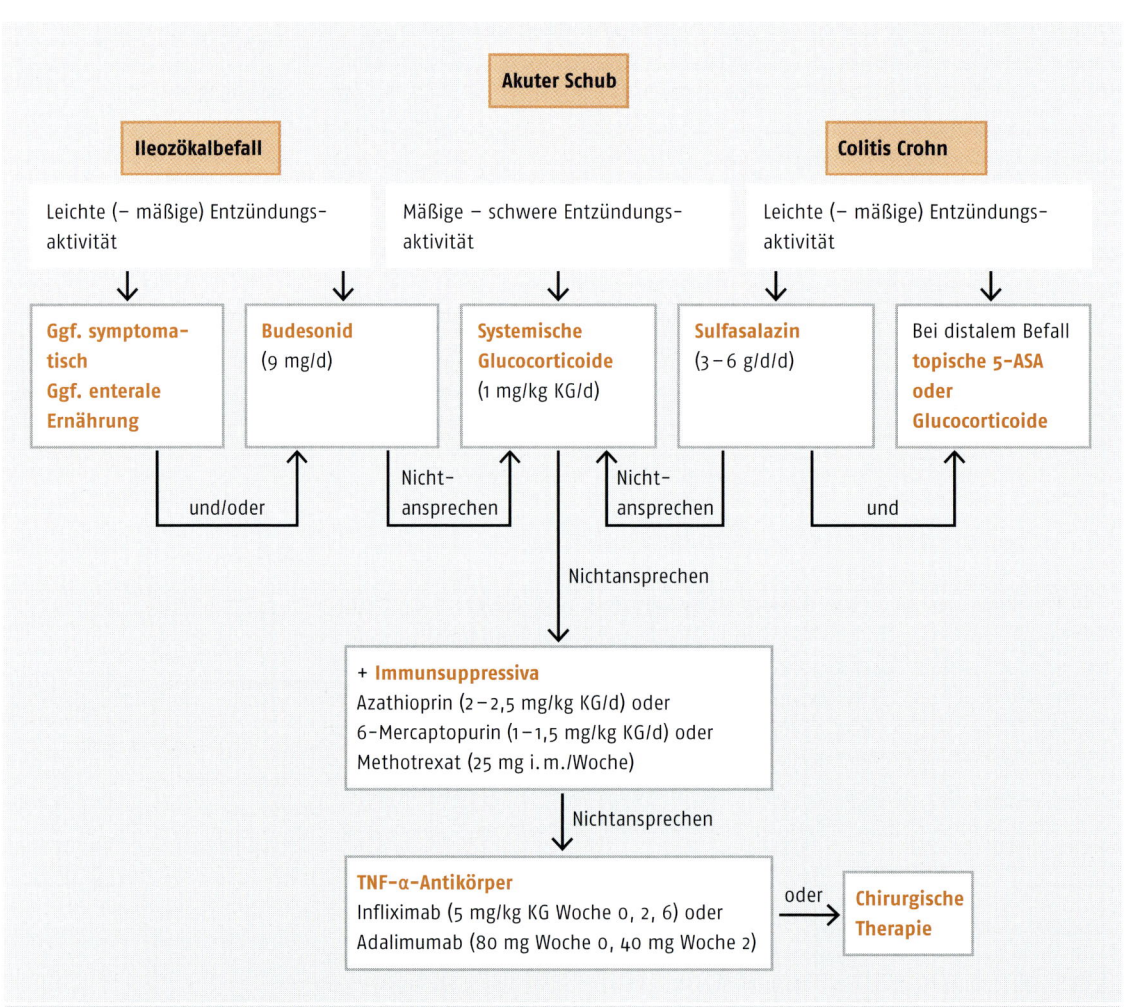

Abb. 22.8 Therapieschema beim akuten Schub eines Morbus Crohn

Alternativ können systemische Glucocorticoide eingesetzt werden. Budesonid zeigt bei isoliertem Kolonbefall nur eine stark eingeschränkte Wirkung. Bei distalem Befall, also bei einem Befall des unteren Dickdarms, werden topisch Mesalazin oder Glucocorticoide als Suppositorien, Klysmen oder Schäume eingesetzt. Sie werden auch zusätzlich zu einer oralen Therapie gegeben.

Bei hoher Krankheitsaktivität gelten für Patienten mit **Ileozökalbefall** und **Colitis Crohn** dieselben Therapieempfehlungen. Initial sollte mit systemisch wirkenden Glucocorticoiden behandelt werden. Bei unzureichendem Ansprechen sollten zusätzlich die Immunsuppressiva Azathioprin (2–2,5 mg/kg KG/Tag) bzw. 6-Mercaptopurin (1–1,5 mg/kg KG/Tag) eingesetzt werden, um das Abwehrsystem zu dämpfen. Es wird kontrovers diskutiert, ob die volle Dosis schon zu Beginn gegeben oder ob die Dosis erst über zwei bis vier Wochen gesteigert werden soll. In einer Studie wird die von Beginn an volle Dosis mit einer höheren Abbruchquote aufgrund von Nebenwirkungen in Verbindung gebracht. Bislang kann keine konkrete Empfehlung gegeben werden. Bestehen Unverträglichkeiten gegen diese Arzneimittel oder treten Nebenwirkungen auf, kann stattdessen mit Methotrexat (25 mg i. m./Woche) behandelt werden.

> Bei hoher Krankheitsaktivität und wenn die Patienten nicht oder nur unzureichend auf Cortison ansprechen, kommen zusätzlich Arzneimittel, die das Immunsystem unterdrücken, zum Einsatz, z. B. Azathioprin oder 6-Mercaptopurin.

Merke

Die Behandlung des Morbus Crohn richtet sich nach dem Befallsmuster. Bei Ileozökalbefall ist Budesonid Therapie der Wahl, bei ausschließlichem Befall des Dickdarms Aminosalicylate. Wirken diese nicht ausreichend, kommen systemische Glucocorticoide zum Einsatz, bei unzureichendem Ansprechen in Kombination mit Immunsuppressiva.

Wenn systemische Corticoide und Immunsuppressiva ohne Erfolg bleiben oder zu Nebenwirkungen führen und chirurgische Maßnahmen ausgeschlossen werden, sollte eine Behandlung mit TNF-α-Antikörpern (Infliximab 5 mg/kg KG i. v. in Woche 0, 2, 6, Adalimumab 80 mg in Woche 0, 40 mg in Woche 2; für ein schnelleres Ansprechen evtl. auch 160 mg in Woche 0, 80 mg in Woche 2) erfolgen. Nicht alle Patienten sprechen auf die Therapie mit TNF-α-Antikörpern an. Eine hohe Ansprechrate zeigten vor allem Patienten mit hohen Konzentrationen des Entzündungsparameters CRP und starken Läsionen der Darmschleimhaut. Im Einzelfall können bei drohenden Komplikationen (Ileus, Perforation) TNF-α-Antikörper auch vor Immunsuppressiva eingesetzt werden. Die Wirkung tritt in der Regel nach zwei Wochen ein und hält etwa acht bis zehn Wochen an.

Bei ausgedehntem Dünndarmbefall wird nach demselben Stufenschema verfahren. Da bei diesen Patienten aber eine Mangelernährung droht, sollte frühzeitig eine enterale Ernährungstherapie in Betracht gezogen werden.

> Bessern sich die Beschwerden trotz Behandlung mit Cortisonen oder mit Arzneimitteln, die das Immunsystem dämpfen, nicht ausreichend, ist eine Operation zu erwägen. Kommt diese nicht in Frage, stehen die sog. Biologicals Infliximab und Adalimumab zur Verfügung. Das sind Substanzen, die körpereigenen Stoffen nachempfunden sind und die gezielt bestimmte Entzündungsbotenstoffe blockieren.

In den seltenen Fällen, in denen auch Speiseröhre und Magen befallen sind, wird neben systemisch wirkenden Glucocorticoiden auch der Einsatz von Protonenpumpenhemmern (PPI) empfohlen. Bei ausbleibendem Erfolg sind Immunsuppressiva (Azathioprin, 6-Mercaptopurin) einzusetzen, insbesondere bei stenosierenden Komplikationen im oberen Gastrointestinaltrakt. Zeigen auch diese keine ausreichende Wirkung, können TNF-α-Antikörper eingesetzt werden.

Antibiotika (Ciprofloxacin, Metronidazol) werden in Kombination mit den aufgeführten antientzündlichen bzw. immunsuppressiven Medikamenten angewendet und dienen vor allem der Behandlung infektiöser Komplikationen wie z. B. Fisteln.

Chronisch aktiver Morbus Crohn

💬 Dauern die Krankheitsbeschwerden an oder treten sie schnell wieder auf, wenn man das Cortison reduziert, sollte eine Therapie mit Azathioprin oder 6-Mercaptopurin eingeleitet werden. Sie unterdrücken die überschießende Immunabwehr. In den wenigen Fällen, in denen die Entzündungssymptome nicht zum Abklingen gebracht werden können, ist entweder eine Operation zu erwägen oder zusätzlich ein TNF– –Antikörper zu geben.

Durch die Behandlung des akuten Schubs erreicht nur ein Teil der Patienten eine Remission. Bei ca. 50 % tritt ein akut rezidivierender Verlauf auf, d. h. die Patienten sprechen gut auf die Steroidtherapie im akuten Schub an und erreichen eine längerdauernde Remission. Diese ist als das Auftreten von weniger als zwei Schüben pro Jahr definiert. Bei ca. einem Drittel der Patienten liegt aber ein **steroidabhängiger Verlauf** vor, d. h. die Patienten sprechen zunächst auf die Behandlung mit Glucocorticoiden an, doch unter Dosisreduktion der Steroide kommt es schnell zu einem Rezidiv. Ca. 20 % der Patienten sprechen erst gar nicht oder nur unzureichend auf Steroide an (**steroidrefraktärer Verlauf**).

Wenn ein Morbus Crohn über sechs Monate nach vorangegangener Therapie durch eine persistierende oder rezidivierende Symptomatik gekennzeichnet ist, spricht man von einem **chronisch-aktiven Morbus Crohn**. In diesen Fällen stellt die Immunsuppression mit Azathioprin (2–2,5 mg/kg KG/ Tag) bzw. 6-Mercaptopurin (1–1,5 mg/kg KG/Tag) die Therapie der Wahl dar. Wenn Unverträglichkeiten bestehen, kann auch Methotrexat (25 mg/Woche) angewendet werden. Die Immunsuppressiva haben einen steroidsparenden Effekt und wirken remissionsinduzierend und –erhaltend. Ihre Wirkung setzt aber nur langsam ein, nach etwa sechs Wochen bzw. zwei Monaten. Falls die Patienten nicht ausreichend auf Immunsuppressiva ansprechen, ist zusätzlich ein TNF-α-Antikörper zu geben bzw. eine Operation zu erwägen (siehe Abb. 22.9).

Merke

Beim chronisch-aktiven Morbus Crohn sind Immunsuppressiva Therapie der Wahl. Die Wirksamkeit setzt verzögert nach etwa zwei Monaten ein.

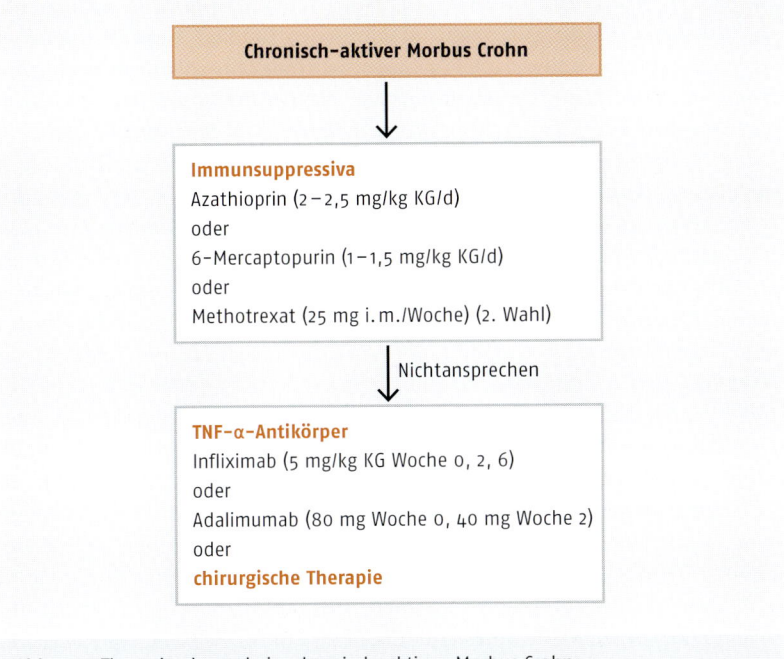

Abb. 22.9 Therapieschema beim chronisch-aktiven Morbus Crohn

Remissionserhaltung

Ein größeres Problem als eine effektive Schubtherapie stellt in der Regel die Remissionserhaltung dar. Das Risiko eines erneuten Krankheitsschubs ist für den einzelnen Patienten nicht vorherzusehen. In klinischen Studien lag die Rezidivhäufigkeit im ersten Jahr bei 30 bis 60%, im zweiten Jahr bei 40 bis 70% der Patienten. Anders als bei der Colitis ulcerosa (vgl. Kap. 22.4.3) lässt sich beim Morbus Crohn keine generelle Indikation für eine remissionserhaltende Therapie angeben. Nach einem ersten Schub mit leichter bis mäßiger Erkrankungsaktivität kann von einer entsprechenden Therapie zunächst abgesehen werden. Bei häufigen Rezidiven oder steroidabhängigem Verlauf, bei Fistelleiden und nach mehrfachen Crohn-Operationen ist allerdings eine remissionserhaltende Therapie indiziert.

> 💬 Ist ein akuter Schub abgeklungen, geht es darum, die Ruhephase aufrechtzuerhalten und einen Krankheitsrückfall zu verhindern. Nicht immer ist dazu eine medikamentöse Behandlung erforderlich. Wohl aber bei häufigen Rückfällen, bei Komplikationen wie Fisteln oder nach wiederholten Operationen.

Praxistipp

Rauchende Patienten sollten angehalten werden, das **Tabakrauchen aufzugeben**. Die Wirksamkeit eines Rauchstopps entspricht derjenigen einer immunsuppressiven Therapie. Allein durch diese Maßnahme kann die Rezidivrate langfristig halbiert werden.

> 💬 Da das Rauchen am ehesten ein Wiederaufleben der akuten Beschwerden verursacht, sollten Sie unbedingt mit dem Rauchen aufhören. Allein durch diese Maßnahme kann die Rückfallquote halbiert werden.

Ungeeignet zur medikamentösen Remissionserhaltung sind Mesalazin und Glucocorticoide. Mesalazin zeigte in klinischen Studien keine Wirksamkeit (Ausnahme: postoperativ, s. u.). Für Glucocorticoide (einschließlich Budesonid) konnte ebenfalls keine Rezidivprophylaxe nachgewiesen werden, stattdessen zeigen sie aber in der Langzeittherapie schwerwiegende Nebenwirkungen.

💬 Die wichtigsten Medikamente zur Aufrechterhaltung der Remission sind Azathioprin und 6-Mercaptopurin. Sie sollten mindestens vier Jahre lang eingenommen werden. Sind sie wirkungslos, können Methotrexat oder TNF-α-Antikörper eingesetzt werden, alternativ oder in Kombination.

Als Therapie der ersten Wahl werden zur Remissionserhaltung die Immunsuppressiva Azathioprin (2–2,5 mg/kg KG/ Tag) oder 6-Mercaptopurin (1–1,5 mg/kg KG/Tag) empfohlen. Die Therapie sollte mindestens vier Jahre lang durchgeführt werden. Kommen die Patienten in dieser Zeit ohne Steroidgabe aus, kann eine Beendigung der immunsuppressiven Behandlung erwogen werden. Patienten, die in diesen Jahren zeitweise zusätzlich Steroide benötigten, sollten die Therapie mit Azathiopin/6-Mercaptopurin länger durchführen. Bleibt die Azathioprin/6-Mercaptopurin-Therapie trotz adäquater Dosis und ausreichender Therapiedauer wirkungslos, kann auf Methotrexat (25 mg i. m./ Woche) umgestellt werden. Alternativ wird eine Therapie mit TNF-α-Antikörpern empfohlen. Für Infliximab konnte gezeigt werden, dass nach der Induktionstherapie (5 mg/kg KG in Woche 0, 2, 6) eine Erhaltungstherapie (5 mg/kg KG alle 8 Wochen, »scheduled treatment«) einer an der Krankheitsaktivität orientierten Wiederholungstherapie (»episodic treatment«) überlegen ist.

Versagt auch diese Therapie, kann die Dosis auf bis zu 10 mg/kg KG erhöht werden oder es können die Abstände zwischen den Infusionen verkürzt werden. Auch eine Umstellung auf Adalimumab ist möglich. Konnte durch TNF-α-Antikörper eine Remission eingeleitet werden, sind zur remissionserhaltenden Therapie Azathioprin, 6-Mercaptopurin, Methotrexat oder TNF-α-Antikörper geeignet.

> **Merke**
>
> Immunsuppressiva sind zur Remissionserhaltung beim Morbus Crohn Therapie der Wahl.

Nach einer Operation besteht ebenfalls keine generelle Indikation zur medikamentösen Remissionserhaltungstherapie. War der Krankheitsverlauf vor der Operation unkompliziert, kann von einer Rezidivprophylaxe abgesehen werden. Mesalazin (3–4 g/Tag), das eine geringe Wirkung bei der postoperativen Remissionserhaltung besitzt, kann alternativ eingesetzt werden. Bei einem komplizierten Verlauf und beim Vorliegen von Risikofaktoren wie hohe präoperative Krankheitsaktivität, Tabakrauchen, junges Alter, ausgedehnter Befall, Fisteln, Perforation ist eine postoperative medikamentöse Therapie zu erwägen. Am wirksamsten sind Azathioprin oder 6-Mercaptopurin. Für Metronidazol konnte zwar gezeigt werden, dass eine dreimonatige Gabe nach einer Operation am unteren Dünndarm remissionserhaltend wirkt, aber wegen der recht häufigen Nebenwirkungen (insbesondere z. T. irreversible Polyneuropathien) ist es nicht zu empfehlen.

22.4.3 Therapie der Colitis ulcerosa
Die Behandlung der Colitis ulcerosa richtet sich nach der Erkrankungsaktivität und nach der Ausdehnung des Befalls im Kolon.

Akuter Schub
Bei einer **distalen Colitis** wird folgendes stufenweises Vorgehen empfohlen: bei leichter bis mäßiger Krankheitsaktivität sollte zunächst eine topische Behandlung mit 5-Aminosalicylaten erfolgen (siehe Abb. 22.10). Bei einer Proktitis eignen sich Zäpfchen, bei einer Proktosigmoiditis, also bei einem Befall von Rektum und unterem Dickdarm, Klysmen und Schäume. Eine tägliche Dosis von 1 g Mesalazin scheint bei topischer Applikation ausreichend zu sein, höhere Dosen bis zu 4 g/Tag sind nicht besser wirksam. Die topische Gabe von Aminosalicylaten zeigte sich in Studien auch einer höher dosierten oralen Gabe überlegen. Ebenso scheinen lokal applizierte Aminosalicylate topischen Glucocorticoiden überlegen zu sein.

Die Behandlung der Colitis ulcerosa richtet sich nach dem Befallsmuster und der Krankheitsaktivität. Sie folgt einem Stufenschema. Ist nur der Enddarm oder nur der linke Teil des Dickdarms befallen, gibt man zunächst Aminosalicylate in Form von Zäpfchen, Einläufen oder Rektalschäumen. Tabletten gibt man nur, wenn die lokale Behandlung nicht ausreicht. Wenn die Aminosalicylate nicht wirken oder Unverträglichkeiten bestehen, kommen Cortisone zum Einsatz. Zunächst aber auch wieder nur lokal als Einläufe oder Schäume.

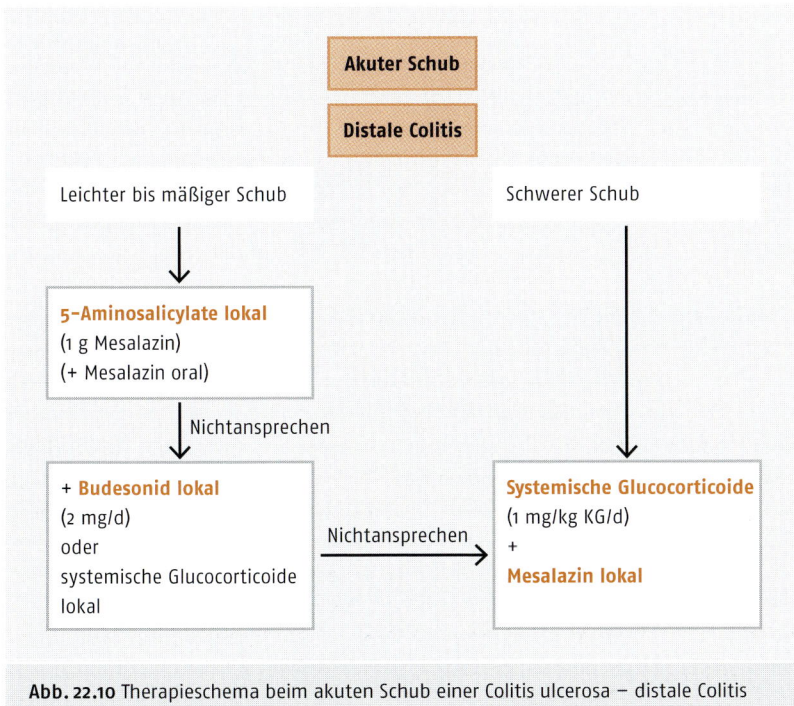

Abb. 22.10 Therapieschema beim akuten Schub einer Colitis ulcerosa – distale Colitis

Einige Patienten mit ausgeprägten Durchfällen können allerdings die rektal verabreichten Arzneiformen nicht lange genug (1 Stunde) einhalten. Besonders bei der Gabe von Klysmen tritt dieses Problem auf. Schäume sind aufgrund des geringeren Volumens vorteilhafter. Bei Therapieversagen empfiehlt sich eine zusätzliche orale Gabe von Mesalazin. Auch bei der ausgedehnten Linksseiten-kolitis ist die Kombination von rektalem und oralem Mesalazin den einzelnen Anwendungen überlegen.

Bei Versagen der Therapie mit Aminosalicylaten wird die zusätzliche Gabe eines topischen Glucocorticoids als Schaum oder Klysma empfohlen. In zahl-reichen Studien zeigte Budesonid (2 mg täglich) die gleiche Wirksamkeit wie systemisch wirksame Glucocorticoide bei gleichzeitig geringeren Nebenwirkun-gen. Die Therapie mit Budesonid sollte mindestens vier Wochen lang erfolgen. Tritt keine ausreichende Besserung ein, sollten systemisch wirksame Glucocor-ticoide oral verabreicht werden.

Bei einem schweren Schub sind orale Glucocorticoide in Kombination mit einer lokalen Anwendung von Mesalazin indiziert. Empfohlen wird eine täg-liche Prednisolondosis von 40 bis 100 mg bzw. eine gewichtsadaptierte Dosie-rung (1 mg/kg KG Prednisolon täglich). In verschiedenen Studien zeigten Dosen über 40 mg/Tag aber keine deutlichen Vorteile. Spricht der Patient auf die Behandlung an, kann die Glucocorticoiddosis nach 7 bis 10 Tagen um wöchent-lich 10 mg, ab 20 mg um 5 mg pro Woche reduziert werden.

Bei Patienten mit einer **ausgedehnten Colitis** gilt die orale Gabe von Ami-nosalicylaten als Standardtherapie bei einem leichten bis mittleren Schub (siehe Abb. 22.11). Empfohlen wird eine Dosis von 3,0 bis 4,8 g Mesalazin oral. Es scheinen keine relevanten Wirksamkeitsunterschiede zwischen den einzelnen Aminosalicylaten zu bestehen. Doch werden Mesalazin und Olsalazin häufig aufgrund der geringeren Nebenwirkungsrate gegenüber Sulfasalazin bevorzugt. Sulfasalazin zeigt allerdings Vorteile bei der Behandlung von Patienten mit Arthritis.

Bei unzureichendem Ansprechen oder bei einem schweren Schub sollen systemische Glucocorticoide oral verabreicht werden. Ob die gleichzeitige Gabe von oralen Aminosalicylaten die Einleitung einer Remission verbessert, wird sehr kontrovers diskutiert. Die Kombination erfolgt zwar häufig, doch es fehlen Studien, die eine Überlegenheit belegen. Zurzeit kann daher keine generelle Empfehlung gegeben werden. Bestehen Kontraindikationen gegen systemische Glucocorticoide kann Ciclosporin als Dauerinfusion (4 mg/kg KG/Tag) gegeben werden.

Die systemischen Glucocorticoide können auch intravenös gegeben werden, wobei eine Besserung innerhalb von zehn Tagen eintreten sollte. Andernfalls ist von einem chronisch aktiven, steroidrefraktären oder auch fulminanten Verlauf auszugehen, für die jeweils spezifische Therapieempfehlungen vorliegen.

Bei einem schweren Schub werden sofort Cortisone in Tab-lettenform eingesetzt, kombi-niert mit einer lokalen Anwen-dung von Aminosalicylaten.

Bei einem schweren Schub einer ausgedehnten Colitis be-ginnt man sofort mit Cortison-Tabletten. Ob die gleichzeitige Gabe von Aminosalicylat-Tablet-ten einen Schub schneller ab-klingen lässt, ist umstritten.

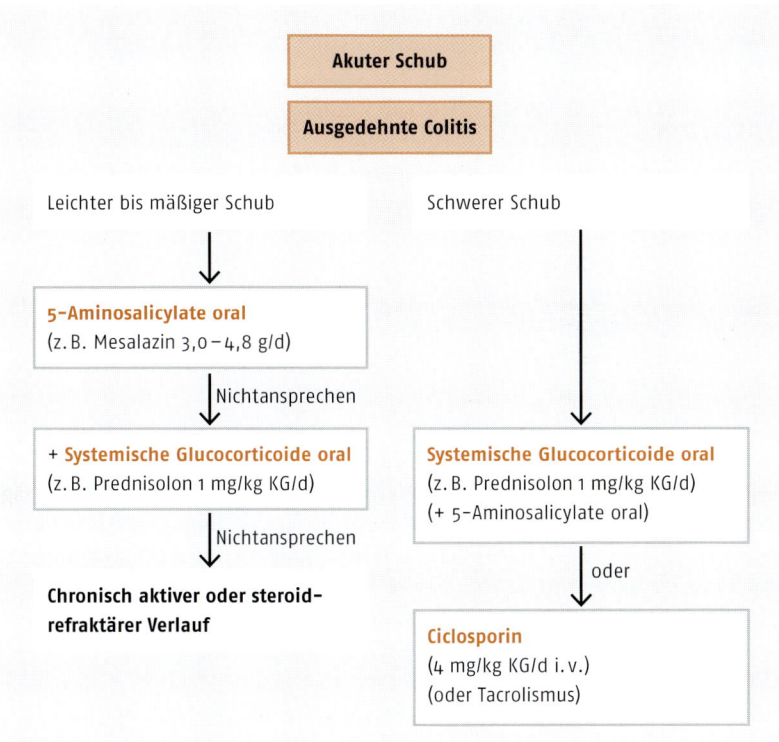

Akuter Schub

Ausgedehnte Colitis

Leichter bis mäßiger Schub

Schwerer Schub

5-Aminosalicylate oral
(z. B. Mesalazin 3,0 – 4,8 g/d)

Nichtansprechen

+ **Systemische Glucocorticoide oral**
(z. B. Prednisolon 1 mg/kg KG/d)

Nichtansprechen

Chronisch aktiver oder steroid-refraktärer Verlauf

Systemische Glucocorticoide oral
(z. B. Prednisolon 1 mg/kg KG/d)
(+ 5-Aminosalicylate oral)

oder

Ciclosporin
(4 mg/kg KG/d i. v.)
(oder Tacrolismus)

Abb. 22.11 Therapieschema beim akuten Schub einer Colitis ulcerosa – ausgedehnte Colitis

Bei einer ausgedehnten Colitis reicht eine lokale Behandlung nicht aus. Man muss sofort mit Aminosalicylat-Tabletten beginnen. Tritt keine ausreichende Besserung ein, gibt man zusätzlich Cortison-Tabletten.

Kann eine Colitis ulcerosa durch Aminosalicylate und Glucocorticoide nicht in Remission gebracht werden, sollte eine Therapie mit Azathioprin oder Mercaptopurin eingeleitet werden. Sie dämpfen die überschießende Immunabwehr bei Colitis ulcerosa-Patienten. Leider dauert es vier bis sechs Monate, bis sie voll wirken. Aber sie helfen Cortisone einzusparen, so dass die unerwünschten Nebenwirkungen reduziert werden können. Kann mit Azathioprin oder Mercaptopurin eine Remission eingeleitet werden, sollten sie drei bis fünf Jahre lang weiter eingenommen werden, um einem erneuten Schub vorzubeugen.

Merke

Aminosalicylate und Glucocorticoide stellen die Basismedikation zur Behandlung eines akuten Schubs bei einer Colitis ulcerosa dar.

Chronisch aktiver Verlauf

Kann ein akuter Schub einer Colitis ulcerosa durch die Behandlung mit Glucocorticoiden und Aminosalicylaten nicht vollständig und dauerhaft ($<$ 2 Rezidive pro Jahr) in Remission gebracht werden, liegt ein chronisch aktiver Verlauf vor. Die Patienten sprechen nicht auf die Glucocorticoide an (steroidrefraktärer Verlauf), oder es gelingt nach anfänglichem Ansprechen nicht, die Glucocorticoide innerhalb von drei bis vier Monaten auszuschleichen (steroidabhängiger Verlauf). In diesen Fällen ist eine Kolektomie zu erwägen. Ist sie nicht indiziert, wird eine immunsuppressive Therapie mit Azathioprin in einer

Dosis von 2–2,5 m/kg KG pro Tag empfohlen. Treten Nebenwirkungen auf, z. B. allergische Azathioprinunverträglichkeiten, kann alternativ 6-Mercaptopurin in einer Dosis von 1–1,5 mg/kg KG pro Tag gegeben werden. Da die Wirksamkeit erst nach vier bis sechs Monaten beurteilt werden kann, müssen Glucocorticoide erst noch weiter gegeben werden. Allerdings zeigt sich unter Azathiorpin und 6-Mercaptopurin ein deutlicher steroidsparender Effekt. Blutbild und Leberwerte müssen während der Therapie regelmäßig kontrolliert werden.

> **Merke**
>
> Beim chronisch aktiven Verlauf einer Colitis ulcerosa sind die Immunsuppressiva Azathioprin bzw. 6-Mercaptopurin die Medikamente der ersten Wahl. Alternativ kann eine Kolektomie indiziert sein.

Kann durch die Immunsuppressiva eine Remission eingeleitet werden, wird eine Therapiedauer von drei bis fünf Jahren empfohlen. Allerdings gründet sich diese Empfehlung nicht auf kontrollierte Studien, sondern auf rückblickende Beobachtungen und Erfahrungen beim Morbus Crohn.

Medikamentöse Alternativen wie Methotrexat oder Tacrolismus können im Einzelfall erwogen werden. Da ihre Wirksamkeit aber nur in unkontrollierten Studien aufgezeigt wurde, können sie bislang nicht generell empfohlen werden. Auch der Einsatz einer Leukozytenapherese kann auf der Basis der bisherigen Datenlage nur in Einzelfällen empfohlen werden. Antibiotika dienen der Behandlung von Komplikationen, z. B. Clostridium-difficile-Infektionen.

Fulminanter Schub

Ein fulminanter Schub ist aufgrund der massiven blutigen Durchfälle und der schweren Allgemeinsymptome immer gefährlich und muss sofort im Krankenhaus behandelt werden.

Der fulminante Schub ist nach dem Konsens der Deutschen Gesellschaft für Verdauungs- und Stoffwechselerkrankungen (DGVS) definiert als schwerer Schub mit systemischer Beteiligung (Fieber > 38,5 °C, Anämie), häufigen blutigen Diarrhöen, Gewichtsverlust und reduziertem Allgemeinzustand. Das Blutbild zeigt erniedrigte Hb-Werte (< 10 g/dl) und erhöhte Entzündungsparameter. Die Grenzen zwischen einer akuten schweren Colitis und einem fulminanten Schub sind fließend. Die Behandlung des fulminanten Schubs erfolgt allerdings stationär. Unter Umständen ist eine Kolektomie erforderlich.

Ist keine Notfalloperation erforderlich, werden sofort systemische Glucocorticoide intravenös verabreicht (siehe Abb. 22.12). Die Dosis beträgt 1–1,5 mg/kg KG pro Tag und kann auf mehrere Einzeldosen verteilt werden. Bestehen Kontraindikationen gegen Steroide kann alternativ Ciclosporin intravenös verabreicht werden. Eine zusätzliche orale Gabe von Aminosalicylaten wird nicht empfohlen, da eine zusätzliche Wirkung bislang nicht belegt werden konnte.

Aufgrund der massiven Durchfälle sollte eine ausreichende Flüssigkeits- und Elektrolytsubstitution erfolgen. Daneben wird eine parenterale Ernährung emp-

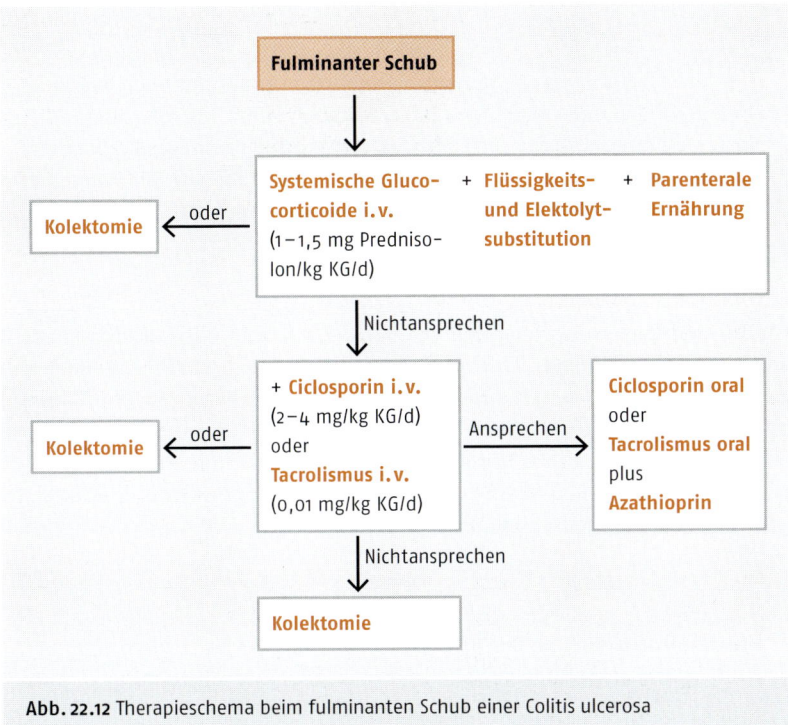

Abb. 22.12 Therapieschema beim fulminanten Schub einer Colitis ulcerosa

Zur Behandlung eines fulminanten Schubs wird dem Patienten hochdosiert Cortison gespritzt. Gleichzeitig ist wegen der massiven Durchfälle auch ein Wasser- und Salzausgleich notwendig, häufig auch eine parenterale Ernährung. Spricht der Patient nicht auf das Cortison an, erhält er zusätzlich Ciclosporin, das die Immunabwehr dämpft. Bei der Mehrheit der Patienten gelingt es damit, eine Remission einzuleiten. Eventuell muss aber auch operiert werden. Im Unterschied zum Morbus Crohn kann man eine Colitis ulcerosa durch die Entfernung des Dickdarms letztendlich heilen.

fohlen, auch wenn in klinischen Studien gegenüber einer enteralen Ernährung keine Überlegenheit gezeigt werden konnte. Unverzichtbar ist eine parenterale Ernährung bei Ileus, Subileus und vor Operationen.

Zeigt sich innerhalb von sieben bis zehn Tagen keine Besserung, liegt ein steroidrefraktärer Verlauf vor. Dann ist entweder erneut ein chirurgischer Eingriff zu erwägen oder eine zusätzliche immunsuppressive Therapie mit Ciclosporin erforderlich. Ciclosporin wird in einer Dosis von 2–4 mg/kg KG pro Tag als Dauerinfusion verabreicht. Alternativ kann Tacrolismus in einer Dosis von 0,01 mg/kg KG pro Tag intravenös gegeben werden. Die intravenöse Therapie wird etwa sieben bis zehn Tage lang durchgeführt. Tritt keine deutliche Besserung ein, ist eine Kolektomie indiziert. Bei etwa 60 bis 90 % der Patienten kann aber eine Remission eingeleitet werden. Dann wird auf eine orale Applikation von Ciclosporin bzw. Tacrolismus umgestellt. Zusätzlich wird Azathioprin oder 6-Mercaptopurin als Erhaltungsdosis (2–2,5 mg/kg KG/Tag bzw. 1,5 mg/kg KG/Tag) gegeben. Da die Wirkung von Azathioprin bzw. 6-Mercaptopurin erst nach drei bis sechs Monaten einsetzt, ist bis zu dieser Zeit Ciclosporin gleichzeitig zu geben. Ein bis zwei Wochen nach Absetzen des Ciclosporins können dann die Glucocorticoide ausgeschlichen werden.

Merke

Der lebensbedrohliche fulminante Schub wird primär mit hochdosierten systemischen Glucocorticoiden intravenös behandelt. Bei fehlendem Ansprechen innerhalb weniger Tage wird zusätzlich eine immunsuppressive Therapie mit Ciclosporin eingeleitet, ebenfalls intravenös. Ziel ist es, die Mortalität zu senken und eine Kolektomie zu vermeiden.

Remissionserhaltung

Für Colitis ulcerosa-Patienten wird eine remissionserhaltende Therapie empfohlen. Mittel der Wahl sind Aminosalicylate.

Konnte eine Remission eingeleitet werden, sollte jeder Colitis ulcerosa-Patient eine remissionserhaltende Therapie erhalten. Nur bei Patienten mit einer neu diagnostizierten Proktitis, die rasch auf die topische Anwendung von Aminosalicylaten angesprochen haben, kann davon abgesehen werden. Ebenso bei Patienten, die sich vor dem Schub länger als zwei Jahre in Remission befunden haben. Mittel der ersten Wahl zur Remissionserhaltung sind Aminosalicylate, deren Wirksamkeit wissenschaftlich gut belegt ist.

Merke

Standardmedikamente zur Remissionserhaltung bei der Colitis ulcerosa sind Aminosalicylate in rektaler und/oder oraler Applikation.

Bei nur rektalem bzw. linksseitigem Befall sollten die Aminosalicylate in Form von Zäpfchen bzw. Klysmen und Rektalschäumen angewendet werden. Bei einer ausgedehnten Colitis ist dagegen die Einnahme von Tabletten erforderlich. Die Behandlung soll mindestens 2 Jahre lang konsequent durchgeführt werden, um ein Wiederaufflammen der Krankheit zu verhindern.

Die Art der Anwendung richtet sich nach dem Befallsmuster. Bei einer **distalen Colitis** ist die rektale Applikation der oralen überlegen. Bei einer Proktitis sollen Suppositorien, bei einem Befall bis zum unteren Dickdarm Klysmen bzw. Rektalschäume angewendet werden. Bei einer Proktitis erwiesen sich Mesalazin-Suppositorien in einer Dosierung von zweimal 500 mg pro Tag als wirksam. Ebenfalls wirksam war eine Intervalltherapie von 1 g dreimal die Woche. Bei der Linksseitenkolitis konnte eine Wirksamkeit gezeigt werden für Mesalazin-Klysmen in einer Dosierung von 1 g täglich bzw. von 4 g jeden dritten Tag. Bei Patienten, die häufiger Rezidive erleiden oder bei denen die Remission nur durch die gleichzeitige Gabe von oralen und topischen Aminosalicylaten eingeleitet werden konnte, wird allerdings die kombinierte Therapie empfohlen.

Bei einer **ausgedehnten Colitis** ist eine orale Applikation indiziert. Die zusätzliche Gabe von rektalen Aminosalicylaten wird befürwortet, da sie der alleinigen oralen Therapie überlegen ist. Als wirksam erwiesen sich bei oraler Gabe 2 g Sulfasalazin, 1,5 g Mesalazin und 1,0 g Olsalazin pro Tag.

Eine remissionserhaltende Therapie sollte bei der Colitis ulcerosa mindestens zwei Jahre lang durchgeführt werden. Kommt es in dieser Zeit zu einem erneuten Schub, ist zunächst eine Therapie des akuten Schubs erforderlich. Nach der Vorgeschichte (Anzahl und Schwere vergangener Schübe) und dem

Schweregrad des letzten Schubs ist anschließend individuell zu entscheiden, ob die frühere remissionserhaltende Therapie wieder aufgenommen wird oder ob sie verändert werden muss. Die DGVS gibt folgende allgemeine Empfehlungen: Erfolgte bislang eine Monotherapie mit Aminosalicylaten sollte nun eine orale und rektale Kombinationstherapie erfolgen. Ferner kann die Dosis der oralen Aminosalicylate gesteigert werden. Alternativ kann eine immunsuppressive Therapie mit Azathioprin (2,5 mg/kg KG/Tag) bzw. 6-Mercaptopurin (1,5 mg/kg KG/Tag) eingeleitet werden.

Eine weitere Alternative zu Aminosalicylaten stellt die Behandlung mit Escherichia coli Stamm Nissle 1917 dar. Sie wird von der DGVS nur zurückhaltend empfohlen, da bislang nur drei kontrollierte Studien die remissionserhaltende Wirksamkeit bei Colitis ulcerosa belegen. Bei zwei der Studien gab es aber methodische Mängel, so dass nur die dritte überzeugt. Darin erwies sich E. coli Nissle 1917 in einer Dosierung von zweimal täglich 100 mg als genauso wirksam wie Mesalazin in einer Dosierung von dreimal täglich 500 mg. Für Lactobacillus- und Bifidobakterien-Stämme liegen bislang widersprüchliche Studienergebnisse vor. In einigen kleinen Studien zeigten sie einen positiven Effekt auf die Remissionserhaltung, in anderen keine signifikante Überlegenheit gegenüber Placebo (Böhm, Kruis). Eine allgemeine Empfehlung kann daher nicht gegeben werden.

> Eine sichere und nebenwirkungsarme Alternative zu Mesalazin stellt eine Therapie mit dem Probiotikum E. coli dar. In Studien konnte mit zweimal täglich einer Kapsel ein erneuter Schub genauso wirksam verhindert werden wie mit Mesalazin.

22.5 Besonderheiten der Therapie von CED im Kindes- und Jugendalter

Bei etwa einem Viertel der Patienten beginnen die chronisch-entzündlichen Darmerkrankungen bereits im Kindes- und Jugendalter (MC 25 %, CU 15–40 % unter 20 Jahren). Die Beschwerden bei Kindern und Jugendlichen sind initial häufig schleichend und unspezifisch. In einigen Fällen treten nur extraintestinale Manifestationen wie Gelenkbeschwerden auf, z. T. Jahre vor den Darmbeschwerden. Aufgrund der blutigen Durchfälle wird eine Colitis ulcerosa oft schneller diagnostiziert als ein Morbus Crohn. Überproportional häufig liegt bei pädiatrischen Colitis-ulcerosa-Patienten eine subtotale oder totale Colitis vor (70–80 %). Beim Morbus Crohn dominieren Bauchschmerzen, Gewichtsverlust und chronische Durchfälle, wobei ein Gewichtsverlust viel häufiger auftritt als bei Erwachsenen. Bei bis zu 65 % der Kinder und Jugendlichen mit Morbus Crohn kommt es zu maskierten Verläufen mit Wachstumsstillstand und verzögerter Pubertät.

Grundsätzlich gelten die Therapieempfehlungen für erwachsene CED-Patienten auch für Kinder und Jugendliche. Es sind allerdings andere Dosierungen und einige Besonderheiten im Hinblick auf die Wachstumsstörungen zu beachten. Minderwuchs und Verzögerung der Pubertät treten beim Morbus Crohn häufig auf, bei der Colitis ulcerosa eher selten. Die Wachstumshemmungen sind in erster Linie Folge der Krankheitsaktivität, die daher konsequent

> Im Kindes- und Jugendalter beginnen chronisch entzündliche Darmerkrankungen häufig schleichend und unspezifisch, so dass sie manchmal nicht sofort erkannt werden. Das gilt insbesondere für den Morbus Crohn. Kinder mit Morbus Crohn leiden sehr häufig unter einer chronischen Mangelernährung mit Minderwuchs und Gedeihstörungen.

🗨 Die Medikamente, die bei Erwachsenen angewendet werden, sind grundsätzlich auch bei Kindern und Jugendlichen anwendbar. Aber die Ernährungstherapie hat vor allem beim Morbus Crohn einen größeren Stellenwert. Sie hemmt genauso effektiv wie eine Cortisontherapie die Entzündungsaktivität, wenn die Region am Übergang zwischen Dünn- und Dickdarm befallen ist. Außerdem kann man mit ihr sehr gut die chronische Mangelernährung behandeln, die zu Minderwuchs und Verzögerung der Pubertät führt.

🗨 Der Einsatz von Cortisonen ist möglichst zu minimieren, da sie wachstumshemmend wirken. Andererseits verzögert ein unzureichend behandelter Morbus Crohn ebenfalls das Wachstum. Um Cortisone zu sparen, wird man daher frühzeitig Medikamente einsetzen, die das überschießende Immunsystem hemmen.

behandelt werden sollte. Allerdings empfiehlt die DGVS-Leitlinie für Morbus Crohn, den Einsatz von Glucocorticoiden bei Kindern und Jugendlichen möglichst zu minimieren, da Steroide auch in niedriger Dosierung einen wachstumshemmenden Effekt haben. Stattdessen ist beim Ileozökalbefall auch bei hoher Krankheitsaktivität die Ernährungstherapie Behandlung der 1. Wahl (zur Ernährungstherapie vgl. Kap. 24). In fünf randomisierten, kontrollierten Studien an pädiatrischen Patienten erwies sich die Ernährungstherapie gegenüber Glucocorticoiden als gleichwertig. Eine Ernährungstherapie ist daneben zum Ausgleich einer chronischen, z. T. jahrelangen Mangelernährung erforderlich. Die chemisch genau definierten Diätnahrungen werden entweder oral oder über eine Nasensonde zugeführt. Dabei spielt es keine Rolle, ob die Trink- und Sondennahrung stark aufgeschlossen ist oder nicht (Elementardiät, Oligopeptiddiät, Polymerdiät). Wichtiger als die Art der Nahrung ist die Höhe der Kalorienzufuhr. Diese sollte 140 bis 180% des altersbezogenen Tagesbedarfs ausmachen.

Kann auf Glucocorticoide nicht verzichtet werden, ist frühzeitig eine immunsuppressive Therapie mit Azathioprin/6-Mercaptopurin (bei Unverträglichkeiten mit Methotrexat) einzuleiten. Durch sie können Glucocorticoide eingespart werden. Auch eine Therapieintensivierung mit TNF-α-Antikörpern ist zu erwägen, denn mit Infliximab konnte bei einem Großteil der jugendlichen Morbus-Crohn-Patienten eine Remission eingeleitet werden.

Merke

Für die Therapie von CED im Kindes- und Jugendalter gelten im Prinzip die gleichen Empfehlungen wie für Erwachsene. Allerdings fällt der Ernährungstherapie insbesondere beim Morbus Crohn ein größeres Gewicht zu. Mit ihr kann beim Ileozökalbefall nicht nur ein akuter Schub behandelt werden, sondern auch die häufig auftretenden Wachstumsstörungen. Der Einsatz von Glucocorticoiden ist wegen ihrer wachstumshemmenden Wirkung möglichst zu minimieren. Ggf. sind frühzeitig Immunsuppressiva oder eventuell sogar TNF-α-Antikörper einzusetzen.

Für den Remissionserhalt bei Kindern und Jugendlichen mit Morbus Crohn stellt die Ernährungstherapie eine Behandlungsoption dar. Sie wird aber von der Leitlinie nicht generell empfohlen, da bislang nur eine kontrollierte Studie mit positiven Ergebnissen vorliegt, und die nur für Erwachsene. Für Kinder und Jugendliche gibt es bislang nur Beobachtungsstudien.

Ein weiterer wichtiger Aspekt ist eine psychosoziale Unterstützung für die Patienten und ihre Familien. Jugendliche mit CED fehlen häufiger in Schule und Ausbildung. Im Vergleich zu gesunden Gleichaltrigen sind sie ängstlicher und depressiver oder haben ein mangelndes Selbstwertgefühl, nicht zuletzt wegen des krankheitsbedingten Minderwuchses. Gerade in Adoleszenz und Pubertät kann eine professionelle Beratung zur Bewältigung von seelischen und familiären Konflikten hilfreich sein, zumal emotionale Stresssituationen neue Krankheitsschübe auslösen können. Eine psychologische Betreuung kann daher entscheidend zur Akzeptanz und Bewältigung der Krankheit beitragen und damit die Compliance verbessern.

Für Kinder und Jugendliche kann eine psychologische Betreuung hilfreich sein, damit sie die Krankheit besser annehmen und die krankheitsbedingten Belastungen leichter bewältigen können.

23 Beratung bei der Abgabe von rezeptpflichtigen Arzneimitteln

23.1 BAK-Leitlinien

Bei der Abgabe eines ärztlich verordneten Arzneimittels sollte sich der pharmazeutische Mitarbeiter zunächst ein Bild über den Informationsbedarf des Patienten machen, um ihm dann bei der Medikamentenaushändigung die erforderlichen Informationen gezielt zu vermitteln. Als Grundlage dienen die BAK-Leitlinie zur Information und Beratung bei der Abgabe von Arzneimitteln bei der Erst- und Wiederholungsverordnung sowie der Leitfaden zur Beratung.

23.1.1 Fragen zur Person des Anwenders

Für wen ist das Arzneimittel?

Hier gilt es zu klären, ob der Patient selbst oder ein »Bote« das Rezept einlöst. Die Abgabe an einen »Boten« ist problematisch, wenn die weiteren Fragen nicht vollständig geklärt werden können.

23.1.2 Handelt es sich um eine Erst- oder Wiederholungsverordnung

Bekommen Sie das Arzneimittel zum ersten Mal? Kennen Sie das Medikament? Bekommen Sie es regelmäßig?

Es gilt zu klären, ob der Patient das Arzneimittel zum ersten Mal bekommt oder ob er bereits Erfahrungen damit gesammelt hat. Bei einer Erstverordnung benötigt der Patient grundlegende Informationen zur Therapie, zur Dosierung, zum Einnahmezeitpunkt, zur Anwendung und Anwendungsdauer.

Handelt es sich um eine Wiederholungsverordnung, wird sich das weitere Beratungsgespräch stärker an den Erfahrungen des Patienten mit dem Arzneimittel orientieren. Dabei gilt es zu klären, ob Probleme bei der Anwendung aufgetreten sind oder Anwendungsfehler korrigiert werden müssen.

23.1.3 Fragen zur Indikation und zur Wirkungsweise des Arzneimittels

Gegen welche Beschwerden bekommen Sie das Arzneimittel verordnet? Wissen Sie, wie das Arzneimittel wirkt?

Viele der bei CED verordneten Arzneimittel können sowohl bei Morbus Crohn als auch bei Colitis ulcerosa angewendet werden. Es sollte daher geklärt werden, welches Krankheitsbild vorliegt, um Missverständnisse zu vermeiden.

Dann geht es darum, dem Patienten seiner Auffassungsgabe entsprechend kurz die Wirkungsweise des Arzneimittels zu erklären. Für eine gute Compliance ist es wichtig, dass der Patient die Wirkung versteht und erkennt, welchen Nutzen es ihm bringt. Wenn der Patient das Arzneimittel zum ersten Mal erhält, ist es wichtig, dass er durch die Herausstellung des positiven Nutzens für die Therapie motiviert wird.

Erhält der Patient das Arzneimittel schon länger, ist die Motivation nicht weniger wichtig, damit ein Therapieversagen nicht durch mangelnde Therapietreue bedingt wird. Beispielsweise ist dem Patienten die Bedeutung der Glucocorticoide im Stufenplan bei der Behandlung der CED zu erklären. Bei vielen Patienten bestehen Ängste gegen eine Anwendung von Glucocorticoiden, die ernst genommen werden sollten. Es gilt, mit viel Einfühlungsvermögen und fundiertem Fachwissen diesen Vorbehalten entgegenzutreten, um den Patienten für die Therapie zu motivieren.

23.1.4 Fragen zur Dosierung, Anwendung und Behandlungsdauer

Bei der Erstverordnung gilt es zu klären, ob der Arzt Anweisungen für die Dosierung, die Anwendung und Anwendungsdauer gegeben hat. Bei Tabletten und Kapseln ist neben der Dosierung der Einnahmezeitpunkt anzugeben. Die Anwendung besonderer Darreichungsformen wie Rektalschäume und Klysmen sollte erklärt werden. Ferner sollte auch der verzögerte Wirkungseintritt einiger Wirkstoffgruppen erklärt werden. So setzt z. B. bei Azathioprin und 6-Mercaptopurin die volle Wirksamkeit erst nach drei bis sechs Monaten ein.

Bei Patienten, die das Medikament schon länger einnehmen, kann die Frage nach der Dosierung und Anwendung Complianceprobleme aufdecken. Nimmt der Patient das Arzneimittel noch in der verordneten Dosis oder nur »nach Gefühl« ein? Sind bei der Anwendung Probleme aufgetreten?

> Was hat der Arzt Ihnen gesagt, wie Sie das Arzneimittel einnehmen sollen? Wie häufig nehmen Sie das Arzneimittel ein? Wie lange sollen Sie das Arzneimittel verwenden?

23.1.5 Fragen zu Wechselwirkungen und Eingehen auf potenzielle Nebenwirkungen

Bei einer Erstverordnung sollte der Patient nach der Einnahme weiterer Arzneimittel gefragt werden, um mögliche Interaktionen zu klären. Daneben ist der Patient über die wichtigsten Nebenwirkungen des Arzneimittels zu informieren, damit er nicht verunsichert ist, wenn sie auftreten bzw. damit er weiß, wie er sich zu verhalten hat (Rücksprache mit dem Arzt, sofortiges Absetzen etc.).

Nimmt der Patient das Arzneimittel schon länger ein, können inzwischen neue Medikamente hinzugekommen sein, so dass erneut die Wechselwirkungen zu überprüfen sind. Direkte Fragen nach den Erfahrungen mit dem Arzneimittel helfen, Probleme der Therapie, wie z. B. unerwünschte Nebenwirkungen, anzusprechen, die sonst lange Zeit nicht bemerkt würden.

> Welche weiteren Medikamente nehmen Sie ein? Wie kommen Sie mit dem Arzneimittel zurecht?

23.2 Beratung bei der Abgabe von 5-Aminosalicylaten

23.2.1 Wirkungsweise

5-Aminosalicylate bringen durch ihre lokal antiinflammatorische Wirkung auf die Darmmukosa die akuten Symptome der CED wie Diarrhö, Entzündung, Ödeme der Darmschleimhaut und Blutungen zum Abklingen. Der Wirkmechanismus der 5-Aminosalicylate ist noch nicht völlig geklärt. Als eigentliche Wirkform gilt die 5-Aminosalicylsäure (5-ASA). Als wesentlich für die Wirksamkeit gilt eine Beeinflussung des Arachidonsäurestoffwechsels, insbesondere der Leukotriensynthese. Dagegen spielt die Hemmung der Prostaglandinbiosynthese wohl nur eine untergeordnete Rolle. Ferner scheint die 5-ASA die Zytokinsynthese und die Leukozyten-Chemotaxis zu hemmen sowie als Radikalfänger reaktiver Sauerstoffverbindungen zu fungieren.

Da Mesalazin nach oraler Aufnahme nahezu vollständig im Magen und proximalen Dünndarm resorbiert wird, die Substanz aber erst im distalen Dünndarm bzw. Kolon wirken soll, wurden retardierte Darreichungsformen entwickelt. Man unterscheidet pH-abhängige und pH-unabhängige Retardformen. Magensaftresistente Tabletten (z. B. Claversal® oder Salofalk®) setzen den Wirkstoff erst bei einem pH > 6 und damit weitgehend erst in der Ileozökalregion frei. Mikroverkapselte pH-abhängige Darreichungsformen (z. B. Salofalk Granu-Stix®) sollen zu einer gleichmäßigen Freisetzung vom terminalen Ileum bis zum Rektum führen. Die pH-unabhängige Zubereitung aus Cellulose-basierten Mikrokapseln (z. B. Pentasa®) führt zu einer kontinuierlichen Freisetzung bei jedem pH-Wert im Darm. Sie ist daher besonders beim Befall höher gelegener Darmabschnitte geeignet. In klinischen Studien zeigte sich bislang keine Darreichungsform den anderen überlegen.

Sulfasalazin und Olsalazin werden dagegen nur schwer resorbiert. Der größte Teil der oral aufgenommenen Dosis erreicht das Kolon und wird dort durch Darmbakterien gespalten, Sulfasalazin zu 5-ASA und Sulfapyridin, Olsalazin zu zwei Molekülen 5-ASA. Sulfapyridin wird resorbiert und ist für die im Vergleich zu den beiden anderen Aminosalicylaten deutlich höhere Nebenwirkungsrate des Sulfasalazins verantwortlich. Daher ist die Bedeutung des Sulfasalazins in der Behandlung der CED deutlich zurückgegangen. Der Sulfonamidanteil Sulfapyridin wird in der Leber acetyliert und zum größten Teil mit dem Urin ausgeschieden. Bei Patienten, bei denen aufgrund genetischer Veranlagung die Substanz nur langsam acetyliert wird, können toxische Serumkonzentrationen auftreten. Treten Nebenwirkungen auf, wird daher eine Bestimmung des Acetylierer-Phänotyps empfohlen.

➥ 5-Aminosalicylate gehören zu den Basismedikamenten zur Behandlung der CED. Sie wirken lokal entzündungshemmend im Darm, so dass Beschwerden wie Durchfall, Entzündungen und Blutungen der Darmschleimhaut verschwinden.

➥ Mesalazin wird normalerweise schon im Magen und oberen Dünndarm an den Blutkreislauf abgegeben und steht dann nicht mehr in den tieferen Darmabschnitten zur Verfügung, in denen es eigentlich wirken soll. Darum hat man sog. Retardtabletten entwickelt, aus denen der Wirkstoff erst verzögert im letzten Dünndarmabschnitt bzw. im Dickdarm freigesetzt wird. Dort kann er direkt auf die entzündete Darmschleimhaut einwirken.

➥ Sulfasalazin und Olsalazin wirken im Dickdarm, weil sie erst dort in ihre Wirkformen überführt werden.

23.2.2 Handelspräparate und Indikationen

Die in Tabelle 23.1 genannten Mesalazin- und Sulfasalazinpräparate sind alle zur Behandlung der Colitis ulcerosa (sowohl zur Akutbehandlung als auch zur Rezidivprophylaxe) und des Morbus Crohn (nur zur Akutbehandlung) zugelassen. Sulfasalazin ist darüber hinaus auch zur Behandlung von Arthropathien bei CED zugelassen. Olsalazin ist dagegen nur zur Behandlung der Colitis ulcerosa zugelassen, sowohl zur Behandlung akuter Schübe als auch zur Rezidivprophylaxe.

Während Olsalazin bei Kindern nicht angewendet werden darf, ist Mesalazin für Kinder ab sechs Jahren, Sulfasalzin sogar für Kinder ab zwei Jahren zugelassen.

> 💬 Die Aminosalicylate werden zur Behandlung der Colitis ulcerosa eingesetzt, zur Behandlung sowohl der akuten Schübe als auch zur Verlängerung der Ruhephase zwischen den Schüben. Mesalazin und Sulfasalazin sind auch zur Akutbehandlung eines Morbus Crohn zugelassen.

Tab. 23.1 Fertigarzneimittel 5-Aminosalicylate

Handelspräparat®	Wirkstoff
Claversal®, Pentasa®, Salofalk®	Mesalazin
Azulfidine®, Colo-Pleon®	Sulfasalazin
Dipentum®	Olsalazin

23.2.3 Dosierung und Einnahmehinweise

Erwachsene erhalten im akuten Schub einer Colitis ulcerosa 1,5 – 3,0 g, beim Morbus Crohn 1,5 – 4,5 g **Mesalazin**, verteilt auf zwei bis drei Einzelgaben pro Tag (siehe Tab. 23.2). Die Dosis beträgt für Kinder bei einem Körpergewicht von 20 bis 40 kg üblicherweise die halbe Erwachsenendosis, bei einem Körpergewicht über 40 kg die normale Erwachsenendosis. Magensaftresistente Tabletten sollen ungefähr eine Stunde vor den Mahlzeiten mit reichlich Flüssigkeit eingenommen werden.

Mesalazin wird auch in verschiedenen rektalen Darreichungsformen angeboten. Die Patienten sollten darauf hingewiesen werden, dass vor der Anwendung der Darm zu entleeren ist. Die Anwendung erfolgt abends vor dem Schlafengehen. Die Handhabung der Klysmen und Sprühdosen sollte den Patienten erklärt werden. So sind die Klysmen wegen der enthaltenen Suspension vor Gebrauch gut zu schütteln. Beim Einführen der Applikatorspitze sollte der Patient auf der linken Seite liegen, mit ausgestrecktem linken und angewinkeltem rechten Bein. Die Faltenbalgflasche ist nur langsam zusammenzudrücken, um einen Stuhldrang zu vermeiden. Nach Entfernen der Applikationsspitze sollte der Patient mindestens 30 Minuten in der beschriebenen Position

> 💬 Der Arzt hat Ihnen gegen die akuten Entzündungsbeschwerden ein Klistier verordnet. Geben Sie es abends vor dem Schlafengehen als Einlauf in den Darm. Wichtig ist, dass Sie den Darm vor der Anwendung entleeren, damit sich die Flüssigkeit besser auf der Darmschleimhaut verteilen kann. Vor der Anwendung sollten Sie die Flasche gut schütteln. Zum Einführen der Lösung legen Sie sich auf die linke Seite, das linke Bein ausgestreckt, das rechte angewinkelt. Führen Sie dann die Applikatorspitze, die mit einem Gleitgel überzogen ist, in den After ein. Drücken Sie die Flasche nur langsam zusammen, um einen Stuhldrang zu vermeiden. Nach Entleerung der Flasche ziehen Sie den Applikator langsam heraus. Bleiben Sie dann noch mindestens 30 Minuten auf der linken Seite liegen, damit sich der Wirkstoff gut im Darm verteilen kann.

Tab. 23.2 Dosierung von 5-Aminosalicylaten (oral)

Handelspräparat®	Dosis Erwachsene	Dosis Kinder
Claversal®, Salofalk® Tabletten	Akuttherapie CU: 1,5–3,0 g/Tag Akuttherapie MC: 1,5–4,5 g/Tag Rezidivproph. CU: 1,5 g/Tag	Kinder > 6 J.: Akuttherapie CU / MC: 30–50 mg/kg KG/Tag Rezidivproph. CU: 15–30 mg/kg KG/Tag
Pentasa® Retard-tabletten	Akuttherapie CU: 2,0–4,0 g/Tag Akuttherapie MC: Bis zu 4,0 g/Tag Rezidivproph. CU: 1,5 g/Tag	Kinder > 6 J.: Akuttherapie CU / MC: 30–50 mg/kg KG/Tag Rezidivproph. CU: 15–30 mg/kg KG/Tag
Azulfidine®, Colo-Pleon® (magensaftresist.) Tabletten	Akuttherapie CU, MC: 3,0–4,0 g/Tag Rezidivproph. CU: 2,0–3,0 g/Tag	Kinder > 2 J.: Initial: 40–60 mg/kg KG/Tag Remissionserh: 30–40 mg/kg KG/Tag
Dipentum® Kps, Tbl.	Akuttherapie CU: 1,5–3,0 g/Tag Rezidivproph. CU: 1,0 g/Tag	

CU: Colitis ulcerosa, MC: Morbus Crohn

💬 Der Arzt hat Ihnen zur Behandlung des akuten Schubs Ihrer Colitis ulcerosa Mesalazin-Tabletten verordnet. Sie sollen … Tabletten pro Tag einnehmen, und zwar auf drei Einzelgaben verteilt, also morgens, mittags und abends je … Tabletten. Die magensaftresistenten Tabletten sollten Sie ungefähr eine Stunde vor den Mahlzeiten mit reichlich Flüssigkeit einnehmen.

verbleiben, damit sich der Wirkstoff gut verteilen kann. Bei Anwendung des Rektalschaums ist zu beachten, dass der Schaum erst beim Loslassen des zuvor vollständig gedrückten Druckknopfes austritt. Zur leichteren Einführung kann das Einführungsrohr mit einem Gleitgel bestrichen werden. Auch die Sprühdose ist vor Gebrauch zu schütteln. Die Anwendung erfolgt am besten in stehender Position. Dabei sollte der Druckknopf nach unten gerichtet sein. Er wird ganz nach unten gedrückt, dann sehr langsam wieder losgelassen. Sollen zwei Sprühstöße angewendet werden, ist der Vorgang nach 30 Sekunden zu wiederholen. Nach Entfernen der Sprühdose sollte sich der Patient ebenfalls für mindestens 30 Minuten auf die linke Seite legen, damit sich der Schaum im Rektum und Sigmadarm (Colon sigmoideum) verteilen kann.

Klysmen und Schäume sind nur zur Behandlung akuter Schübe zugelassen. Sie sollten also nicht länger als acht bis zwölf Wochen verwendet werden.

Sulfasalazin sollte im akuten Schub in einer Dosierung von 3,0 – 4,0 g täglich gegeben werden, aufgeteilt in drei Einzeldosen. Zur Rezidivprophylaxe bei der Colitis ulcerosa nehmen Erwachsene täglich eine Dosis von 2,0 – 3,0 g, aufgeteilt in je eine Dosis morgens und abends.

Olsalazin wird zur Akutbehandlung der Colitis ulcerosa in einer Dosierung von 1,5–3,0 g, zur Rezidivprophylaxe in einer Dosierung von 1,0 g täglich angewendet. Die Kapseln und Tabletten sollten jeweils zu den Mahlzeiten eingenommen werden. Da insbesondere bei Sulfasalazin viele Nebenwirkungen dosisabhängig auftreten, sollte die Therapie einschleichend begonnen werden. Aber auch beim Olsalazin kann eine langsame Dosissteigerung hilfreich sein, um die vor allem zu Beginn der Therapie sehr häufigen Durchfälle zu vermeiden.

23.2.4 Neben-, Wechselwirkungen und Kontraindikationen

Mesalazin und Olsalazin
Nebenwirkungen

- Überempfindlichkeitsreaktionen: Allergische Hautreaktionen, Arzneimittelfieber, Bronchialspasmus (gelegentlich)
- Gastrointestinaltrakt: Diarrhö, Flatulenz, Abdominalschmerzen, Übelkeit, Erbrechen (gelegentlich bis häufig)
- Zentralnervöse Nebenwirkungen: Kopfschmerzen, Schwindel (gelegentlich bis häufig)
- Renale Nebenwirkungen: Nierenfunktionsstörungen (gelegentlich bis häufig)
- Erkrankungen des Blutes: Anämie, Methämoglobinämie (gelegentlich)
- Arthralgie, Myalgie (gelegentlich)
- Erhöhte Leberenzyme (gelegentlich)

Wechselwirkungen

- Antikoagulanzien (Cumarine): Verstärkung der gerinnungshemmenden Wirkung, auch Erhöhung der gastrointestinalen Blutung
- Niedermolekulare Heparine oder Heparinoide: erhöhtes Blutungsrisiko
- Glucocorticoide: Verstärkung der magenspezifischen Nebenwirkungen
- Azathioprin/6-Mercaptopurin: Erhöhung des Risikos von Knochenmarksdepression (bei gleichzeitiger Einnahme sollte von beiden Arzneimitteln die niedrigstmögliche Dosis genommen und das Blutbild des Patienten sorgfältig überwacht werden, v. a. im Hinblick auf Leukopenie)
- Nephrotoxische Stoffe wie NSAR und Azathioprin: Erhöhung des Risikos renaler Nebenwirkungen
- Methotrexat: die Toxizität des Methotrexats kann erhöht werden
- Sulfonylharnstoffe: Verstärkung der blutzuckersenkenden Wirkung
- Probenecid/Sulfinpyrazon: die harnsäureausscheidende Wirkung kann vermindert werden, dadurch Gefahr einer Harnsteinbildung
- Spironolacton/Furosemid: Verminderung der diuretischen Wirkung
- Rifampicin: Verminderung der tuberkulostatischen Wirkung

> Der Arzt hat Ihnen Olsalazin-Tabletten verordnet. Da sie vor allem zu Beginn der Behandlung häufig Durchfälle verursachen können, soll die Dosis nur langsam gesteigert werden. Der Arzt hat das Dosierschema für Sie festgelegt: Fangen Sie zunächst mit einer Tablette pro Tag an, dann steigern Sie die Dosis um eine Tablette pro Tag bis auf … Tabletten. Ich schreibe es Ihnen auch auf die Packung.

> Zu den wichtigsten Nebenwirkungen der Aminosalicylate zählen Überempfindlichkeitsreaktionen und Allergien. Kopfschmerzen und Schwindel sowie Beschwerden des Magen-Darm-Trakts wie Durchfall, Bauchschmerzen, Blähungen treten ebenfalls recht häufig auf.

> Mit gerinnungshemmenden Stoffen können Wechselwirkungen auftreten, d. h. die Blutungsneigung kann erhöht werden.

— Windpockenimpfung: In den ersten sechs Wochen nach einer Windpockenimpfung sollten keine Salicylate gegeben werden wegen des möglichen
erhöhten Risikos für die Entwicklung eines Reye-Syndroms.

Kontraindikationen

Bei schweren Leber- oder
Nierenfunktionsstörungen dürfen Aminosalicylate nicht angewendet werden. Bei allergischer Veranlagung oder Bronchialasthma sind sie nur mit
Vorsicht anzuwenden.

— Schwere Leber- und Nierenfunktionsstörungen
— Bestehendes Magen- und/oder Zwölffingerdarmgeschwür
— erhöhte Blutungsneigung
— Kinder (Olsalazin)

Nur mit Vorsicht anzuwenden bei

— Lungenfunktionsstörung, insbes. bei Bronchialasthma oder Allergievorge-
schichte. Dies gilt besonders für Claversal® Klysmen und Rektalschaum, da
diese Kaliumdisulfit bzw. Natriummetabisulfit enthalten,
— Schwangerschaft und Stillzeit.

Sulfasalazin
Nebenwirkungen

Viele Nebenwirkungen des
Sulfasalzins wie Übelkeit, Erbrechen, Kopfschmerzen sind dosisabhängig. Setzt man die Tabletten eine Woche lang ab, kann
man die Behandlung anschließend meist fortsetzen. Anders ist
es bei Überempfindlichkeitsreaktionen. Treten diese auf,
sollten Sie die Therapie sofort
beenden. Sprechen Sie auf jeden
Fall mit Ihrem Arzt.

Zwei Gruppen von Nebenwirkungen sind zu unterscheiden: einmal dosisabhängige wie Übelkeit, Erbrechen, Kopfschmerzen, hämolytische Anämie und
Methämoglobinämie. Nach einer Behandlungsunterbrechung von einer Woche
kann die Therapie weitergeführt werden. Die zweite Gruppe umfasst Überempfindlichkeitsreaktionen, die nicht vorhersehbar sind und meist zu Beginn
der Therapie auftreten. In diesen Fällen sollte die Anwendung von Sulfasalazin
sofort beendet werden.

— Nervensystem: Kopfschmerzen (sehr häufig), Schwindel, Störungen des Ge-
schmackssinns (häufig), Parästhesien (gelegentlich)
— Gastrointestinaltrakt: Übelkeit, Dyspepsie, Appetitlosigkeit, Magenbe-
schwerden (sehr häufig), Erbrechen, Diarrhö, abdominelle Schmerzen (häu-
fig), Blähungen (gelegentlich)
— Atemwege: Husten (häufig), Bronchialasthma, Dyspnoe (gelegentlich)
— Müdigkeit (sehr häufig), Fieber, Benommenheit, Schlaflosigkeit (häufig)
— Haut: Pruritus, Exantheme (häufig), Urtikaria, Quincke-Ödem, Photosensi-
bilität, Alopezie (gelegentlich)
— Auge: allergische Konjunktivitis (gelegentlich)
— Erkrankungen des Blutes: Folsäuremangel-Anämie, Leukopenie (häufig),
hämolytische Anämie, Methämoglobinämie, Thrombozytopenie (gelegent-
lich)
— Nieren: Proteinurie (häufig)
— Leber: erhöhte Leberenzymwerte (häufig)
— Geschlechtsorgane: bei Männern reversible Oligospermie (sehr häufig)
— Arthralgie (häufig)
— Herz, Kreislauf: Tachykardie, Hypertonie (gelegentlich)

Wechselwirkungen

- Folsäure: Hemmung der Resorption
- Eisen: Resorptionshemmung von Sulfasalazin, nicht aber von Sulfapyridin
- Calcium: verzögerte Resorption von Sulfasalazin
- Digoxin: Hemmung der Aufnahme von Digoxin
- Antibiotika (Ampicillin, Neomycin, Rifamycin, Ethambutol): verminderte Wirkung von Sulfasalazin, da die Darmflora geschädigt und damit der bakterielle Abbau von Sulfasalazin verringert wird
- Anionenaustauscher-Harze wie Colestipol oder Colestyramin: Sulfasalazin und seine Metabolite werden gebunden
- Antikoagulanzien: Beeinträchtigung des Abbaus von Phenprocoumon und Dicumarol. Deswegen ist eine regelmäßige Überwachung des Gerinnungsstatus erforderlich.
- Arzneimittel mit hoher Proteinbindung wie Methotrexat, Phenylbutazon: die Wirkung dieser Arzneistoffe kann verstärkt werden
- Sulfonylharnstoffe: Verstärkung der blutzuckersenkenden Wirkung
- Ciclosporin: Verminderung der Ciclosporinspiegel
- Typhus-Lebendimpfstoff: verringerte Immunreaktion, deswegen Abstand von mindestens 24 Stunden

> Wenn Sie gleichzeitig Antibiotika einnehmen, kann die Wirkung von Sulfasalazin vermindert sein. Die Antibiotika schädigen auch die „guten" Keime im Darm, die aber notwendig sind, um Sulfasalazin in seine Wirkform zu überführen.

Kontraindikationen

- Erkrankungen der blutbildenden Organe
- Akute intermittierende Porphyrie
- Schwere Leberinsuffizienz
- Schwere Niereninsuffizienz
- Patienten mit Glucose-6-Phosphatdehydrogenase-Mangel (hämolytische Anämie möglich)
- Vorbestehende Blutbildveränderungen wie Leuko- oder Thrombozytopenie
- Ileus
- Erythema exsudativum multiforme
- Gleichzeitige Therapie mit Methenamin wegen der Gefahr einer Kristallurie
- Kinder unter 2 Jahren

Nur mit Vorsicht anzuwenden bei

- Allergischer Veranlagung oder Asthma bronchiale
- Frauen im gebärfähigen Alter im Dreimonatszeitraum vor Beginn einer Schwangerschaft wegen der Gefahr eines Folsäuremangels. Für Frauen im gebärfähigen Alter ohne sicheren Konzeptionsschutz sowie im ersten Trimenon wird eine ergänzende Gabe von Folsäure empfohlen, um Neuralrohrdefekten vorzubeugen.
- bekannter Überempfindlichkeit gegenüber Sulfonylharnstoffen
- Schwangerschaft und Stillzeit

> Sulfasalazin kann die Resorption von Folsäure hemmen. Da ein Folsäuremangel zu einer schweren Schädigung eines Embryos führen kann, ist es wichtig, während der Behandlung sicher zu verhüten oder den Mangel durch eine zusätzliche Gabe von Folsäure auszugleichen.

23.3 Beratung bei der Abgabe von systemischen Glucocorticoiden

23.3.1 Wirkungsweise

Systemische Glucocorticoide kommen in erster Linie im akuten Schub bei mäßigen bis schweren Verläufen der Colitis ulcerosa und des Morbus Crohn zum Einsatz. Ihre antiphlogistische und immunsuppressive Wirkung leitet sich im Wesentlichen aus der Modulation bedeutender Entzündungsmediatoren ab. Die Glucocorticoide binden an einen intrazellulären Glucocorticoid-Rezeptor. Dieser tritt in den Zellkern über und stimuliert bzw. hemmt die Transkriptionsschritte verschiedener Gene. Die Transkription antientzündlicher Proteine wie des Lipocortins, eines Inhibitors der Phospholipase A_2, wird induziert. Die Phospholipase A_2 katalysiert die Synthese der Arachidonsäure, einem wichtigen Substrat für die Synthese von Entzündungsmediatoren wie Prostaglandinen und Leukotrienen. Die Transkription von Genen, die die Synthese von proinflammatorischen Entzündungsfaktoren wie Zytokinen (z. B. Tumornekrosefaktor-α und verschiedene Interleukine) stimulieren, wird dagegen gehemmt.

Nach oraler Einnahme werden systemische Glucocorticoide rasch und nahezu vollständig resorbiert. Bei der ersten Leberpassage wird Prednison zu 80 bis 100 % zu Prednisolon metabolisiert. In der Leber erfolgt auch der Abbau des Prednisolons zu hormonell inaktiven Metaboliten, die vorwiegend renal ausgeschieden werden.

23.3.2 Handelspräparate und Indikationen

Die in Tabelle 23.3 genannten Fertigarzneimittel sind alle zur Behandlung der Colitis ulcerosa und des Morbus Crohn zugelassen. Bei Colifoam® Rektal-

> 🗨 Cortisone werden aufgrund ihrer starken entzündungshemmenden Wirkung beim Morbus Crohn und der Colitis ulcerosa eingesetzt. Sie greifen auf vielfältige Weise in das Entzündungsgeschehen im Körper ein. Sie fördern die Bildung von körpereigenen antientzündlichen Botenstoffen, gleichzeitig unterbinden sie die Bildung von entzündungsfördernden Botenstoffen.

> 🗨 Cortisone sind zur Behandlung des Morbus Crohn und der Colitis ulcerosa zugelassen.

Tab. 23.3 Fertigarzneimittel systemischer Glucocorticoide

Handelspräparat®	Wirkstoff
Decortin®, Cutason®, Prednison-ratiopharm®	Prednison
Decortin® H, Prednisolon dura®, Prednisolon Jenapharm®	Prednisolon
Urbason®, Methylprednisolon Jenapharm®, Metycortin®, Metysolon	Methylprednisolon
Colifoam® Rektalschaum	Hydrocortisonacetat

schaum ist die Anwendung aufgrund der rektalen Applikation auf Entzündungen im unteren Dickdarmbereich beschränkt.

23.3.3 Dosierung und Einnahmehinweise

Die Glucocorticoide werden in Abhängigkeit von der Schwere der Erkrankung und dem Ansprechen des Patients individuell dosiert. Üblicherweise werden Prednison und Prednisolon bei mäßiger Entzündungsaktivität in einer initialen Dosierung von 40 – 60 mg täglich eingesetzt. Das entspricht 32 – 40 mg Methylprednisolon. Bei höherer Krankheitsaktivität sollte 1 mg/kg KG/Tag gegeben werden.

Die physiologische Glucocorticoid-Freisetzung unterliegt einem zirkadianen Rhythmus mit maximalen Plasmaspiegeln morgens zwischen 6 und 8 Uhr. Therapeutische Dosierungsschemata sollten sich an diesem Rhythmus orientieren. Niedrige bis mittlere Dosen (bis 40 mg Prednisolon/Tag) sollen morgens auf einmal gegeben werden. Bei höheren Dosen ist es möglich, zwei Drittel der Dosis morgens, ein Drittel mittags oder abends zu geben. Die letztere Vorgehensweise empfiehlt sich auch bei ausgeprägten nächtlichen Symptomen. Die Tabletten werden am besten morgens nüchtern, unmittelbar nach dem Aufstehen eingenommen, damit die Wirkung möglichst schnell eintritt.

Mit Abklingen der Symptome ist zur Reduzierung der Nebenwirkungsrate die niedrigste wirksame Dosis zu wählen. Soll die Glucocorticoidtherapie beendet werden, darf insbesondere nach längerdauernder Behandlung die Dosis nur langsam reduziert werden. Andernfalls besteht die Gefahr einer Nebennierenrindenatrophie. Eine Nebennierenrindeninsuffizienz äußert sich in Hypotonie, Abgeschlagenheit, Hyponatriämie und Hypovolämie sowie Hyperkaliämie. Durch ein »Ausschleichen« der Glucocorticoide unter einer wöchentlichen Dosisreduktion von 10 mg, ab 20 mg von 5 mg (z. B. 60, 40, 30, 20, 15, 10, 5, 0 mg Prednisolon) lassen sich diese Komplikationen jedoch vermeiden.

Die Glucocorticoide sind auch bei Kindern und Jugendlichen zugelassen. Allerdings gilt für sie, dass beim Morbus Crohn eine Ernährungstherapie Behandlung der ersten Wahl ist (vgl. Kap. 22.5). Sollten systemische Glucocorticoide erforderlich sein, ist eine alternierende Gabe zu empfehlen. Das bedeutet, dass die für 48 Stunden erforderliche Dosis jeden zweiten Tag morgens auf einmal gegeben wird. Auf diese Weise wird die Nebennierenrindenfunktion weniger gehemmt.

💬 Cortisone werden individuell dosiert. Die Dosis richtet sich nach der Entzündungsaktivität und dem individuellen Ansprechen des Patients auf das Arzneimittel.

💬 Wie Sie vielleicht wissen, gibt es auch eine körpereigene Produktion von Corticoiden. Das körpereigene Hormon Cortisol wird in einem festen Tag-Nacht-Rhythmus von der Nebennierenrinde ausgeschüttet. In den frühen Morgenstunden zwischen 6 und 8 Uhr ist die körpereigene Ausschüttung am höchsten, zwischen 18 und 24 Uhr am niedrigsten. Eine Cortisontherapie sollte sich an diesem Rhythmus orientieren. D. h., Sie sollten die gesamte Tagesdosis (… mg) morgens auf einmal einnehmen, am besten nüchtern, direkt nach dem Aufstehen.

💬 Wenn Sie Cortisontabletten über einen längeren Zeitraum einnehmen, wird die körpereigene Produktion von Cortisol heruntergefahren. Bei Beendigung der Therapie muss die Produktion erst wieder angekurbelt werden. Deswegen darf man Cortisone nicht plötzlich absetzen, sondern muss sie langsam »ausschleichen«, d. h. man reduziert die Dosis langsam über mehrere Wochen.

23.3.4 Neben-, Wechselwirkungen und Kontraindikationen

Nebenwirkungen

Bei **kurzfristiger Therapie** ist die Gefahr von Nebenwirkungen gering. Möglich sind:

- Magen- und Darmulzera, die infolge der Corticoidbehandlung symptomarm verlaufen können
- Herabsetzung der Glucosetoleranz
- Erhöhtes Infektionsrisiko

Bei **langfristiger Therapie** steigt das Risiko mit zunehmender Dosis:

- Haut: Striae rubrae, Atrophie, Steroidakne, verzögerte Wundheilung, periorale Dermatitis, selten Überempfindlichkeitsreaktionen, Änderung der Hautpigmentierung
- Muskel und Skelett: Muskelatrophie, Osteoporose, bei zu rascher Dosisreduktion nach langdauernder Behandlung kann es zu Muskel- und Gelenkschmerzen kommen
- Augen: Glaukom, Katarakt
- Psyche: Depressionen, Gereiztheit, Euphorie, Appetit- und Antriebssteigerung, Manifestation einer latenten Epilepsie
- Magen-Darm-Trakt: Magen-Darm-Geschwüre, gastrointestinale Blutungen, Pankreatitis
- Stoffwechsel, Endokrinium: Vollmondgesicht, Stammfettsucht, verminderte Glucosetoleranz, Diabetes mellitus, Natriumretention mit Ödembildung, vermehrte Kaliumausscheidung, die zu Rhythmusstörungen führen kann, Inaktivität bzw. Atrophie der Nebennierenrinde, Wachstumsverzögerung bei Kindern, Störungen der Sexualhormonsekretion (Amenorrhö, Hirsutismus, Impotenz)
- Kreislauf und Gefäße: Hypertonie, Erhöhung des Artherosklerose- und Thromboserisikos, Vaskulitis
- Blut, Immunsystem: mäßige Leukozytose, Lymphopenie, Eosinopenie, Polyglobulie, Schwächung der Immunabwehr, Maskierung von Infektionen

Wechselwirkungen

- Nichtsteroidale Antiphlogistika/Antirheumatika: erhöhte Blutungsgefahr im Magen-Darm-Trakt
- Orale Antidiabetika und Insulin: Blutzuckersenkung vermindert
- Enzyminduktoren wie Rifampicin, Phenytoin, Primidon, Barbiturate: Corticoidwirkung vermindert
- Cumarin-Derivate: Gerinnungshemmung abgeschwächt
- Östrogenhaltige Kontrazeptiva: Corticoidwirkung verstärkt
- Atropin und andere Anticholinergika: zusätzliche Augeninnendrucksteigerung möglich
- Herzglykoside: Glykosidwirkung durch Kaliummangel verstärkt

> 💬 Wenn Sie hochdosiertes Cortison und entzündungshemmende Schmerzmittel wie Ibuprofen oder Diclofenac gleichzeitig einnehmen, können Nebenwirkungen wie Magengeschwüre eher auftreten.

> 💬 Bei einer langfristigen Therapie mit Cortisontabletten kann sich eine Osteoporose ausbilden oder eine bereits bestehende verschlimmern. Um einem solchen Knochenschwund vorzubeugen, empfiehlt sich die Einnahme von Calcium und Vitamin D.

> 💬 Für Sie als Diabetiker ist es wichtig zu wissen, dass Cortison die blutzuckersenkende Wirkung Ihrer »Zuckertabletten« vermindern kann.

- Saluretika: zusätzliche Kaliumausscheidung
- Laxanzien: Kaliumverlust verstärkt
- Praziquantel: Herabsetzung der Praziquantelkonzentraion im Blut möglich
- ACE-Hemmstoffe: erhöhtes Risiko des Auftretens von Blutbildveränderungen
- Chloroquin, Hydroxychloroquin, Mefloquin: erhöhtes Risiko des Auftretens von Myopathien, Kardiomyopathien
- Somatropin: Somatropinwirkung bei Langzeitgabe vermindert
- Protirelin: TSH-Anstieg vermindert
- Ciclosporin: erhöhte Gefahr zerebraler Krampfanfälle durch Erhöhung der Ciclosporin-Blutspiegel

Kontraindikationen

Für eine längerdauernde Therapie gelten folgende absolute Kontraindikationen:
- Akute Virusinfektionen (z. B. Herpes simplex, Herpes zoster, Poliomyelitis, Varizellen)
- HBsAG-positive chronisch-aktive Hepatitis
- Ca. acht Wochen vor bis zwei Wochen nach Schutzimpfungen
- Lymphknotenentzündung nach BCG-Impfung

Ferner folgende relative Kontraindikationen:
- Magen- oder Darmgeschwüre
- Akute und chronische bakterielle Infektionen, insbesondere bei Tuberkulose in der Anamnese
- Systemische Mykosen
- Parasitosen
- Schwer einstellbarer Bluthochdruck
- Schwerer Diabetes mellitus
- Schwere Osteoporose
- Psychiatrische Anamnese
- Eng- und Weitwinkelglaukom
- Schwangerschaft und Stillzeit

Wegen der Gefahr einer Darmperforation darf eine Anwendung nur bei zwingender Indikation und unter entsprechender Überwachung erfolgen bei:
- Schwerer Colitis ulcerosa mit drohender Perforation
- Divertikulitis
- Unmittelbar nach einer Darmresektion, bei der zwei Darmenden miteinander verbunden wurden

Da Cortison die Immunabwehr schwächt, sollte man es nicht einnehmen, wenn man an akuten Virusinfektionen wie z. B. Gürtelrose leidet.

23.4 Beratung bei der Abgabe von topischen Glucocorticoiden

23.4.1 Wirkungsweise

Budesonid ist das wichtigste topische Glucocorticoid, das bei CED genutzt wird. Es entfaltet seine antientzündliche Glucocorticoidwirkung vorwiegend lokal im Darm. Es moduliert die Freisetzung anti- bzw. proinflammatorischer Mediatoren und vermindert dadurch die entzündlichen Veränderungen der Darmmukosa wie Schwellungen, Ödembildung, Blutungen. Die systemische Wirkung ist aufgrund des hohen First-Pass-Effekts gering, denn über 90 % des Wirkstoffs werden bei der ersten Leberpassage zu Metaboliten mit nur geringer Glucocorticoidaktivität (< 1 % der Aktivität von Budesonid) abgebaut. Damit wirkt Budesonid nicht gegen extraintestinale Manifestationen, besitzt aber auch nur ein geringes systemisches Nebenwirkungspotenzial. Bei eingeschränkter Leberfunktion können allerdings aufgrund des eingeschränkten hepatischen Abbaus sehr hohe, systemisch wirksame Corticoidspiegel auftreten.

Budesonid wird in oralen und rektalen Darreichungsformen angeboten, wobei die oralen nur in magensaftresistenten Formulierungen zur Verfügung stehen. Aus diesen erfolgt die Freisetzung im terminalen Ileum und Colon ascendens. Budesonid ist daher zur Behandlung von Morbus-Crohn-Patienten mit leichten bis mäßigen Schüben bei einem Befall der Ileozökalregion geeignet. Bei schweren Schüben oder ausgedehntem Befall sind systemische Glucocorticoide erforderlich.

23.4.2 Handelspräparate und Indikationen

Die oralen Darreichungsformen von Budenofalk® und Entocort® sind Hartkapseln mit verzögerter Wirkstofffreisetzung (siehe Tab. 23.4). Sie sind für die Behandlung von Morbus-Crohn-Patienten mit leichten bis mäßigen Schüben bei einem Befall der Ileozökalregion zugelassen. Daneben können sie bei Patienten mit steroidabhängigem Verlauf eingesetzt werden, um Prednisolon einzusparen. Die jeweiligen rektalen Zubereitungen, Budenofalk® Rektalschaum und Entocort® Rektalsuspension, sind zugelassen für die Akutbehandlung der Colitis ulcerosa, die auf das Rektum und das Colon sigmoideum beschränkt ist.

Für Kinder ist Budesonid nicht zugelassen.

Tab. 23.4 Fertigarzneimittel Topische Glucocorticoide

Handelspräparat®	Wirkstoff
Budenofalk®, Entocort®	Budesonid

▪ Budesonid ist ein topisches Glucocorticoid, das seine entzündungshemmende Wirkung lokal im Darm entfaltet. Wird der Wirkstoff vom Körper aufgenommen, erfolgt in der Leber sofort ein Abbau zu über 90 %. Dadurch treten Nebenwirkungen sehr viel seltener auf als unter den systemischen, also im ganzen Körper wirkenden Cortisonen.

▪ Budesonid gibt es nur in magensaftresistenten Kapseln, die den Wirkstoff erst gezielt im unteren Dünndarm und oberen Dickdarm freisetzen, also dort wo er wirken soll.

▪ Budesonid Kapseln sind zugelassen zur Behandlung von leichten bis mäßigen Schüben beim Morbus Crohn, wenn der untere Dünndarm und obere Dickdarm befallen sind.

23.4.3 Dosierung und Einnahmehinweise

Die orale Tagesdosis beträgt für Budesonid in der Regel dreimal täglich 3 mg (siehe Tab. 23.5). In kontrollierten Studien konnte mit 6 mg keine Remission induziert werden. Die Kapseln sollen ca. eine halbe Stunde vor den Mahlzeiten mit reichlich Flüssigkeit eingenommen werden. Patienten mit Schluckbeschwerden können die Kapseln öffnen und die magensaftresistenten Pellets direkt einnehmen.

Nach etwa zwei bis vier Wochen wird in der Regel die volle Wirkung erreicht. Die Dauer der Anwendung beträgt im Allgemeinen acht Wochen. Auch topisch wirkende Glucocorticoide sollen nicht abrupt, sondern nur allmählich abgesetzt werden. Zur Beendigung der Therapie wird die Dosis auf zwei Kapseln pro Tag (1 morgens, 1 abends) reduziert, nach einer Woche auf nur noch eine Kapsel morgens. Nach einer weiteren Woche kann das Budesonid ganz abgesetzt werden.

Bei den rektalen Zubereitungen beträgt die Tagesdosis im Allgemeinen 2 mg. Das entspricht einem Sprühstoß Budenofalk® Rektalschaum und einem Klysma Entocort® rektal. Sie werden am besten abends verabreicht. Die Handhabung sollte den Patienten erklärt werden (vgl. Kap. 23.2.3). Vor allem sollte der Hinweis nicht fehlen, dass der Darm vor der Anwendung entleert werden sollte. Die Anwendung erfolgt bis zum Abklingen des akuten Schubs, also in der Regel zwischen vier und acht Wochen. Darüber hinaus sollte Budesonid nicht angewendet werden.

💬 Nehmen Sie dreimal täglich, also morgens, mittags und abends, eine Kapsel ein. Die Kapseln sollen unzerkaut eine halbe Stunde vor den Mahlzeiten eingenommen werden. Die Dauer der Anwendung beträgt im Allgemeinen sechs bis acht Wochen. Die volle Wirkung tritt in der Regel nach zwei bis vier Wochen ein.

💬 Wenn Sie die Therapie beenden, sollten Sie die Tabletten nicht abrupt absetzen, sondern langsam „ausschleichen". D.h. in der ersten Woche nehmen Sie nur noch 2 Kapseln ein, 1 morgens und 1 abends. In der zweiten Woche nehmen Sie nur noch morgens 1 Kapsel. Anschließend können Sie die Kapseln ganz absetzen.

Tab. 23.5 Dosierungen von topischen Glucocorticoiden

Handelspräparat®	Dosis Erwachsene
Budenofalk® 3 mg Kps., Entocort® Kps.	Beim akuten Schub des MC: 3 Kapseln täglich (9 mg)
Budenofalk® Rektalschaum	Beim akuten Schub der CU: 1x tgl. 1 Sprühstoß (2 mg)
Entocort® rektal	Beim akuten Schub der CU: 1x tgl. 1 Klysma (2 mg)

CU: Colitis ulcerosa, MC: Morbus Crohn

23.4.4 Neben-, Wechselwirkungen und Kontraindikationen

Nebenwirkungen

Prinzipiell können die für systemische Glucocorticoide beschriebenen Nebenwirkungen (vgl. Kap. 23.3.4) auch bei der Anwendung von Budesonid auftreten. Die Häufigkeit dieser Nebenwirkungen ist um etwa die Hälfte niedriger als bei der oralen Gabe äquieffektiver Dosen von Prednisolon.

Bei einer längerfristigen, mehrmonatigen Einnahme von Budesonid ist aber auch das Osteoporoserisiko erhöht.

Bei den rektalen Darreichungsformen können vor allem Brennen im Enddarm und Schmerzempfindlichkeit auftreten (häufig).

> Die Nebenwirkungen, die bei im ganzen Körper wirkenden Cortisonen auftreten, können zwar prinzipiell auch beim Budesonid auftreten. Doch ist die Häufigkeit derartiger Nebenwirkungen deutlich geringer.

Wechselwirkungen

— Herzglykoside: Glykosidwirkung kann durch Kaliummangel verstärkt werden
— Saluretika: Kaliumausscheidung kann verstärkt werden
— Cytochrom P 450 3A-Inhibitoren wie Ketoconazol, Ritonavir, Ciclosporin, Grapefruitsaft: Glucocorticoidwirkung kann verstärkt werden
— Cytochrom P 450 3A-Induktoren wie Carbamazepin, Rifampicin: systemische und lokale Wirkung von Budenosid an der Darmschleimhaut kann reduziert werden
— Cytochrom P 450 3A-Substrate wie Ethinylestradiol konkurrieren mit Budenosid bei der Metabolisierung: je nachdem, welcher Wirkstoff stärker an CYP3A bindet, kann eine Dosisanpassung erforderlich werden
— Cimetidin: leichter Anstieg des Budesonid-Plasmaspiegels
— Colestyramin und Antazida: Abschwächung der Budesonidwirkung. Daher sollten diese Arzneimittel um mindestens zwei Stunden zeitversetzt eingenommen werden.

> Die gleichzeitige Einnahme von Budesonid und Herzglykosiden kann dazu führen, dass die Wirkung der herzwirksamen Medikamente durch einen Kaliummangel verstärkt wird.

Kontraindikationen

— Lokale Infektionen des Darms (Bakterien, Pilze, Amöben, Viren)
— Leberzirrhose, schwere Leberfunktionsstörungen
— Kinder
— Schwangerschaft und Stillzeit
Nur unter besonderer ärztlicher Überwachung bei:
— Infektionen (Tuberkulose, Windpocken, Masern)
— Bluthochdruck
— Diabetes mellitus
— Osteoporose
— Magen- und Zwölffingerdarmgeschwüre
— Glaukom
— Katarakt

> Sie sollten Budesonid nicht einnehmen, wenn Sie eine lokale Infektion im Darm haben.

23.5 Beratung bei der Abgabe von Immunsuppressiva

23.5.1 Wirkungsweise

Immunsuppressiva unterdrücken die bei CED übermäßig aktivierte intestinale Immunantwort, die zusammen mit anderen Faktoren die entzündlichen Veränderungen und Schleimhautschäden der Darmmukosa bedingt. In erster Linie werden Azathioprin und 6-Mercaptopurin eingesetzt. Azathioprin wird in der Leber rasch zu 6-Mercaptopurin metabolisiert. Letzteres wird anschließend zu 6-Thioguanin-Nukleotiden umgewandelt, die auf mehreren Stufen die Nukleinsäuresynthese hemmen. Daneben stören sie durch den Einbau der Purin-Thio-Analoga in die DNA die DNA-Replikation. Die Proliferation und Aktivität immunkompetenter Zellen wie B- und T-Lymphozyten wird gehemmt. Als weiterer Mechanismus wird die Apoptoseinduktion von T-Zellen postuliert. Der natürliche Zelltod von T-Zellen scheint bei CED-Patienten vermindert zu sein, durch Azathioprin und 6-Mercaptopurin wird er erhöht.

Daneben gibt es zwei weitere Stoffwechselwege, die zu inaktiven Metaboliten führen (siehe Abb. 23.1). Noch vor Entstehung der Thioguanin-Nukleotide wird 6-Mercaptopurin durch die Thiopurin-Methyltransferase (TPMT) methyliert und damit inaktiviert. Die Aktivität dieses Enzyms ist bei ca. 10 % der Patienten genetisch bedingt deutlich herabgesetzt, bei 0,3 % fehlt es vollständig (Enzympolymorphismus). Diese Patienten können daher 6-Mercaptopurin schlecht bzw. gar nicht metabolisieren, schwere Nebenwirkungen sind die Folge. Da

🗨 Eine der Ursachen für chronisch-entzündliche Darmerkrankungen ist eine überschießende Reaktion des Immunsystems, wodurch das Gleichgewicht zwischen entzündungsfördernden und entzündungshemmenden Botenstoffen gestört wird. Immunsuppressive Medikamente wie Azathioprin dämpfen dauerhaft das Abwehrsystem im Darm, indem sie in den Stoffwechsel der Abwehrzellen eingreifen und ihre Neubildung vermindern. Gleichzeitig hemmen sie die Abwehrzellen in ihrer Funktion und Aktivität.

🗨 Azathioprin wird im Körper auf verschiedene Arten verstoffwechselt. Ein Teil wird in die eigentlichen Wirkformen (6-Thioguanin-Nukleotide) überführt, ein anderer Teil durch ein bestimmtes Enzym zu einem inaktiven Endprodukt (6-Methylmercaptopurin) abgebaut. Bei einigen Patienten ist die Aktivität des Enzyms reduziert oder es fehlt sogar ganz. Dann kann sich zu viel 6-Mercaptopurin im Körper ansammeln und zu schweren Nebenwirkungen führen. Um das zu verhindern, sollte vor Therapiebeginn durch einen speziellen Test geklärt werden, ob das Enzym ausreichend arbeitet.

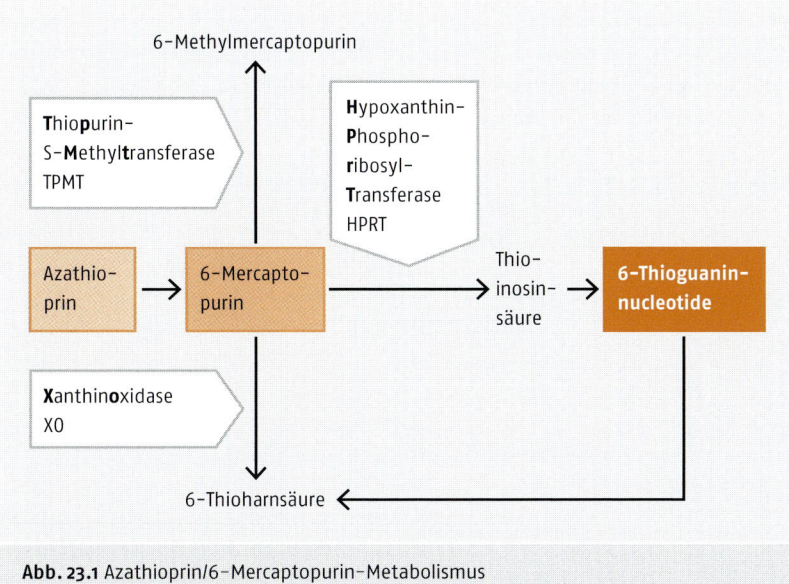

Abb. 23.1 Azathioprin/6-Mercaptopurin-Metabolismus

Aminosalicylate das Enzym TPMT hemmen, können sie diesen Effekt verstärken. Vor Beginn einer Therapie sollte daher, insbesondere bei der Gabe hoher Azathioprin-Dosen, der TPMT-Genotyp bestimmt werden. Bei unbekanntem Genotyp sollte einschleichend dosiert werden.

Ein weiterer Abbau des 6-Mercaptopurins erfolgt über die Xanthinoxidase. Da sie durch Allopurinol gehemmt wird, kann ebenfalls eine erhöhte 6-Mercaptopurin-Toxizität resultieren. Bei unvermeidlicher Allopurinol-Medikation sollte die Azathioprin-Dosis um 25 % reduziert werden.

Bis zu 50 % der oralen Dosis von Azathioprin werden nach der Metabolisierung mit dem Urin ausgeschieden, ca. 10 % in unveränderter Form. Ca. 12 % werden unverändert mit dem Stuhl ausgeschieden.

23.5.2 Handelspräparate und Indikationen

Die in Tabelle 23.6 aufgeführten Azathioprin-Präparate sind alle für die Behandlung von mäßig schweren bis schweren Verlaufsformen bei Morbus Crohn und Colitis ulcerosa zugelassen. Die 6-Mercaptopurin-Präparate sind nur zur Induktions- und Erhaltungstherapie bei akuter lymphatischer Leukämie zugelassen. Die Anwendung bei CED erfolgt also im off-label-use.

Azathioprin und 6-Mercaptopurin werden eingesetzt, wenn andere konservative Therapiemaßnahmen nicht ausreichen, um eine dauerhafte Remission der CED zu erreichen. Sie wirken remissionsinduzierend und –erhaltend. Die maximale Wirksamkeit setzt erst nach drei bis sechs Monaten ein, so dass initial meist eine zusätzliche Behandlung erforderlich ist. Da sie gleichzeitig einen steroideinsparenden Effekt haben, führen sie insgesamt zu einem günstigeren Nebenwirkungsprofil. Bei Morbus-Crohn-Patienten, bei denen mit Azathioprin/6-Mercaptopurin eine Remission induziert werden konnte, sollten sie auch zur Remissionserhaltung gegeben werden. Die remissionserhaltende Therapie ist zunächst auf vier Jahre angelegt.

🗨 Eine Behandlung mit Azathioprin kommt für Patienten mit (mäßig) schweren chronischen entzündlichen Darmerkrankungen in Betracht, bei denen mit den üblichen Basismedikamenten keine Ruhephase eingeleitet werden konnte oder immer wieder Rückfälle auftreten. In diesen Fällen ist eine Dämpfung der Immunabwehr angezeigt. Durch die Behandlung mit Azathioprin lassen sich Corticoide sehr gut einsparen und die Nebenwirkungen reduzieren. Die Wirkung von Azathioprin setzt aber erst verzögert ein. Frühestens nach drei Monaten kann man sehen, ob es anschlägt oder nicht.

Tab. 23.6 Fertigarzneimittel Immunsuppressiva

Handelspräparat®	Wirkstoff
Imurek®, Colinsan®, Zytrim®, Azathioprin STADA®, Azathioprin dura®	Azathioprin
Puri-Nethol®, Mercaptopurin-Medice	Mercaptopurin

23.5.3 Dosierung und Einnahmehinweise

Die Dosierung der beiden Immunsuppressiva richtet sich nach dem Körpergewicht (siehe Tab. 23.7). Da für Azathioprin die Dosierungsangaben in den Fachinformationen sehr allgemein gehalten sind, werden zusätzlich die Empfehlungen der Leitlinien angegeben. 6-Mercaptopurin wird im off-label-use angewendet, daher liegen nur die Empfehlungen der Leitlinien vor. Für Kinder werden keine näheren Angaben gemacht. Die Tabletten sollten zu einer Mahlzeit mit reichlich Flüssigkeit eingenommen werden.

Ein Teil der Nebenwirkungen ist dosisabhängig. Es wird aber kontrovers diskutiert, ob eine einschleichende Dosissteigerung über zwei bis vier Wochen die Verträglichkeit gegenüber der sofortigen vollen Dosis verbessern kann. Bislang konnte für keine der beiden Vorgehensweisen ein eindeutiger Vorteil belegt werden.

Aufgrund der zahlreichen Nebenwirkungen, insbesondere im Hinblick auf eine mögliche Knochenmarksdepression (s. u.), muss eine engmaschige Blutbildkontrolle erfolgen. In den ersten acht Wochen der Therapie sind daher einmal wöchentlich Bestimmungen des Blutbilds einschließlich der Thrombozytenzahl, der Nierenfunktion sowie der Leber- und Bauchspeicheldrüsenwerte erforderlich. Im weiteren Therapieverlauf können die Kontrolluntersuchungen auf monatliche (maximal vierteljährliche) Intervalle ausgedehnt werden.

💬 Die Dosierung richtet sich nach dem Krankheitsbild und dem Körpergewicht des Patienten. Der Arzt hat für Sie folgende Dosis festgelegt: ...

💬 Unter einer Azathioprinbehandlung können verschiedene Nebenwirkungen wie z. B. Blutbildveränderungen oder eine Bauchspeichelentzündung auftreten. Daher sind regelmäßige Kontrolluntersuchungen des Blutes erforderlich. Am Anfang sollte das Blut wöchentlich untersucht werden, später sind monatliche bis vierteljährliche Untersuchungen ausreichend.

Tab. 23.7 Dosierung von Immunsuppressiva

Wirkstoff	Dosis Erwachsene	Dosis Kinder
Azathioprin	1,0–3,0 mg/kg KG/Tag LL: 2,0–2,5 mg/KG/Tag	1,0–3,0 mg/kg KG/Tag
6-Mercaptopurin	LL: 1,0–1,5 mg/kg KG/Tag	

LL = Leitlinien

23.5.4 Neben-, Wechselwirkungen und Kontraindikationen

Nebenwirkungen

– Erhöhtes Infektionsrisiko
– Das bei längerfristiger Immunsuppression theoretisch zu erwartende vermehrte Auftreten maligner Tumoren wurde bei CED bislang nicht bestätigt. Allerdings traten sehr selten hepatosplenische T-Zell-Lymphome bei Patienten mit CED auf, die 6-Mercaptopurin in Kombination mit TNF-α-Inhibitoren erhielten.

💬 Azathioprin dämpft die bei den chronisch-entzündlichen Darmerkrankungen überschießende Immunabwehr des Körpers. Gegen die entzündete Darmschleimhaut ist diese Wirkung erwünscht, doch leider bedingt sie auch eine erhöhte Infektionsgefahr.

Dosisabhängige unerwünschte Wirkungen

Sie treten in der immunsuppressiven Therapie seltener auf als bei der höher-dosierten zytostatischen Therapie. Sie sind meist vorübergehender Natur und können eventuell durch eine einschleichende Dosierung vermindert werden:

- Erkrankungen des Blutes und des Lymphsystems: im Allgemeinen reversible Knochenmarksdepression (sehr häufig), die sich meist als Leukozytopenie, manchmal auch als Thrombozytopenie oder Anämie äußert.
- Erkrankungen des Gastrointestinaltrakts: Übelkeit, Erbrechen (häufig), schwere Durchfälle bei Patienten mit CED.
- Leber- und Gallenerkrankungen: Cholestase und Verschlechterung von Leberfunktionswerten (gelegentlich)

Dosisunabhängige unerwünschte Wirkungen

Im Allgemeinen muss beim Auftreten dieser Nebenwirkungen die Therapie beendet werden:

- Überempfindlichkeitsreaktionen und Hypotonie, Schwindel, Exanthem, Fieber, Myalgie, Arthralgie (gelegentlich)
- Pankreatitis (gelegentlich)

Wechselwirkungen

Wenn Sie gleichzeitig Aminosalicylate wie Mesalazin einnehmen, kann die knochenmarksschädigende Wirkung des Azathioprins erhöht werden.

- Gichtmittel wie Allopurinol, Oxipurinol: sie hemmen als Xanthinoxidase-Inhibitoren den Abbau von Azathioprin und 6-Mercaptopurin. Die Azathioprindosis sollte auf ein Viertel reduziert werden.
- Nicht-depolarisierende Muskelrelaxanzien wie Tubocurarin: Verringerung der neuromuskulären Blockade
- Depolarisierende Muskelrelaxanzien wie Succinylcholin: Verstärkung der neuromuskulären Blockade
- Warfarin: Verminderung der gerinnungshemmenden Wirkung
- Ciclosporin oder Tacrolismus: Risiko zu starker Immunsuppression, die zu einer bösartigen Proliferation von Lymphgewebe führen kann
- Myelosuppressive Arzneimittel wie Penicillamin und Zytostatika: Verstärkung der knochenmarksschädigenden Wirkung
- Aminosalicylate wie Olsalazin, Mesalazin oder Sulfasalazin: sie hemmen das Enzym TPMT und erhöhen dadurch das Risiko myelosuppressiver Wirkungen
- Trimethoprim/Sulfamethoxazol, Cimetidin, Indometacin, Captopril: erhöhtes Risiko für myelosuppressive Wirkungen
- Impfstoffe aus abgetöteten Erregern oder Toxoiden: verminderte Immunantwort
- Furosemid: verminderter Abbau von Azathioprin möglich

Kontraindikationen

- Schwere Infektionen
- Schwere Störungen der Leber- oder Knochenmarkfunktion
- Pankreatitis
- Impfung mit Lebendimpfstoffen (insbesondere BCG, Pocken, Gelbfieber)
- Stillzeit

Nur mit Vorsicht darf der Einsatz erfolgen bei:

- Patienten, die myelosuppressive Medikamente (z. B. Penicillamin, Zytostatika) erhalten oder vor kurzem erhalten haben
- Überfunktion der Milz
- Unbehandelten akuten Infektionen
- Schwangerschaft. Im Tierversuch traten Missbildungen durch Azathioprin auf. Ferner gibt es Hinweise auf spontane Aborte sowohl nach mütterlicher als auch väterlicher Exposition. Darum sollten männliche und weibliche Patienten im reproduktiven Alter empfängnisverhütende Maßnahmen treffen. Männer sollten auch noch sechs Monate nach Beendigung der Behandlung keine Kinder zeugen.

> Bei schweren Leberfunktionsstörungen darf Azathioprin nicht angewendet werden, weil es dann nur ungenügend abgebaut wird. Dann reichert sich die Substanz im Körper an und kann zu schweren Nebenwirkungen führen.

23.6 Beratung bei der Abgabe von TNF–α-Antikörpern

23.6.1 Wirkungsweise

TNF-α ist ein wichtiger Entzündungsmediator, der in der intestinalen Mukosa von Patienten mit CED, besonders bei Morbus-Crohn-Patienten, deutlich erhöht ist. TNF-α entfaltet seine Wirkung durch die Bindung an Rezeptoren, wodurch eine verstärkte Transkription proinflammatorischer Gene induziert wird. In der Folge werden vermehrt entzündungsfördernde Zytokine wie IL-1 und IL-6 sowie Chemokine, die eine zentrale Rolle bei der Migration von Immunzellen spielen, produziert und sezerniert. Am Endothel der Blutgefäße wird die Expression von Adhäsionsmolekülen gefördert, so dass es zu einer vermehrten Einwanderung von Leukozyten in die Darmmukosa kommt. Die Freisetzung gewebetoxischer Substanzen führt dann zu einer Entzündung und Gewebszerstörung der intestinalen Submukosa. Am Darmepithel erhöht TNA-α den Ionentransport und die Permeabilität, so dass die intestinale Barriere gestört wird.

Als Antagonisten des TNF-α unterbinden Infliximab und Adalimumab diese entzündungsfördernden Effekte des TNF-α. Darüber hinaus induzieren sie den programmierten Zelltod (Apoptose) und die komplementvermittelte Lyse von Monozyten und T-Helferzellen. Die Wirkung tritt sehr rasch ein. Nach wenigen Tagen, spätestens nach zwei Wochen kommt es zu einer deutlichen Reduktion der klinischen Beschwerden und zu einer endoskopisch feststellbaren Abheilung der Darmschleimhaut.

> Der Tumornekrosefaktor-α ist ein wichtiger körpereigener entzündungsfördernder Botenstoff, der in der Darmschleimhaut von CED-Patienten deutlich vermehrt ist. Er steuert die Freisetzung von einer Vielzahl entzündungsauslösender Botenstoffe und die Einwanderung von immer mehr Abwehrzellen an den Ort der Entzündung. Diese setzen dann gewebeschädliche Stoffe frei, die die Darmschleimhaut weiter angreifen und zerstören.

> Infliximab und Adalimumab sind ganz spezifische Gegenspieler des TNF-α. Sie blockieren seine entzündungsfördernden Wirkungen und bringen die überschießend eingewanderten Abwehrzellen zum Absterben.

💬 Die ersten monoklonalen Antikörper bestanden zu 100 % aus Mauseiweiß. Der menschliche Körper reagiert auf Fremdeiweiß aber sehr leicht mit Antikörperbildung und allergischen Reaktionen. Darum hat man durch gentechnische Veränderungen den Mausproteinanteil in den monoklonalen Antikörpern immer mehr gesenkt. Infliximab enthält noch 25 % Mauseiweiß, Adalimumab dagegen besteht nur noch aus menschlichem Eiweiß.

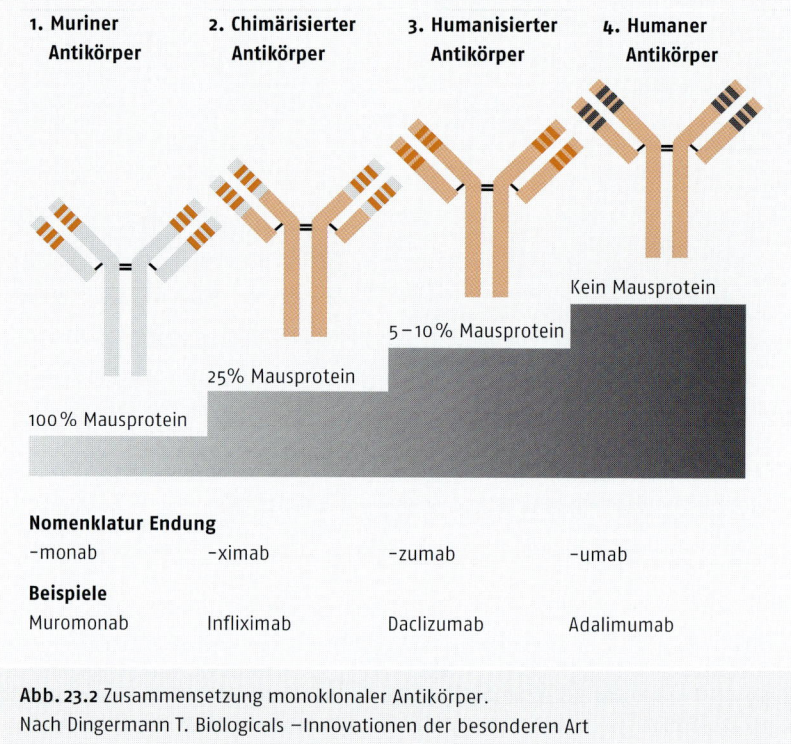

Abb. 23.2 Zusammensetzung monoklonaler Antikörper. Nach Dingermann T. Biologicals −Innovationen der besonderen Art

💬 Infliximab ist zugelassen zur Behandlung schwerer Formen von Morbus Crohn und Colitis ulcerosa, wenn Behandlungen mit Cortisonen oder Immunsuppressiva erfolglos waren oder wegen bestehender Gegenanzeigen nicht angewendet werden konnten. Adalimumab ist unter diesen Voraussetzungen nur beim Morbus Crohn zugelassen. Infliximab kann beim Morbus Crohn auch bei Kindern im Alter von 6 bis 17 Jahren angewendet werden.

Infliximab ist ein monoklonaler chimärer human-muriner Antikörper. Bei einem chimären Antikörper bestehen die konstanten Teile aus humanen Proteinen, dagegen der variable Teil der Antigen-bindenden Fragmente aus Mausprotein (siehe Abb. 23.2). Aufgrund des enthaltenen Fremdeiweißes kann es zur Ausbildung von Antikörpern gegen Infliximab kommen. Dadurch kann es zu allergischen Reaktionen oder bei wiederholter Gabe zur Wirkungsabschwächung kommen. Bei gleichzeitiger Gabe von Methotrexat werden deutlich weniger Infliximab-Antikörper gebildet.

Adalimumab ist dagegen ein monoklonaler humaner Antikörper. Er besteht also zu 100% aus humanen Proteinen und hat den Vorteil, dass sich keine Antikörper mehr gegen Mausproteine bilden können (siehe Abb. 23.2).

23.6.2 Handelspräparate und Indikationen

Die in Tabelle 23.8 genannten Fertigarzneimittel sind zugelassen zur Behandlung eines schwergradigen, aktiven Morbus Crohn bei Patienten, die auf eine Therapie mit einem Glucocorticoid und/oder einem Immunsuppressivum nicht angesprochen haben oder bei denen Kontraindikationen gegen solche Thera-

Tab. 23.8 Fertigarzneimittel TNF-α-Antikörper

Handelspräparat®	Wirkstoff
Remicade®	Infliximab
Humira®	Adalimumab

pien bestehen oder Unverträglichkeiten aufgetreten sind. Infliximab ist für diese Indikation auch bei Kindern im Alter von 6 bis 17 Jahren zugelassen. Weiterhin kann es bei Erwachsenen zur Behandlung eines aktiven Morbus Crohn mit Fistelbildung eingesetzt werden. Seit 2006 ist Infliximab auch zur Behandlung von Erwachsenen mit mittelschwerer bis schwerer Colitis ulcerosa zugelassen, ebenfalls unter der Voraussetzung, dass eine konventionelle Therapie mit Glucocorticoiden oder Immunsuppressiva nicht ausreichte bzw. Kontraindikationen oder Unverträglichkeiten gegen diese bestehen.

23.6.3 Dosierung und Einnahmehinweise

Infliximab wird in einer Dosis von 5 mg/kg Körpergewicht als intravenöse Infusion über einen Zeitraum von zwei Stunden verabreicht (siehe Tab. 23.9). Die Infusion wird nach zwei Wochen, dann nach sechs Wochen wiederholt. Zeigt der Patient kein Ansprechen, soll die Behandlung nicht fortgesetzt werden. Spricht er dagegen auf die Behandlung an, wird die Infusion zur Erhaltungstherapie regelmäßig nach acht Wochen wiederholt. Kinder erhalten die gleiche Dosis wie Erwachsene. Sprechen sie nicht innerhalb von zehn Wochen auf die Behandlung an, sollte sie nicht fortgeführt werden.

Für **Adalimumab** wird nach einer Induktionsdosis von 80 mg in Woche 0 und 40 mg in Woche 2 eine Erhaltungsdosis von 40 mg alle 14 Tage empfohlen. Für ein schnelleres Ansprechen kann die Dosis auf 160 mg in Woche 0 und 80 mg in Woche 2 erhöht werden. Allerdings steigt dann das Risiko für unerwünschte Nebenwirkungen. Während der Erhaltungsdosis können Glucocorticoide »ausgeschlichen« werden.

Adalimumab wird subkutan vom Patienten selbst injiziert, nachdem er in der Arztpraxis entsprechend geschult wurde. Bei der Abgabe in der Apotheke sollte sich der Apothekenmitarbeiter vergewissern, dass der Patient ausreichend mit der Handhabung des Pens vertraut ist. Die einzelnen Schritte sind ausführlich in der Packungsbeilage beschrieben.

🗨 Infliximab wird Ihnen über zwei Stunden als Infusion beim Arzt verabreicht. Nach zwei bzw. sechs Wochen erhalten Sie jeweils eine weitere Infusion. Sprechen Sie gut auf die Behandlung an, genügt zur Erhaltung der Remission eine Infusion alle acht Wochen.

🗨 Um eine Remission einzuleiten, beginnt man üblicherweise mit 80 mg Adalimumab (2 Injektionen) und einer Injektion nach zwei Wochen. Man kann auch höher dosieren, aber dann muss man mit einem verstärkten Auftreten von Nebenwirkungen rechnen. Sprechen Sie gut auf die Behandlung an, genügt zur Erhaltung der Remission eine Spritze alle zwei Wochen. Adalimumab gibt es auch als Injektionspen, so dass Sie die Behandlung selbst zu Hause fortsetzen können.

💬 Spritzen Sie die Lösung in den Bauch oder in den Oberschenkel, wobei Sie die Einstichstelle jedes Mal wechseln sollten. Die Einstichstelle ist zu desinfizieren. Zum Spritzen entfernen Sie die beiden farbigen Kappen über der Nadelspitze und dem Auslöseknopf. Drücken Sie das Ende mit der Nadel rechtwinklig auf die Haut und betätigen Sie den Auslöseknopf. Die Injektion erfolgt dann automatisch. Halten Sie den Pen 10 Sekunden in dieser Position, damit eine vollständige Injektion erfolgt. Über die gelbe Markierung hier in diesem Sichtfenster können Sie beobachten, wie die Injektion fortschreitet und wann sie beendet ist. Anschließend können Sie den Pen entsorgen.

💬 TNF-α-Antikörper unterdrücken die überschießende Immunabwehr bei chronischentzündlichen Darmerkrankungen, reduzieren aber auch die notwendige Infektabwehr des Körpers. Dadurch können latente, also ruhende, abgekapselte Infektionen wieder aufflammen. Ganz besonders gilt dies für eine Tuberkulose, so dass sie durch einen Hauttest und durch eine Röntgenaufnahme der Lunge vor einer Behandlung sicher ausgeschlossen werden muss.

Anwendung von Adalimumab

Die Lösung sollte in den Oberschenkel oder Bauch injiziert werden, wobei die Einstichstelle bei jeder Injektion zu wechseln ist. Die Einstichstelle ist zu desinfizieren. Zum Spritzen müssen anschließend die beiden farbigen Kappen entfernt werden, die die Nadelspitze bzw. den Auslöseknopf schützen. Das Ende mit der nicht sichtbaren Nadel wird rechtwinklig (90°) auf die Haut gedrückt und mit dem Daumen oder Zeigefinger der Auslöseknopf betätigt. Die Injektion erfolgt automatisch. Der Pen wird 10 Sekunden an derselben Stelle gehalten, um eine vollständige Injektion zu gewährleisten. Über eine gelbe Markierung im Sichtfenster des Pens kann der Patient das Fortschreiten und Ende des Injektionsvorgangs beobachten. Der Pen ist anschließend in einem speziellen Behälter zu entsorgen.

Der Patient sollte noch darauf hingewiesen werden, dass die Lösung im Kühlschrank (2–8 °C) aufzubewahren ist.

Da die TNF-α-Antikörper die Immunabwehr beeinflussen, können unter der Behandlung latente Infektionen reaktiviert werden. So traten Todesfälle nach dem Wiederaufflammen einer latenten Tuberkulose auf. Daher muss vor jeder Behandlung mit TNF-α-Antikörpern (wie auch bei der Therapie mit Immunsuppressiva wie Azathioprin) eine Tuberkulose sicher ausgeschlossen werden. Neben einer Anamnese der Vorgeschichte des Patienten sind ein Tuberkulintest und eine Röntgenaufnahme der Lunge erforderlich. Aufgrund der häufig falsch negativen Befunde reicht eine Hauttestung allein nicht aus. Auch das Blutbild muss wie bei den Immunsuppressiva während der Behandlung überwacht werden.

Tab. 23.9 Dosierung von TNF-α-Antikörpern

Handelspräparat®	Dosis Erwachsene	Dosis Kinder
Remicade® 100 mg Pulver z. Herst. einer Infusionslsg.	5 mg/ kg KG in Woche 0, 2, 6, dann alle 8 Wochen	Kdr. 6–17 J.: 5 mg/kg KG in Woche 0, 2, 6, dann alle 8 Wochen
Humira® Injektionslsg., Fertigspritze	80 mg in Woche 0, 40 mg in Woche 2, dann 40 mg alle 2 Wochen Alternativ: 160 mg in Woche 0, 80 mg in Woche 2, Erhaltungsdosis 40 mg alle 2 Wochen	

23.6.4 Neben-, Wechselwirkungen und Kontraindikationen

Nebenwirkungen

- Infusionsbedingte Nebenwirkungen: Dyspnoe, Urtikaria, Kopfschmerz (häufig), Reaktion an der Injektionsstelle, Frösteln, Ödem, Schmerzen (gelegentlich)
- Erkrankungen des Immunsystems wie Überempfindlichkeitsreaktionen, anaphylaktische Reaktionen, allergische Reaktionen des Respirationstrakts (gelegentlich bis häufig)
- Infektionen und parasitäre Erkrankungen: Virusinfektionen (häufig), Tuberkulose, bakterielle Infektionen, Pilzinfektionen (gelegentlich) mit z. T. tödlichem Verlauf
- Erkrankungen der Atemwege: Infektionen des Respirationstrakts (häufig bis sehr häufig), Lungenödem, Bronchospasmus (gelegentlich)
- Erkrankungen des Gastrointestinaltrakts: Abdominalschmerzen, Diarrhö, Übelkeit, Dyspepsie (häufig), Divertikulitis, gastroösophagealer Reflux, Obstipation (gelegentlich)
- Erkrankungen der Haut: Urtikaria, Hautausschlag, Pruritus, Hyperhidrose, Hauttrockenheit (häufig), Blasenbildung, Furunkulose, Mykosen, Ekzem, Rosacea, Seborrhö, Alopezie, Pigmentanomalien (gelegentlich)
- Leber- und Gallenerkrankungen: Erhöhte Transaminasen (häufig bis sehr häufig), Cholezystitis, Leberfunktionsstörungen (gelegentlich)
- Erkrankungen des Nervensystems: Kopfschmerzen, Schwindel, Benommenheit (häufig bis sehr häufig), demyelinisierende Erkrankung (Multiple-Sklerose-artige Erkrankungen) des ZNS (gelegentlich)
- Psychiatrische Erkrankungen: Depression, Agitation, Verwirrtheit, Schlaflosigkeit, Nervosität (gelegentlich)
- Erkrankungen der Skelettmuskulatur, des Bindegewebes und des Knochens: Arthralgie, Myalgie, Rückenschmerzen (gelegentlich)
- Erkrankungen des Blutes und des Lymphsystems: erhöhte Blutfettwerte (sehr häufig), Elektrolytverschiebungen (häufig), Neutropenie, Leukopenie, Thrombozytopenie, Anämie, Lymphopenie (gelegentlich)
- Herzerkrankungen: Verschlimmerung einer Herzinsuffizienz, Arrhythmie, Synkope, Bradykardie, Zyanose, Herzklopfen (gelegentlich)
- Gefäßerkrankungen: Erröten (häufig), Hypotonie, periphere Ischämie, Hypertonie, Thrombophlebitis, Hämatom, Gefäßspasmus, Hitzewallungen (gelegentlich)
- Erkrankungen der Niere und Harnwege: Harnwegsinfektion, Pyelonephritis (gelegentlich)
- Erkrankungen der Geschlechtsorgane: Vaginitis, erektile Dysfunktion
- Augenerkrankungen: Endophthalmitis, Keratitis, Konjunktivitis (gelegentlich)
- Beeinträchtigte Wundheilung (häufig)
- Hepatosplenale T-Zell-Lymphome mit tödlichem Verlauf (selten)

Die häufigsten Nebenwirkungen sind infusionsbedingt, wie Kopfschmerzen und Juckreiz, oder betreffen lokale Reaktionen an der Einstichstelle. Ein bedeutsames Problem stellen vor allem Infektionen dar, die aufgrund der reduzierten Immunabwehr einen schweren Verlauf nehmen können.

Wechselwirkungen

💬 Werden TNF-α-Antikörper und Methotrexat gleichzeitig gegeben, erhöht sich die immunsuppressive Wirkung.

- Methotrexat: Bildung von Antikörpern gegen TNF-α-Antikörper vermindert, Plasmakonzentrationen der TNF-α-Antikörper können ansteigen
- Anakinra: erhöhte Toxizitäten, deswegen keine gleichzeitige Gabe von Anakinra und TNF-α-Antagonisten
- Abatacept: erhöhtes Risiko für schwerwiegende Infektionen, deswegen keine gleichzeitige Gabe von Abatacept und TNF-α-Antagonisten
- Keine gleichzeitige Gabe von Lebendimpfstoffen
- Azathioprin oder 6-Mercaptopurin: in seltenen Fällen sind hepatosplenale T-Zell-Lymphome mit tödlichem Verlauf aufgetreten

Kontraindikationen

💬 Bei schweren Infektionen dürfen TNF-α-Antikörper nicht angewendet werden, da sie die Immunabwehr herabsetzen und die Infektionen leicht einen tödlichen Verlauf nehmen können.

- Tuberkulose oder andere schwere Infektionen wie Sepsis, Abszesse und opportunistische Infektionen
- Mäßige oder schwere Herzinsuffizienz
- Schwangerschaft. Frauen im gebärfähigen Alter müssen während und mindestens sechs Monate nach der Behandlung auf eine sichere Empfängnisverhütung achten.
- Stillzeit. Mindestens sechs Monate nach einer Behandlung dürfen Frauen nicht stillen.
- Abbrechen einer Behandlung mit TNF-α-Antikörpern beim Auftreten einer Blutdyskrasie und hämatologischen Abnormalitäten und beim Auftreten von Autoimmunprozessen

Nur mit Vorsicht darf der Einsatz erfolgen bei:

- Inaktiver (»latenter«) Tuberkulose. Vor der Gabe von TNF-α-Antikörpern muss mit einer geeigneten Tuberkulose-Prophylaxe behandelt werden.
- Chronischen bzw. rezidivierenden Infektionen
- Vorbestehenden oder kürzlich aufgetretenen demyelinisierenden Erkrankungen (Entmarkung der Nerven durch Zerstörung der Myelinscheiden der Axone im ZNS und PNS)
- Malignen Erkrankungen in der Vorgeschichte
- Patienten mit einer intensiven immunsuppressiven Behandlung oder Psoriasis-Patienten mit einer längerfristigen PUVA-Behandlung in der Vorgeschichte
- Patienten mit Colitis ulcerosa, die ein erhöhtes Risiko für eine Dysplasie oder ein Kolonkarzinom haben
- Starken Rauchern mit mäßiger bis schwerer chronischer obstruktiver Lungenerkrankung (COPD), da über mehr maligne Erkrankungen berichtet wurde
- Leichter Herzinsuffizienz
- Patienten, die einen Gelenkersatz benötigen

24 Ernährung bei CED

Als Folge der chronisch-entzündlichen Darmerkrankungen kann es zu einer allgemeinen Mangelernährung mit Verlusten an Körpereiweiß und Fettmasse, aber auch zu spezifischen Mangelzuständen an Vitaminen, Mineralstoffen und Spurenelementen kommen. Eine Mangelernährung wirkt sich ungünstig auf den Krankheitsverlauf aus. Mangelernährte Patienten müssen häufiger operiert werden und haben eine erhöhte Komplikationsrate nach Operationen sowie ein höheres Sterblichkeitsrisiko. Bei Kindern und Jugendlichen kommt es häufig zu einer verminderten Wachstumsgeschwindigkeit und zu Minderwuchs, vor allem beim Morbus Crohn, seltener bei der Colitis ulcerosa.

Verschiedene Faktoren tragen zum Entstehen einer Mangelernährung bei:
— Eine verminderte orale Aufnahme, vor allem im akuten Schub, wegen Unverträglichkeiten, starker Appetitlosigkeit oder aus Angst der Patienten, weil Nahrungsaufnahme zu mehr Schmerzen oder Durchfall führt.
— Eine Malabsorption bedingt durch Funktionseinschränkungen insbesondere nach Ileumresektion.
— Eine erhöhte Sekretion und vermehrte Nährstoffverluste infolge der zahlreichen Diarrhöen.
— Wechselwirkungen zwischen Medikamenten und Nährstoffen, z. B. bei Glucocorticoiden, Aminosalicylaten.
— Ein erhöhter Nährstoffbedarf bei starken Krankheitsschüben, z. B. durch Fieber und Infektionen.

Neben einem ausgeprägten Eiweißmangel (Hypalbuminämie) ist beim Morbus Crohn vor allem auf Defizite für Calcium und Vitamin D sowie für Vitamin B_{12} zu achten. Ein Vitamin-B_{12}-Mangel kann insbesondere nach einer Operation am terminalen Ileum, wo das Vitamin resorbiert wird, auftreten. Liegt eine Steatorrhö vor, werden die fettlöslichen Vitamine (A, D, E, K) vermindert aufgenommen. Bei der Colitis ulcerosa sind vor allem Anämien sowie Eisen- und Folsäuredefizite beschrieben. Der Folsäuremangel ist im Wesentlichen durch die Medikation mit Sulfasalazin bedingt, mögliche Knochenstoffwechselstörungen durch Glucocorticoide.

Eine Ernährungstherapie bei CED soll eine Mangelernährung ausgleichen, den Ernährungszustand verbessern und Wachstumsrückstände bei Kindern und Jugendlichen beseitigen. Darüber hinaus hat die Ernährungstherapie das

Patienten mit CED, vor allem Morbus-Crohn-Patienten, sind häufig mangelernährt und untergewichtig. Eine Mangelernährung wirkt sich ungünstig auf den Krankheitsverlauf auf. Die Patienten müssen häufiger operiert werden und es treten mehr Komplikationen auf. Bei Kindern treten vermehrt Wachstumsstörungen auf. Neben der allgemeinen Mangelernährung ist auch eine Minderversorgung mit einzelnen Nährstoffen wie z. B. Vitamin D und B_{12}, Eisen, Calcium, Folsäure usw. möglich.

Ziel, im akuten Schub eine Remission einzuleiten bzw. in der Remissionsphase einen neuen Schub zu verhindern.

24.1 Verbesserung des Ernährungszustands

🔊 Die Mangelzustände lassen sich durch flüssige Zusatznahrungen ausgleichen. Besonders Kinder mit Morbus Crohn, die z. T. erheblich unter Wachstumsstörungen leiden, profitieren davon. Sie erhalten mehrere Wochen lang täglich bis zu 1000 Kalorien zusätzlich. Diese Zyklen müssen allerdings mehrfach wiederholt werden.

Allein durch eine Diätberatung lassen sich Mangelzustände im Allgemeinen nicht bessern. Vielmehr ist der vorübergehende Einsatz von Trink- oder Sondennahrungen zusätzlich zur Normalkost erforderlich. Besonders geeignet ist die supplementierte enterale Ernährung zur Behandlung von Kindern mit Morbus Crohn, die durch mangelhafte Kalorienzufuhr erhebliche Wachstumsverzögerungen aufzeigen können. Zur Verbesserung des Längenwachstums sollte mindestens vier bis sechs Wochen lang eine zusätzliche Kalorienzufuhr von bis zu 1000 kcal pro Tag erfolgen. Die Therapiezyklen sollten mehrfach wiederholt werden, und zwar vor dem Schluss der Epiphysenfugen, der das Längenwachstum beendet.

> **Merke**
> Bei Ernährungsmängeln ist eine enterale Ernährung in Form von Trink- oder Sondennahrung zusätzlich zur Normalkost indiziert. Bei Kindern mit Wachstumsstörungen muss die intensivierte Ernährungstherapie vor dem Schluss der Epiphysenfugen erfolgen.

🔊 Die flüssige Zusatznahrung enthält die Nahrungsbausteine Kohlenhydrate, Eiweiß und Fett in kleinen Bruchstücken, so dass sie leichter vom Körper aufgenommen werden. Die Lösung ist sehr kalorienreich und enthält zudem alle wesentlichen Vitamine, Mineralstoffe und Spurenelemente.

🔊 Ist eine sehr hohe Kalorienzufuhr erforderlich, kann man die Zusatznahrung über eine Sonde zuführen. Dazu wird eine weiche Sonde durch die Nase in den Magen bzw. oberen Dünndarm gelegt und die Nahrung mit Hilfe einer Pumpe eingeführt. Das kann man auch sehr gut zu Hause durchführen.

Die enterale Ernährung setzt die Funktionsfähigkeit des oberen Dünndarms voraus, wo die Nährstoffe resorbiert werden. Die Nährstoffe sind unterschiedlich stark aufgeschlossen. Bei Elementardiäten liegt das Eiweiß in Form von Aminosäuren vor, bei Peptiddiäten als enzymatisch hydrolisierte Oligopeptide und bei Polymerdiäten als intakte Proteine. Bei den Fetten kann zwischen lang- und mittelkettigen Triglyceriden (LCT bzw. MCT) gewählt werden. MCT-Fette kommen bei Störungen der Fettresorption (Steatorrhö) zum Einsatz, da sie leichter resorbiert werden. Beim Morbus Crohn wurden niedermolekulare Nährstofflösungen (Aminosäure-Diäten) im Vergleich zu hochmolekularen und oligopeptidreichen getestet, wobei sich keine Unterschiede zeigten. Hochmolekulare Standardnahrungen gelten daher als Therapie der Wahl. Sie schmecken zudem besser als stark aufgeschlossene Nährstofflösungen. In den Lösungen sind auch alle wesentlichen Spurenelemente und Vitamine enthalten.

Die flüssige Nahrung steht in Form von Trink- und Sondennahrungen zur Verfügung. Trinknahrungen werden eingesetzt, wenn eine Kalorienzufuhr von bis zu 600 kcal pro Tag zusätzlich zur normalen Kost benötigt wird. Bei höherem Kalorienbedarf ist eine Sondennahrung zu bevorzugen. Dazu wird eine weiche Ernährungssonde meist über Nase und Rachen in den Magen gelegt. Über eine Pumpe wird die flüssige Nahrung kontinuierlich oder mit Unterbrechungen verabreicht. Infusionspumpe und Nährlösung können in einer Tasche am Körper getragen werden, so dass der Patient die Ernährungstherapie zu Hause durchführen und sich dabei frei bewegen kann. Alternativ kann eine längerfristige Ernährung über eine perkutane endoskopische Gastrostomie (PEG) erfolgen. Die Diätnahrungen sollten einschleichend dosiert werden, um anfängliche, osmotisch bedingte Durchfälle zu vermeiden.

Spezifische Nährstoffdefizite sind durch gezielte Substitutionen auszugleichen. Vitamin B_{12} beispielsweise muss regelmäßig und lebenslang injiziert werden, um eine perniziöse Anämie zu vermeiden. Zur Vermeidung einer Osteopenie insbesondere nach langfristiger Glucocorticoidgabe wird die Substitution von 500–1000 mg Calcium und 1000 I. E. Vitamin D pro Tag empfohlen. Folsäure wird meist oral in einer Dosis von 2,5 bis 5 mg substituiert. Bei nachgewiesenem Eisenmangel und Anämie ist eine Eisensubstitution, eventuell auch eine Erythropoetingabe indiziert. In der Remissionsphase kann Eisen in der Regel oral substituiert werden (100 mg/Tag für 4 Wochen, Kinder 5 mg/kg KG/Tag). Bei Unverträglichkeiten oder im akuten Schub ist meist eine parenterale Substitution erforderlich.

24.2 Ernährungstherapie des akuten Schubs

Die enterale Ernährung ist beim Morbus Crohn wirksam zur Behandlung des akuten Schubs. Etwa 60 % der Patienten erreichen damit eine Remission. Die Wirksamkeit ist zwar geringer als bei der Therapie mit Glucocorticoiden, aber so können auch die Nebenwirkungen der medikamentösen Therapie vermieden werden. Die enterale Ernährung beeinflusst die intestinalen Entzündungsvorgänge, wobei aber die Wirkmechanismen nicht bekannt sind. Diskutiert wird eine verbesserte nutritive Versorgung der Mukosa sowie eine verminderte intestinale Permeabilität. Auch eine verminderte Antigenpräsentation wird angenommen.

> **Merke**
>
> Beim Morbus Crohn kann die enterale Ernährung erfolgreich eine Remission induzieren. Bei der Colitis ulcerosa ist eine entsprechende Wirksamkeit im akuten Schub nicht belegt.

Eine enterale Therapie ist daher zu erwägen, wenn eine medikamentöse Therapie kontraindiziert ist oder vom Patienten abgelehnt wird. Allerdings brechen auch über 20 % der Patienten eine enterale Therapie mit Trink- oder Sondennahrung ab. Vor allem die orale Ernährung wird abgelehnt (34 %), die Zufuhr der Nahrung über die Nasensonde mit einer Abbruchquote von nur 8 % dagegen deutlich besser akzeptiert.

Sie sollten die Dosis der Zusatznahrung am Anfang nur langsam steigern, um Durchfälle zu vermeiden.

Nach einer Operation am unteren Dünndarm kann es zu einem Mangel an Vitamin B_{12} kommen. Fehlt Vitamin B_{12}, bildet sich eine gefährliche Blutarmut aus. Um den Mangel auszugleichen, muss Vitamin B_{12} lebenslang gespritzt werden, in der Regel alle zwei bis drei Monate.

Die Ernährungstherapie mit Zusatznahrung hat einen heilenden Effekt auf den entzündeten Darm beim akuten Schub eines Morbus Crohn. Über die Hälfte der Patienten konnte mit ihrer Hilfe einen akuten Schub zum Abklingen bringen. Die Wirksamkeit ist zwar geringer als die von Cortisonen, aber dafür ohne Nebenwirkungen.

💬 Für die Colitis ulcerosa sind die günstigen Effekte einer Ernährungstherapie im akuten Schub dagegen leider nicht belegt.

Bei einer Colitis ulcerosa ist ein positiver Effekt ernährungstherapeutischer Maßnahmen auf die Entzündungsaktivität bei einem akuten Schub nicht belegt, weder für die Diätberatung noch für Trink- oder Sondennahrungen. Eine parenterale Ernährung kann bei einer fulminanten Colitis indiziert sein. Dabei wird die Nahrung über einen zentralen Venenkatheter zugeführt. Das Konzept einer »Ruhigstellung des Darms« durch eine vollständige parenterale Ernährung hat aber in Studien gegenüber der normalen enteralen Ernährung keine Vorteile gezeigt. Andererseits drohen mit Kathetersepsis und Thrombosen zentraler Venen erhebliche Risiken, so dass eine vollständige parenterale Ernährung nur in Einzelfällen angewendet wird.

24.3   Ernährungstherapie zur Remissionserhaltung

💬 Eine Ernährungstherapie ist weder beim Morbus Crohn noch bei der Colitis ulcerosa als Ersatz für eine remissionserhaltende medikamentöse Therapie geeignet.

Eine remissionserhaltende Wirksamkeit durch eine enterale Ernährung (Sonden- und Trinknahrung) konnte bislang weder beim Morbus Crohn noch bei der Colitis ulcerosa belegt werden. Es gibt keine spezifische Diät, die alternativ zu Medikamenten zum Remissionserhalt eingesetzt werden kann.

> **Merke**
>
> Es gibt keine »Crohn-« oder »Colitis-Diät«, die als Ersatz für eine medikamentöse Remissionserhaltung eingesetzt werden kann. In der Remissionsphase sollten CED-Patienten auf eine ausgewogene Ernährung nach den Prinzipien der leichten Vollkost achten. Unverträgliche Lebensmittel sind zu meiden.

💬 In der Ruhephase der Krankheit sollten Sie sich nach den Prinzipien der leichten Vollkost ernähren, um einer Mangelernährung vorzubeugen. Sie sollten sich möglichst abwechslungsreich, vollwertig und ausgewogen ernähren, d. h. viel Obst und Gemüse essen, am besten fünfmal am Tag. Ferner Ballaststoffe, täglich Milchprodukte, wenig Fett und Zucker nur in Maßen.

Wichtig ist eine vollwertige und ausgewogene Ernährung nach den Prinzipien der leichten Vollkost, um Defizite zu vermeiden. Für eine vollwertige Ernährung hat die Deutsche Gesellschaft für Ernährung e. V. 10 Regeln festgelegt:
- Vielseitig essen
- Reichlich Getreideprodukte und Kartoffeln
- Gemüse und Obst – 5 Portionen am Tag
- Täglich Milch und Milchprodukte; 1- bis 2-mal in der Woche Fisch; Fleisch, Wurstwaren und Eier in Maßen
- Wenig Fett und fettreiche Lebensmittel
- Zucker und Salz in Maßen
- Reichlich Flüssigkeit
- Schmackhaft und schonend zubereiten
- Ausreichend Zeit für das Essen nehmen
- Auf das Gewicht achten, körperliche Bewegung und Sport

Die leichte Vollkost unterscheidet sich von der Vollkost durch das Weglassen von Lebensmitteln, die häufig Unverträglichkeiten auslösen. Letztlich muss aber jeder CED-Patient selbst herausfinden, was er verträgt und was nicht (individuelle Ausschlussdiät). Unverträgliche Lebensmittel sind aus dem Ernährungsplan zu streichen. Häufig schlecht vertragen werden:

- Starke Gewürze
- Fettreiche Speisen
- Stark blähende Nahrungsmittel (frisches Brot, Hülsenfrüchte, sehr ballaststoffreiches Brot)
- Bestimmte Gemüsesorten (Kohlarten, Sauerkraut, Lauch, Zwiebeln, Paprikaschoten, Gurken, Rettich)
- Kohlensäurehaltige oder alkoholische Getränke

Zu beachten ist allerdings, dass mit der Zahl der gemiedenen Lebensmittel die Gefahr einer einseitigen Ernährung steigt. Kleine Mengen werden oft gut toleriert. Bei einer Lactoseintoleranz kann man auf milchzuckerfreie Milchprodukte ausweichen oder zu den Mahlzeiten Laktase substituieren.

Inwieweit Omega-3-Fettsäuren den Verlauf einer CED günstig beeinflussen, kann zurzeit nicht endgültig beurteilt werden. Omega-3-Fettsäuren sollen n-6-Fettsäuren als Vorläufer proentzündlicher Leukotriene austauschen und dadurch den Entzündungsprozess unterdrücken. Zwei Studien kamen aber zu unterschiedlichen Ergebnissen, so dass zurzeit keine generelle Empfehlung gegeben werden kann. In einer Studie zur Remissionserhaltung bei Colitis ulcerosa erwiesen sich Plantago-ovata-Samenschalen (2 x 10 g) als genauso wirksam wie Mesalazin (3 x 500 mg). Für eine generelle Empfehlung sind aber weitere Studien erforderlich.

💬 Unverträgliche Lebensmittel sollten Sie meiden. Da jeder anders reagiert, muss man selbst herausfinden, was man verträgt und was nicht. Alles, was Sie vertragen, ist erlaubt. Eine spezielle Crohn- oder Colitis-Diät gibt es nicht.

25 Chronisch entzündliche Darmerkrankungen in Schwangerschaft und Stillzeit

25.1 Fertilität

Da die chronisch-entzündlichen Darmerkrankungen vorwiegend jüngere Altersgruppen betreffen, stellen sich viele Patienten Fragen zu Familienplanung und Schwangerschaft. Grundsätzlich ist die Fertilität bei Patientinnen mit CED in Remission gegenüber gesunden Frauen nicht reduziert. Ausnahmen gibt es allerdings nach ausgedehnten Operationen wie einer Kolektomie oder einer ileoanalen Pouchanlage. Durch weniger ausgedehnte chirurgische Eingriffe oder die Anlage eines künstlichen Darmausgangs (Ileostoma) wird die Fertilität dagegen nur vorübergehend für einige Wochen und Monate beeinträchtigt. In aktiven Krankheitsphasen ist dagegen mit einer deutlichen Einschränkung der Fertilität zu rechnen (sekundäre Amenorrhö).

Auch Männer mit CED sind grundsätzlich nicht in ihrer Fertilität beeinträchtigt. Eine Therapie mit Sulfasalazin kann bei Männern aber eine reversible Oligospermie hervorrufen. Männer mit Kinderwunsch sollten Sulfasalazin daher absetzen. Nach zwei bis drei Monaten haben sich Spermienzahl und -motilität wieder normalisiert.

25.2 Schwangerschaft

Eine Schwangerschaft verläuft bei CED-Patientinnen in Remission meist ohne Komplikationen. Die Häufigkeit von Fehl- und Totgeburten sowie von Missbildungen ist bei ihnen gegenüber der Normalbevölkerung nicht erhöht. Allerdings besteht die Tendenz zu Frühgeburten und einem erniedrigten Geburtsgewicht der Kinder.

Fällt die Konzeption jedoch in eine aktive Krankheitsphase, bedeutet dies ein erhöhtes Risiko für den Verlust des Fetus, für Tot- und Frühgeburten sowie Entwicklungsdefizite des Kindes. Für die Komplikationen scheint vor allem die Entzündungsaktivität der aktiven Erkrankung verantwortlich zu sein, nicht die während der Schwangerschaft eingenommenen Medikamente.

Der Einfluss der Schwangerschaft auf den Verlauf der CED hängt von der Krankheitsaktivität zum Zeitpunkt der Konzeption ab. Bei einer Empfängnis in der Remissionsphase erleidet etwa ein Drittel der schwangeren Morbus-Crohn-

Patientinnen einen Schub. Das Risiko einen Schub zu erleiden ist damit gegenüber nicht schwangeren Patientinnen nicht erhöht. Fällt die Empfängnis dagegen in eine akute Krankheitsphase, wird die Entzündungsaktivität bei zwei Dritteln der Patientinnen hoch bleiben oder sogar noch zunehmen.

Bei Patientinnen mit einer Colitis ulcerosa ist es ähnlich. Erfolgt die Konzeption in einer Remissionsphase, unterscheidet sich die Rezidivrate (etwa 30%) nicht von dem normalen Verlauf der Erkrankung ohne Schwangerschaft. Bei einer Konzeption in einer aktiven Krankheitsphase bleibt die Erkrankung auch während der Schwangerschaft aktiv. Daher sollte der Beginn einer Schwangerschaft in einer inaktiven Krankheitsphase liegen.

25.3 Medikamentöse Therapie in Schwangerschaft und Stillzeit

Wenn eine Patientin vor der Schwangerschaft ohne Medikamente stabil in Remission war, braucht sie auch während der Schwangerschaft meist keine Arzneimittel zum Remissionserhalt. Patientinnen, die dagegen Mesalazin zur Remissionserhaltung erhielten, sollten diese Therapie fortsetzen, denn ein Schub stellt für den Fetus und den weiteren Schwangerschaftsverlauf eine größere Gefahr dar. Tritt ein akuter Schub auf, sollte er sofort medikamentös in ausreichender Dosierung behandelt werden, um ihn möglichst rasch zum Abklingen zu bringen.

> **Praxistipp**
>
> In den Gebrauchsinformationen der bei chronisch-entzündlichen Darmerkrankungen eingesetzten Medikamente sind Schwangerschaft und Stillzeit zumindest als relative Kontraindikationen aufgeführt. Die Einnahme sollte vor allem im ersten Trimenon einer Schwangerschaft nicht oder nur nach strenger Indikationsstellung erfolgen. Dies kann zu erheblichen Verunsicherungen bei den schwangeren CED-Patientinnen führen, die ihr ungeborenes Kind nicht durch die Einnahme von Medikamenten gefährden wollen. Die Patientinnen sollten informiert werden, dass die Hinweise auf den Beipackzetteln einem hohen Sicherheitsbedürfnis entspringen, dass aber die meisten Medikamente sicher in einer Schwangerschaft angewendet werden können. Fruchtschädigungen durch 5-Aminosalicylate und Glucocorticoide sind nicht bekannt. Auch gegen den Einsatz von Azathioprin und 6-Mercaptopurin bestehen keine Bedenken. Trotzdem ist natürlich die Anwendung und Dosierung in jedem Einzelfall zu prüfen. Den Patientinnen sollte deutlich gemacht werden, dass ein Weglassen der Arzneimittel und ein neuer Schub weitaus größere Gefahren für das ungeborene Kind bergen als die Einnahme der genannten Arzneimittel.

Bei den meisten Schwangeren, die sich in einer stabilen Ruhephase der Erkrankung befinden, hat die Schwangerschaft keinen Einfluss auf den Krankheitsverlauf. Das Risiko, einen erneuten Schub zu erleiden, ist nicht höher als bei Nicht-Schwangeren. Fällt der Schwangerschaftsbeginn aber in eine akute Krankheitsphase, kommt es eher zu einer Verschlechterung und zu einer Zunahme der Beschwerden.

In den Gebrauchsinformationen der Arzneimittel, die bei CED eingesetzt werden, findet sich der Hinweis, dass die Anwendung in der Schwangerschaft nur mit größter Vorsicht erfolgen soll. Das ist ja auch richtig, um einen allzu unkritischen Umgang mit den Arzneimitteln zu vermeiden. In den vielen Jahren, die einige dieser Medikamente in der Praxis angewendet werden, hat sich aber gezeigt, dass sie keine schädlichen Wirkungen auf das ungeborene Kind haben und darum durchaus in der Schwangerschaft eingesetzt werden können. Wenn Sie diese Arzneimittel (Aminosalicylate, Glucocorticoide, Azathioprin, 6-Mercaptopurin) nicht einnehmen und einen neuen Schub erleiden, hätte das für Ihr ungeborenes Kind weitaus schlimmere Folgen.

Die **5-Aminosalicylate** Mesalazin und Sulfasalazin passieren die Plazentaschranke und gelangen in den Blutkreislauf des Kindes, doch gibt es keine Hinweise auf eine erhöhte Rate an Fehlgeburten, Missbildungen oder Entwicklungsstörungen des Kindes.

Auch in der Stillperiode bestehen gegen die Substanzen keine Bedenken. Sie gehen zwar in die Muttermilch über, doch die Konzentration ist vernachlässigbar gering.

Eine Behandlung mit **Glucocorticoiden** kann in der Schwangerschaft ohne erhöhtes Risiko für den Fetus erfolgen. Auch in der Stillzeit können Glucocorticoide gegeben werden. Sie gehen zwar in geringer Menge in die Muttermilch über, doch nach Beendigung der Therapie normalisiert sich die Nebennierenfunktion des Kindes und es kommt zu einer ausreichenden Cortisolausschüttung. Mit dauerhaften Schädigungen des kindlichen Organismus ist nicht zu rechnen.

Die Einschätzung der Immunsuppressiva **Azathioprin** und **6-Mercaptopurin** wurde in den letzten Jahren revidiert. Vor wenigen Jahren glaubte man noch, die Einnahme dieser Medikamente in der Schwangerschaft sei mit erhöhten Risiken und Komplikationen behaftet. Doch in großen Beobachtungsstudien konnten keine erhöhten Risiken für den Fetus oder den Schwangerschaftsverlauf nachgewiesen werden. Sie können daher für eine remissionserhaltende Therapie in der Schwangerschaft angewendet werden. Auf jeden Fall besteht entgegen früheren Empfehlungen keine Indikation zu einem Schwangerschaftsabbruch, wenn es zu einer Schwangerschaft unter einer Therapie mit Azathioprin oder 6-Mercaptopurin kommt.

Ist in der Stillzeit eine Immunsuppression mit den beiden Medikamenten erforderlich, sollte abgestillt werden.

Methotrexat ist wegen eindeutig teratogener Wirkung in der Schwangerschaft kontraindiziert. Bei bestehendem Kinderwunsch sollten sowohl weibliche als auch männliche Patienten mindestens drei Monate vor der geplanten Konzeption die Behandlung mit Methotrexat beenden. Ansonsten ist unter der Therapie mit Methotrexat auf einen sicheren Konzeptionsschutz zu achten.

Die meisten Erkenntnisse zu **Ciclosporin** stammen aus der Transplantationsmedizin. Es zeigte sich eine erhöhte Frühgeburten-, aber keine vermehrte Fehlbildungsrate. Zur Anwendung bei CED liegen nur einzelne Fallberichte vor, die kein vermehrtes Auftreten von Fehlbildungen in der Schwangerschaft belegen. Für eine allgemeine Empfehlung reichen die Daten aber nicht aus. Ist es unter einer Ciclosporin-Therapie zu einer Schwangerschaft gekommen, besteht aber keine Indikation zu einem Schwangerschaftsabbruch. Ähnliches gilt für Tacrolismus.

Unter einer Therapie mit Ciclosporin oder Tacrolismus wird ein Abstillen empfohlen.

Für die **TNF-α-Antikörper** liegen ebenfalls nur begrenzte Daten vor. Für Infliximab gibt es bislang keine Hinweise auf ein vermehrtes Auftreten von

Eine Behandlung mit Aminosalicylaten, Cortisonen und immunsuppressiv wirkenden Arzneimitteln wie Azathioprin und Mercaptopurin ist während einer Schwangerschaft ohne Gefährdung des ungeborenen Kindes möglich. Auch Probiotika können unbedenklich eingenommen werden.

Methotrexat führt zu Missbildungen, darum sollten Sie während der Behandlung auf eine sichere Verhütung achten. Planen Sie eine Schwangerschaft, sprechen Sie mit Ihrem Arzt, denn Methotrexat sollte mindestens drei Monate vor einer Empfängnis abgesetzt werden.

Fehlbildungen oder Schwangerschaftskomplikationen. Infliximab wird aber auf den Fetus übertragen, so dass ein Neugeborenes bis zu drei Monate nach der Geburt eine erhebliche Immunsuppression aufweist. Sofern Infliximab in der Schwangerschaft überhaupt angewendet wird, sollte es daher nach Möglichkeit drei Monate vor dem errechneten Geburtstermin abgesetzt werden.

Unter einer Therapie mit TNF-α-Antikörpern wird ein Abstillen empfohlen.

Metronidazol, das häufig bei Fistelerkrankungen beim Morbus Crohn eingesetzt wird, ist wegen einer erhöhten Missbildungsrate im ersten Trimenon einer Schwangerschaft kontraindiziert. Im zweiten und dritten Trimenon sowie in der Stillzeit bedarf es einer strengen Nutzen-Risiko-Abwägung.

Probiotika (z. B. E. coli Nissle) können dagegen nach heutigem Kenntnisstand sowohl während der Schwangerschaft als auch in der Stillzeit unbedenklich eingenommen werden.

> Probiotika können Sie sowohl während der Schwangerschaft als auch in der Stillzeit unbedenklich einnehmen.

Merke

Bei gegebener Indikation sind in der Schwangerschaft Probiotika, 5-Aminosalicylate, Glucocorticoide sowie Azathioprin/6-Mercaptopurin einsetzbar. Methotrexat und Metronidazol sind dagegen kontraindiziert. Für Ciclosporin, Tacrolismus und TNF-α-Antikörper können aufgrund unzureichender Daten keine allgemeinen Empfehlungen gegeben werden.

In der Stillzeit können nur Probiotika, Aminosalicylate und Glucocorticoide eingesetzt werden. Bei der Anwendung der anderen Arzneistoffgruppen sollte abgestillt werden.

26 Komplementäre Therapieverfahren

Viele Patienten mit CED greifen zu Heilmethoden, für deren Erfolge es keine wissenschaftlichen Belege gibt. Oft probieren Patienten diese Methoden aus, weil sie mit der Schulmedizin unzufrieden sind oder weil sie Angst vor den Nebenwirkungen der eingesetzten Medikamente haben. Das ist verständlich, denn manchmal dauert es lange, bis man auf bestimmte Wirkstoffe anspricht und eine Besserung eintritt. Manchmal finden Patienten eine konventionelle Therapie auch unzureichend, weil sie das Gefühl haben, dadurch werde zwar ihre Darmerkrankung behandelt, aber sie nicht als Mensch in seiner komplexen Persönlichkeit wahrgenommen. Da liegt es nahe, ganzheitliche Methoden anzuwenden, die die Hoffnung geben, durch Mobilisierung der Selbstheilungskräfte, selbst aktiv zur Heilung beitragen zu können. Einige dieser Methoden kann man durchaus mit den konventionellen Therapien kombinieren. Problematisch ist es allerdings, wenn man sie ausschließlich anwendet. Dann verzichtet man von vornherein auf eine gesicherte Behandlungsmethode.

Alle nicht anerkannten bzw. nicht wissenschaftlich überprüften Therapien gelten als unkonventionelle Verfahren. Sie umfassen sowohl komplementärmedizinische als auch alternative Verfahren. Als komplementärmedizinische Verfahren werden Verfahren wie Homöopathie, Naturheilverfahren, die Traditionelle Chinesische Medizin (TCM) inklusive Akupunktur, anthroposophische Therapieverfahren oder die ayurvedische Medizin bezeichnet, die ergänzend zu den konventionellen Standardtherapien angewendet werden. Verfahren, die anstelle von konventionellen Verfahren angewendet werden, bezeichnet man als alternative Therapieverfahren. Diese werden in den Leitlinien für Morbus Crohn und Colitis ulcerosa abgelehnt, da sie den Patienten gesicherte Behandlungstherapien vorenthalten.

Die Anwendung unkonventioneller Therapieverfahren ist unter Patienten mit CED sehr verbreitet. Studien zeigten, dass mindestens die Hälfte der Patienten zu ihnen greift, selten alternativ (weniger als 10%), häufig als Ergänzung zur Schulmedizin (31–78%). Als Gründe gaben die Patienten vor allem Unzufriedenheit mit den konventionellen Therapien und Angst vor Nebenwirkungen der Medikamente an. Daneben war es aber auch der Wunsch nach einem ganzheitlichen Therapieansatz, den viele Patienten in der wissenschaftlich orientierten konventionellen Medizin vermissen. Ärzte und Patienten haben häufig ganz unterschiedliche Vorstellungen über das Krankheitsgeschehen und den Umgang mit der Krankheit. Während die Schulmedizin die Entstehung der Krankheit in den Mittelpunkt rückt, beziehen viele komplementärmedizinische Verfahren die seelisch-geistigen Dimensionen des Patienten ein. Sie konzentrieren sich auf die Selbstregulierungs- und Selbstheilungskräfte im Menschen, die mobilisiert werden sollen. Der Patient erhält dadurch das Gefühl, selbst aktiv zu seiner Heilung beitragen zu können. Für den Patienten ist die persönliche Erfahrung das entscheidende Kriterium zur Beurteilung eines Verfahrens. Über 70% der Patienten, die unkonventionelle Therapien anwandten, gaben an, einen persönlichen Nutzen aus diesen gezogen zu haben. Viele Patienten verfahren daher »zweigleisig«. Durch den Facharzt lassen sie sich konventionell behandeln, gleichzeitig suchen sie bei komplementärmedizinischen Verfahren Hilfe. Ihren Arzt informieren sie darüber jedoch häufig nicht aus Angst vor einer abwertenden Haltung des Arztes.

Praxistipp

Äußern Patienten in der Apotheke den Wunsch nach unkonventionellen Heilmethoden, sollten die Gründe dafür hinterfragt werden. Nur so lassen sich Unzufriedenheit, mögliche Ängste oder andere Complianceprobleme der Patienten mit den konventionellen Standardtherapien erkennen. Die Patienten sollten auch ermuntert werden, ihren behandelnden Arzt über die Anwendung unkonventioneller Heilmethoden zu informieren. Nur wenn er über Vorbehalte, aber auch mögliche Erfolge informiert ist, kann er die Therapie optimieren.

💬 Sie interessieren sich für ... Möchten Sie sie zusätzlich zu Ihren normalen Medikamenten einnehmen? Wie kommen Sie denn mit Ihrer bisherigen Therapie zurecht? Haben Sie schon mal mit Ihrem Arzt darüber gesprochen, dass Sie zusätzlich ... einnehmen?

26.1 Traditionelle Chinesische Medizin (TCM) einschließlich Akupunktur

Die wichtigsten Elemente der TCM sind die Kräuterheilkunde und die Akupunktur. Therapiestudien, die den Kriterien der evidenzbasierten Medizin entsprechen, liegen für die Anwendung von TCM-Heilkräutern bei CED nicht vor. Für das Phytopharmakon Jiang-Pi-Ling-Tabletten wurde in nicht-randomisierten Studien in China eine Wirksamkeit bei einem leichten bis mittelgradigen Schub der Colitis ulcerosa gezeigt. Da die Studien aber zurückhaltend bewertet werden, empfehlen die Leitlinien keine Anwendung der Tabletten. Dagegen wird die Akupunktur als wirksames Therapieverfahren eingestuft. In einer randomisierten, kontrollierten Studie bei aktivem Morbus Crohn nahm der Aktivitätsindex (CDAI) signifikant ab. Die Schmerzen der Patienten wurden gelindert und die Lebensqualität verbesserte sich. Nicht-kontrollierte Studien zur Akupunktur bei Colitis ulcerosa zeigten ebenfalls einen positiven Effekt bei leichten bis mittelschweren Colitis-ulcerosa-Schüben.

💬 Einige der unkonventionellen Heilmethoden werden auch von den Ärzten akzeptiert. Z. B. erwies sich die Akupunktur bei einem leichten bis mittelgradigen Schub eines Morbus Crohn als wirksam. Es gibt ebenfalls Hinweise auf positive Effekte bei der Colitis ulcerosa.

26.2 Boswellia serrata

Boswellia serrata (indischer Weihrauch, Handelspräparat H 15®) ist ein Heilmittel der ayurvedischen Medizin. In einer randomisierten, doppelblinden Studie wurden H 15® und Mesalazin im akuten Schub eines Morbus Crohn miteinander verglichen. H 15® erwies sich dabei als nicht unterlegen. In den Leitlinien wird allerdings darauf verwiesen, dass auch Mesalazin im akuten Schub eines Morbus Crohn nur eine geringe Wirksamkeit besitzt. Bei der Colitis ulcerosa konnte ein antiinflammatorischer Effekt durch Studien nicht belegt werden, so dass keine Empfehlung für die Anwendung von Boswellia serrata gegeben wird. Das Präparat H 15® ist in Deutschland nicht zugelassen oder registriert. Es kann nur als Import über internationale Apotheken bezogen werden.

💬 Indischer Weihrauch war in einer Studie genauso wirksam wie Mesalazin beim akuten Schub eines Morbus Crohn. Allerdings ist Mesalazin auch nicht besonders wirksam, so dass ich Ihnen die Einnahme nicht empfehlen kann.

26.3   Homöopathie

Viele Patienten wenden zwar homöopathische Arzneimittel an. Doch spezifische Studien liegen bei CED nicht vor, so dass keine Therapieempfehlungen gegeben werden können.

26.4   Omega-3-Fettsäuren

💬 Die Einnahme von Fischöl-präparaten ist nicht zu empfehlen. Es gibt zwar eine Studie, die beim Morbus Crohn eine remissionserhaltende Wirkung belegt. Doch kein auf dem Markt befindliches Präparat entspricht der Zusammensetzung des untersuchten Präparats. Und man kann die Ergebnisse nicht einfach übertragen.

In einer doppelblinden, placebokontrollierten Studie konnte für ein Omega-3-Fettsäuren-Präparat eine remissionserhaltende Wirkung beim Morbus Crohn gezeigt werden. Doch sämtliche auf dem Markt befindlichen Fischöl-Präparate unterscheiden sich von dem in der Studie verwendeten Präparat, so dass die Leitlinien Omega-3-Fettsäuren nicht empfehlen. Zur Remissionserhaltung bei einer Colitis ulcerosa wurde Fischöl mit Olivenöl als Placebo verglichen. Es zeigte sich kein Unterschied, so dass auch eine Fischölanreicherung der Nahrung nicht empfohlen wird.

26.5   Plantago ovata

💬 Flohsamen scheint bei einer Colitis ulcerosa wirksam zu sein, sowohl im akuten Schub als auch zur Remissionserhaltung.

Für das Quellmittel Indischer Flohsamen (Plantago ovata) gibt es Hinweise auf eine Wirksamkeit sowohl bei einem leichten bis mittelgradigen Schub als auch zur Remissionserhaltung einer Colitis ulcerosa. 2 x 10 g Flohsamen waren in einem Zeitraum über 12 Monate nicht weniger wirksam als 3 x 500 g Mesalazin.

26.6   Trichuris-suis-Eier

💬 Wurmeier kann ich Ihnen nicht empfehlen. Zwar gibt es Hinweise, dass sie einen leichten aktiven Morbus Crohn zum Abklingen bringen können, aber die im Internet angebotenen Wurmeier enstprechen nicht den Anforderungen, die an ein Arzneimittel zu stellen sind.

Mit Schweinebandwurmeiern (Trichuris-suis-Eiern) konnte in einer Pilotstudie bei leichtem bis mittelgradigem Morbus Crohn eine Remission induziert werden. Allerdings ist das Präparat in Deutschland nicht zugelassen, wohl aber über das Internet erhältlich. Es kann nicht empfohlen werden, da die Schweinebandwurmeier nicht den arzneimittelrechtlichen Anforderungen entsprechen.

27 Der CED-Kunde im HV

27.1 »... aber die Durchfälle hören einfach nicht auf«

Junger Mann, Anfang 30, betritt die Apotheke.

Kunde: Guten Tag.

PTA: Guten Tag. Was kann ich für Sie tun?

Kunde reicht ihr ein Rezept über Budenofalk® Rektalschaum: Ich möchte gern dieses Rezept einlösen.

PTA: Ist das Arzneimittel für Sie?

Kunde: Ja, gegen meine Colitis ulcerosa.

PTA holt das Medikament und legt es auf den HV-Tisch: Kennen Sie das Medikament schon?

Kunde: Nein. Ich hatte bisher Claversal® Klysmen. Beim letzten Schub, den ich vor einem halben Jahr hatte, haben sie mir gut geholfen. Der Schub ist damals schnell abgeklungen. Beim jetzigen Schub habe ich sie sofort wieder genommen, aber dieses Mal helfen sie nicht so gut. Es ist zwar besser geworden, aber die Durchfälle hören einfach nicht ganz auf. Deswegen hat mir der Arzt jetzt zusätzlich diesen Rektalschaum verschrieben. Das ist ein Cortison, nicht wahr?

PTA: Ja, wenn antientzündliche Stoffe wie Mesalazin, der Wirkstoff von Claversal®, nicht ausreichend wirken, gibt man in einem akuten Schub zusätzlich Budesonid. Das ist der Wirkstoff in Budenofalk® Rektalschaum. Budesonid greift an mehreren Stellen in das Entzündungsgeschehen im Darm ein. Es fördert die Bildung von körpereigenen antientzündlichen Botenstoffen, gleichzeitig stoppt es die Bildung von entzündungsfördernden Stoffen. Dadurch wirkt es sehr stark entzündungshemmend. In den meisten Fällen gelingt es damit sehr gut, einen akuten Schub einer Colitis ulcerosa zum Abklingen zu bringen.

Kunde: Aber haben Cortisone denn nicht viele Nebenwirkungen?

PTA: Ja, das ist richtig. Aber Budesonid ist ein Cortison, das nur im Darm wirkt. Und selbst wenn etwas Wirkstoff ins Blut gelangt, wird dieser sofort in der Leber abgebaut. Dadurch hat Budesonid deutlich weniger Nebenwirkungen als Cortisone, die im ganzen Körper wirken. Wissen Sie, wie oft Sie Budenofalk® anwenden sollen?

Kunde: Einmal am Tag, hat der Arzt gesagt.

⊂⊃ Patient mit akutem Schub einer Colitis ulcerosa

⊂⊃ Unzureichendes Ansprechen auf Mesalazin, Budesonid als nächste Stufe

⊂⊃ Cortisonangst

◖➤ Anwendungshinweise

PTA: Ja, einmal täglich einen Sprühstoß, am besten abends. Wichtig ist, dass der Darm vor der Anwendung entleert wird. Aber das kennen Sie ja schon von den Claversal® Klysmen, nicht wahr?

Kunde: Ja.

PTA: Im Unterschied zu den Klysmen erfolgt die Anwendung des Schaums aber in stehender Position. Vor Gebrauch ist der Behälter kräftig zu schütteln. Dann wird der Applikator tief in den Enddarm eingeführt. Um genau zu dosieren, sollte der Pumpkopf möglichst senkrecht nach unten weisen. Er wird dann ganz heruntergedrückt und langsam wieder losgelassen. Nach 10 bis 15 Sekunden kann der Applikator aus dem Enddarm entfernt werden. Für jede Anwendung liegt ein neuer Applikator bei. Nach der Anwendung sollten Sie sich hinlegen, und zwar auf die linke Seite, damit sich der Schaum gut verteilen kann. Gegenüber Klysmen hat ein Schaum noch den Vorteil, dass ein geringeres Volumen verabreicht wird, so dass man ihn besser einhalten kann.

Kunde: Ja, das ist gut. Und wie lange muss ich das Budesonid wohl nehmen?

◖➤ Therapiedauer, keine Dauerbehandlung mit Glucocorticoiden

PTA: Budesonid wird nur zur Behandlung des akuten Schubs eingesetzt. Die anschließende remissionserhaltende Therapie, die man langfristig durchführt, um einen neuen Schub hinauszuzögern, führt man im Allgemeinen mit Mesalazin durch. Aber zur Behandlung des akuten Schubs wird für Budesonid eine Behandlungsdauer von mindestens vier Wochen empfohlen.

Kunde: Ja, dann hoffe ich mal, dass es bei mir wirkt.

PTA: Bei den meisten Patienten gelingt es, durch die Kombination von Mesalazin und Budesonid einen akuten Schub einer Colitis ulcerosa zum Abklingen zu bringen.

Kunde: Vielen Dank und auf Wiedersehen!

PTA: Auf Wiedersehen. Und gute Besserung!

27.2 »Aber hat Cortison nicht viele Nebenwirkungen?«

Junge Frau, Mitte 20, betritt die Apotheke.

Kundin: Guten Tag.

Apothekerin: Guten Tag. Was kann ich für Sie tun?

Kundin reicht ihr ein Rezept über Prednisolon dura® 50 mg: Ich hätte gern diese Tabletten.

Die **Apothekerin** holt die Tabletten und legt sie auf den HV-Tisch: Sind die Tabletten für Sie?

Kundin: Ja, ich habe Morbus Crohn.

◖➤ Glucocorticoidtherapie beim akuten Morbus-Crohn-Schub

Apothekerin: Kennen Sie die Tabletten schon?

◖➤ Therapieabbruch nach Sulfasalazin-Nebenwirkungen

Kundin: Nein. Ich habe vor einigen Tagen Sulfasalazin bekommen, aber die habe ich gar nicht gut vertragen. Ich habe so einen Juckreiz und Hautausschlag bekommen. Da hat mir der Arzt gesagt, ich soll die Tabletten nicht mehr einnehmen. Deswegen hat er jetzt diese Prednisolon-Tabletten verschrieben. Das ist Cortison, nicht wahr?

Apothekerin: Ja. Wenn man antientzündliche Substanzen wie Sulfasalazin nicht verträgt, gibt man Cortison. Damit kann man akute Entzündungen, wie sie beim Morbus Crohn auftreten, sehr gut und schnell zum Abklingen bringen.

Kundin: Aber hat Cortison nicht viele Nebenwirkungen?

Cortisonangst

Apothekerin: Sie haben Recht, Cortison hat Nebenwirkungen. Aber wie Sie vielleicht wissen, produziert der Körper selbst Cortison, das sog. Cortisol. Unter Stress und Belastung kann die körpereigene Cortisolproduktion auf das 10-fache ansteigen. Dann werden entzündliche Prozesse unterdrückt und das Immunsystem moduliert. Genau diese Wirkung will man auch mit der Gabe von Cortison-Tabletten beim Morbus Crohn erzielen, da die entzündliche Reaktion im Darm durch eine überschießende Abwehrreaktion bedingt ist. Cortison greift auch in viele Stoffwechselvorgänge im Körper ein, und daraus erklären sich die Nebenwirkungen. Aber wenn man Cortison nur kurzfristig einsetzt, ist die Gefahr von Nebenwirkungen gering. Am Anfang gibt man eine hohe Dosis, damit rasch die Wirkung einsetzt. Sobald Sie aber beschwerdefrei sind, können Sie die Dosis schrittweise wieder reduzieren. Cortison ist nicht für eine Langzeittherapie gedacht, und dann halten sich die Nebenwirkungen in Grenzen. Wissen Sie, wie Sie die Tabletten einnehmen sollen?

Kunde: Ja, ich soll am Anfang eine Tablette nehmen.

Apothekerin: Genau, das hat der Arzt auch auf das Rezept geschrieben. Ich schreibe es Ihnen auf die Packungen. Nehmen Sie eine Tablette morgens nüchtern vor dem Frühstück. Die körpereigene Cortisol-Ausschüttung ist morgens zwischen 6 und 8 Uhr am höchsten. So passen Sie sich am besten dem natürlichen Rhythmus an.

Einnahmehinweise

Kunde: Ja. Sie sagten eben, man setzt die Cortison-Tabletten schrittweise ab?

Apothekerin: Ja, da Sie das Cortison hochdosiert einnehmen, unterdrücken Sie die körpereigene Produktion. Sie wird heruntergefahren und fehlt, wenn man die Tabletten plötzlich absetzt. Darum setzt man die Tabletten langsam ab und gibt dem Körper Gelegenheit, die Eigenproduktion wieder hochzufahren. Dazu reduziert man die Dosis gewöhnlich erst in 10 mg-Schritten, aber einer Dosis von 20 mg in 5 mg-Schritten. Aber ich denke, bis dahin sprechen Sie ja auch noch mal mit dem Arzt. Jetzt geht es ja erst einmal darum, dass Ihre Beschwerden zum Abklingen gebracht werden. Und da sind die Prednisolon-Tabletten gut wirksam. Haben Sie noch weitere Fragen?

Ausschleichen von Prednisolon

Kunde: Ja, ich habe im Internet gelesen, dass auch Weihrauch helfen soll. Was halten Sie davon?

Frage nach komplementärmedizinischen Heilmethoden

Apothekerin: Das ist richtig. Es gibt eine Studie, in der Weihrauch mit Mesalazin, einem ähnlichen Wirkstoff wie Sulfasalazin, im akuten Schub eines Morbus Crohn verglichen wurde. Beide Substanzen schnitten etwa gleich gut ab. Das Problem ist, dass Mesalazin beim Morbus Crohn auch nur eine geringe Wirksamkeit besitzt. Ich verstehe Ihre Bedenken gegen die Cortison-Therapie, aber damit können Sie Ihren akuten Schub deutlich schneller und effektiver behandeln. Alternativ zum Weihrauch gibt es auch gute Ergebnisse für eine Akupunkturbehandlung. So konnte in einer Studie gezeigt werden, dass durch sie deutlich die Schmerzen gesenkt und das Allgemeinbefinden verbessert werden konnten. Sprechen Sie doch mal mit Ihrem Arzt, ob eine Akupunkturbehandlung nicht für Sie parallel zur Ihren Tabletten infrage kommen kann.

Kundin: Ja, das werde ich machen. Vielen Dank für den Hinweis.

Apothekerin: Gerne. Auf Wiedersehen und gute Besserung!

Kundin: Auf Wiedersehen.

28 Adressen und Links

28.1 Bezugsquellen

Informationen für Fachkreise zum Thema CED
- Leitlinien der Deutschen Gesellschaft für Verdauungs- und Stoffwechsel-krankheiten, Olivaer Platz 7, 10707 Berlin
www.dgvs.de
- Kompetenznetzwerk chronisch entzündliche Darmerkrankungen
www.kompetenznetz-ced.de

Allgemeinverständliche Informationen zum Thema CED
- AWMF Patientenleitline, Colitis ulcerosa
www.uni-duesseldorf.de/AWMF/ll/021–009 p.htm
- AWMF Patientenleitlinie, Morbus Crohn
www.uni-duesseldorf.de/AWMF/ll/021–004 p.pdf
- Deutsche Morbus Crohn/Colitis ulcerosa Vereinigung DCCV e. V.
www.dccv.de
- Patientenratgeber der Gastro-Liga e. V.
www.gastro-liga.de

Patientenratgeber verschiedener Firmen
- Dr. Falk Pharma GmbH
www.falkfoundation.de
- Essex Pharma GmbH
www.essex.de

Ernährungsberatung
- Deutsche Gesellschaft für Ernährung e. V.
www.dge.de
- Deutsche Gesellschaft für Ernährungsmedizin
www.dgem.de

Selbsthilfegruppen

- Deutsche Morbus Crohn/Colitis ulcerosa Vereinigung DCCV e. V.
  www.dccv.de
- CED-Selbsthilfe e. V.
  www.ced-hilfe.de

CED Patientenforen

- www.ced-hospital.de
- www.croehnchen-klub.de

Anhang

29 Literatur

29.1 Leitlinien

American Gastroenterological Association Medical Position Statement: Irritable Bowel Syndrome. Gastroentrology 2002; 123:2105–2107

Drossman DA, Camilleri M, Mayer EA, Whitehead WE. AGA Technical Review on Irritable Bowel Syndrome. Gastroentrology 2002; 123:2108–2131

Hoffmann JC et al. Diagnostik und Therapie der Colitis Ulcerosa: Ergebnisse einer evidenzbasierten Konsensuskonferenz der Deutschen Gesellschaft für Verdauungs- und Stoffwechselerkrankungen zusammen mit dem Kompetenznetz chronisch entzündliche Darmerkrankungen. Z Gastroenterol 2004; 42: 979–1042

Hoffmann JC et al. Diagnostik und Therapie des Morbus Crohn: Ergebnisse einer Evidenz-basierten Konsensuskonferenz der Deutschen Gesellschaft für Verdauungs- und Stoffwechselkrankheiten zusammen mit dem Kompetenznetz Chronisch entzündliche Darmerkrankungen. Z Gastoenterol 2008; 46; 1094–1146

Hotz J et al. Konsensusbericht: Reizdarmsyndrom – Definition, Diagnosesicherung, Pathophysiologie und Therapiemöglichkeiten. Z Gastroenterol 1999; 37: 685–700

Lübke H et al. Enterale Ernährung: Gastroenterologie, Aktuel Ernaehr Med 2003; 28, Supplement 1: S 69-S 86. (Leitlinien der Deutschen Gesellschaft für Ernährungsmedizin)

Leitlinien der Gesellschaft für Pädiatrische Gastroenterologie und Ernährung (GPGE). Akute infektiöse Gastroenteritis. Unter: www.uni-duesseldorf.de/AWMF/ll/068–019.htm

Leitlinien der Gesellschaft für Pädiatrische Gastroenterologie und Ernährung (GPGE). Obstipation im Kindesalter. Unter: http://www.uni-duesseldorf.de/AWMF/ll/068–019.htm

Propst A et al. für die Arbeitsgruppe für Gastrointestinale Funktionsstörungen und Funktionsdiagnostik der ÖGGH. Leitlinien zur Diagnose und Therapie des Reizdarmsyndroms. Unter: http://www.oeggh.at/index.php?option=com_content&task=view&id= 98&Itemid= 109

Spiller R et al. Guidelines on the irritable bowel syndrome: mechanisms and practical management. Gut 2007; 56: 1770–1798

World Gastroenterology Organisation. Das Reizdarmsyndrom. Prävalenz, Diagnostik und Management. Eine Information der World Gastroenterology Organisation im Rahmen des weltweiten Darmgesundheitstages (WDHD) 2009. Unter: http://www.worldgastroenterology.org/assets/downloads/pdf/wdhd/2009/events/wdhd09_de_educational_information.pdf

World Gastroenterology Organisation Practice Guidelines: Constipation, 2007. Unter: http://www.omge.org/assets/downloads/en/pdf/guidelines/05_constipation.pdf

29.2 Allgemeine Literatur

Berger K. Selbstmedikation bei Durchfall. Gut gefragt und richtig reagiert. Unter: http://www.pta-forum.de/index.php?id= 353

Bischoff SC (Hg). Probiotika, Präbiotika und Synbiotika. Georg Thieme Verlag, Stuttgart 2009

Bischoff SC, Manns MP. Probiotika, Präbiotika und Synbiotika. Stellenwert in Klinik und Praxis. Dtsch Ärztebl 2005; 102: A 752–759 [Heft 11]

Block B. POL-Leitsymptome. Leber, Pankreas und biliäres System, Georg Thieme Verlag, Stuttgart 2006

Bode JG. Chronisch-entzündliche Darmerkrankungen. Unter: http://www.uni-duesseldorf.de/kojda-pharmalehrbuch/fortbildungkoeln/Fortbildung_Bode_CED_2009.pdf

Böhm SK, Kruis W. Probiotika zur Prophylaxe und Therapie chronisch entzündlicher Darmerkrankungen. In: Bischoff SC (Hg). Probiotika, Präbiotika und Synbiotika, 216–231

Caspary WF. Pathophysiologie von Krankheiten des Dünn- und Dickdarms. In: Classen M, Diehl V, Kochsiek K (Hg). Innere Medizin, 1175–1181

Caspary WF. Primäre und sekundäre Malassimilationssyndrome. In: Classen M, Diehl V, Kochsiek K (Hg). Innere Medizin, 1181–1198

Classen M. Diarrhö. Wann ist eine medikamentöse Therapie angebracht? Unter: http://www.paediatrie-hautnah.de/archiv/2006/06/ph0606_312.pdf

Classen M, Diehl V, Kochsiek K (Hg). Innere Medizin. 5. Aufl., Urban & Fischer, München, Jena 2004

Degen L et al. Fakten und Mythen zur Obstipation – State oft the Art. Schweiz MedForum 2008; 8(47): 913–918

DGE Info 10/2009. Ernährung bei Chronisch entzündlichen Darmerkrankungen. Unter: http://www.dge.de/modules.php?name=News&file=article&sid= 1006

Dignaß A. Morbus Crohn, Colitis ulcerosa und Schwangerschaft. 8. Aufl., Falk Foundation e. V, Freiburg 2009

Dockter G. Erkrankungen des Darms. In: Sitzmann FC (Hg). Pädiatrie, 255–283

Duale Reihe. Innere Medizin. 2. Aufl., Georg Thieme Verlag, Stuttgart 2009

Duchmann R. Klinik der extraintestinalen Manifestationen und assoziierten Erkrankungen (ohne Karzinome). In: Hoffmann JC, Kroesen AJ, Klum B (Hg). Chronisch entzündliche Darmerkrankungen, 82–88

Fachinformationen der Hersteller, Abrufzeitraum September 2009 – März 2010

Göke MN. Klinik der Colitis ulcerosa. In: Hoffmann JC, Kroesen AJ, Klum B (Hg). Chronisch entzündliche Darmerkrankungen, 72–75

Guandalini S, Pensabene L, Zikri MA, Dias JA, Casali LG, Hoekstra H et al. Lactobacillus GG administered in oral rehydration solution to children with acute diarrhea: a multicenter European trial. J Pediatr Gastroenterol Nutr 2000; 30 (1):54–60

Hauer AC. Probiotika und Präbiotika zur Prävention und Behandlung von infektiösen Diarrhöen bei Kindern. In: Bischoff SC (Hg). Probiotika, Präbiotika und Synbiotika, 194–205

Häuser, W. Reizdarmsyndrom. Funktionsbereich Psychosomatik. Unter: www.klinikum-saarbruecken.de/np_show.phtml?nID= 43

Heuss LT, Degen L. Chronische Obstipation. Schweiz Med Forum 2004; 4:683–689

Hollerbach S. Infektiöse Enteritis und Kolitis. In: Classen M, Diehl V, Kochsiek K (Hg). Innere Medizin, 1200–1213

Jelinek T, Knappik M. Diarrhö. Keine Chance für Montezumas Rache. Unter: http://www.pharmazeutische-zeitung.de/index.php?id= 4162

Jenss H, Hartmann F. Wirksame Hilfe bei Morbus Crohn und Colitis ulcerosa. Ein Ratgeber für Patienten mit chronisch entzündlichen Darmerkrankungen. 5. Aufl., Georg Thieme Verlag, Stuttgart 2001

Hoffmann JC, Kroesen AJ, Klum B (Hg). Chronisch entzündliche Darmerkrankungen. Das CED-Handbuch für Klinik und Praxis. Georg Thieme Verlag, Stuttgart 2004

Hoffmann JC. Grundprinzipien der CED-Behandlung. In: Hoffmann JC, Kroesen AJ, Klum B (Hg). Chronisch entzündliche Darmerkrankungen, 136–138

Hoffmann JC. Medikamentöse Therapie in Orientierung an der Klinik: Morbus Crohn. In: Hoffmann JC, Kroesen AJ, Klum B (Hg). Chronisch entzündliche Darmerkrankungen, 158–171

Hoffmann RM. Medikamentöse Therapie in Orientierung an der Klinik: Colitis ulcerosa. In: Hoffmann JC, Kroesen AJ, Klum B (Hg). Chronisch entzündliche Darmerkrankungen, 172–183

Keller KM. CED-Diagnostik bei Kindern. In: Hoffmann JC, Kroesen AJ, Klum B (Hg). Chronisch entzündliche Darmerkrankungen, 206–215

Keller KM. CED-Therapie bei Kindern. In: Hoffmann JC, Kroesen AJ, Klum B (Hg). Chronisch entzündliche Darmerkrankungen, 216–223

Koop I. Darm. In: Dies. (Hg). Gastroenterologie compact. Alles für Klinik und Praxis. 2. Aufl., Georg Thieme Verlag, Stuttgart 2010, 131–281

Krammer HJ et al. Probiotika in der Therapie des Reizdarmsyndroms. Z Gastroenterol 2005; 43:1–5

Krammer HJ et al. Probiotische Arzneimitteltherapie mit E. coli Stamm Nissle 1917 (EcN): Ergebnisse einer prospektiven Datenerhebung mit 3807 Patienten. Z Gastroenterol 2006; 44:651–656

Krammer H, Neumer F, Enck P. Beeinflussung des Reizdarmsyndroms und der Obstipation durch Pro- und Präbiotika. In: Bischoff SC (Hg). Probiotika, Präbiotika und Synbiotika, 232–242

Krammer H, Schlieger F. Therapieoptionen bei chronischer Obstipation. Was ist gesichert? CME 2006; 3(4):31–38

Kruis W. Diagnostik bei funktionellen Darmbeschwerden. Praxis 2007; 96:319–322

Langsch R, Zillessen E. Morbus Crohn – Colitis ulcerosa. 213 Fragen und Antworten für Betroffene und ihre Angehörigen. 3. Aufl., Pabst Science Publishers, Lengerich 2009.

Layer P, Rosien U (Hg). Praktische Gastroenterologie. 2. Aufl., Urban & Fischer Verlag, München 2004

Matthes H. Alternative Therapien bei CED. In: Hoffmann JC, Kroesen AJ, Klum B (Hg). Chronisch entzündliche Darmerkrankungen, 199–203

Meier R. Probiotika. Die Bedeutung der intestinalen Flora für die Genese und Therapie gastrointestinaler Erkrankungen. Schweiz Med Forum 2007; 7:184–191

Melle U. et al. Allgemeine Aspekte. In: Layer P, Rosien U (Hg). Praktische Gastroenterologie, 274–279

Dies. Colitis ulcerosa. In: Layer P, Rosien U (Hg). Praktische Gastroenterologie, 279–286

Dies. Morbus Crohn. In: Layer P, Rosien U (Hg). Praktische Gastroenterologie, 286–293

Meyer-Chlond G. Der Darm spielt verrückt. Das PTA-Magazin 2009; 9:26–29

RKI. Fragen und Antworten zur Möglichkeit einer Impfung gegen Rotaviruserkrankungen. Epid Bull 2007; 2: 9–11

RKI. Rotaviren. Unter: http://www.rki.de/cln_162/nn_504474 / DE/Content/Infekt/Epid-Bull/Merkblaetter/Ratgeber_Mbl_Rotaviren.html

Moser G. DFP Innere Medizin: Reizdarm Syndrom. Unter: http://www.aerztemagazin.at/dynasite.cfm?dsmid= 61 464&dspaid= 741 442.

Müller-Lissner S. Obstipation – Pathophysiologie, Diagnose und Therapie. Dtsch Ärztebl Int 2009; 106 (25):424–31

Mutschler E. et al. Mutlscher Arzneimittelwirkungen, 9. Aufl., Wissenschaftliche Verlagsgesellschaft, Stuttgart 2008

Pohl K. Den trägen Darm in Schwung bringen. Pharm Ztg 2009; 36:32–34

Pohl K. Mangelversorgung vermeiden. Pharm Ztg 2009; 38:40–42

Pressemitteilung Alizyme vom 23.4.2008 über Ergebnisse von Renzapride. Unter: www.alizyme.com/alizyme/media/press/show.jsp?ref= 128

Produktinformation Resolor®. Unter: www.ema.europa.eu/humandocs/PDFs/EPAR/resolor/H-1012-PI-de.pdf

Reinshagen M. Praxis der chronisch-entzündlichen Darmerkrankungen. Eine Fibel für den Hausarzt, Bremen 2001

Reinshagen M. Klinik des Morbus Crohn. In: Hoffmann JC, Kroesen AJ, Klum B (Hg). Chronisch entzündliche Darmerkrankungen, 58–71

Rösch W. Gastroenterologie. In: Duale Reihe. Innere Medizin, 445–570

Rosien U, Melle U. Differenzialdiagnose chronisch entzündlicher Darmerkrankungen. In: Layer P, Rosien U (Hg). Praktische Gastroenterologie, 293 f.

Ruppert-Seipp G. Obstipation, 2003. Unter: www.dgk.de/fileadmn/user_upload/Fachleute_pdf/merkblatt_obstipation_03.pdf

Schleip T, Hoffbauer G. Reizdarm. Gräfe und Unzer Verlag, München 2009

Seiderer J. Schnitzler F. Brand S. Tillack C Göke B. Ochsenkühn T. Infliximab zur Therapie chronisch entzündlicher Darmerkrankungen. Dtsch Arztebl 2005; 102: A 828–833

Serotonin-Rezeptoragonist Prucaloprid aktiviert den Darm. DAZ 2010; 6:46–48

Siebenand S. Reizdarmsyndrom. Bauch in Aufruhr. Unter: http://www.pharmazeutische-zeitung.de/index.php?id= 3240.

Sitzmann FC. Gastroenterologische Leitsymptome. In: ders. (Hg). Pädiatrie, 230–240

Sitzmann FC (Hg). Pädiatrie, 3. Aufl., Georg Thieme Verlag, Stuttgart 2007

Stichtenoth DO. Pharmakologie der Substanzgruppen. In: Hoffmann JC, Kroesen AJ, Klum B (Hg). Chronisch entzündliche Darmerkrankungen, 139–157

Szajewska H, Mrukowicz J. Probiotics in the treatment and prevention of acute infectious diarrhea in infants and children: a systematic review of published randomized, double-blind, placebo controlled trials. J Pediatr Gastroenterol Nutr 2001; 33: S 17-S 25

Tecker G. Gut leben mit Morbus Crohn und Colitis ulcerosa. Georg Thieme Verlag, Stuttgart 2001

Thews G, Mutschler E, Vaupel P. Anatomie, Physiologie, Pathophysiologie des Menschen, 4. Aufl., Wissenschaftliche Verlagsgesellschaft, Stuttgart 1991

Thews G, Mutschler E, Vaupel P, Schaible HG. Anatomie, Physiologie, Pathophysiologie des Menschen, 6. Aufl., Wissenschaftliche Verlagsgesellschaft, Stuttgart 2007

Unger FM, Viernstein H. Probiotika: Regenerierende, prophylaktische und adjuvant-therapeutische Anwendungen. J Ernährungsmed. 2004; 6 (2):24–9

Verstopfung, Kinder rechtzeitig und mild behandeln, 2009. Unter: www.pta-forum.de/index.php?id= 325

Ziegenhagen DJ, Kruis W. Obstipation und Diarrhö. Grundlagen und Therapie. Springer Verlag Berlin, Heidelberg 2002

Sachregister

Die Autorin

Dr. Hedwig Schrulle

Studium der Pharmazie an der Philipps-Universität Marburg mit Approbation 1988. Anschließend als angestellte Apothekerin in öffentlichen Apotheken tätig. 1995 nebenbei Geschichtsstudium an der Westfälischen Wilhelms-Universität Münster, 2007 Promotion. Weiterhin in öffentlichen Apotheken und als Dozentin in der PTA-Ausbildung tätig.

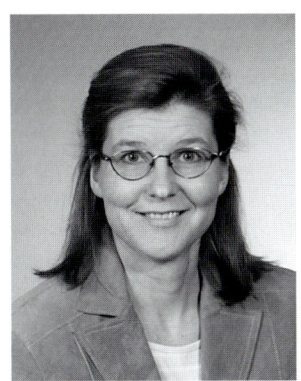